U0755567

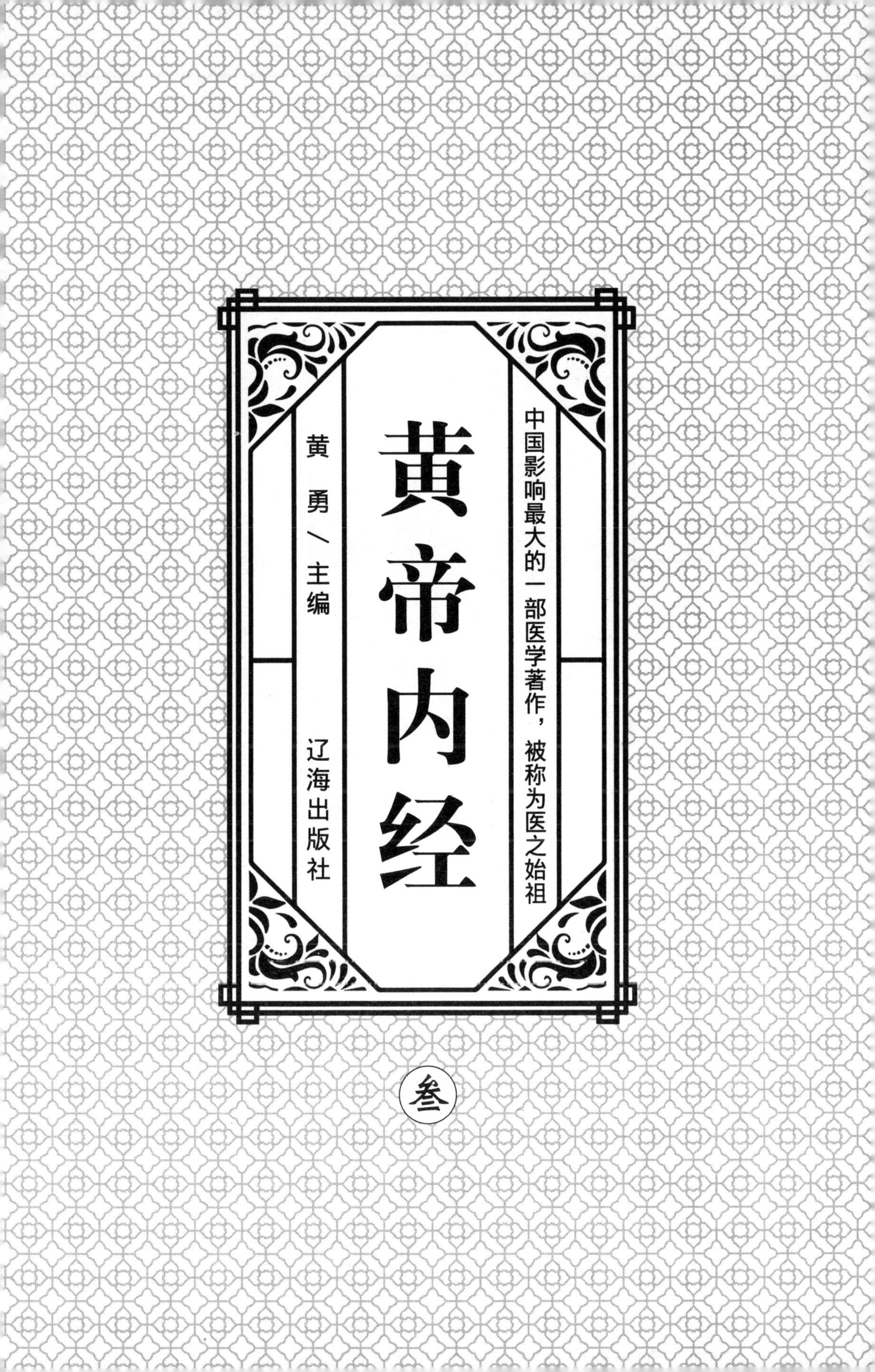

中国影响最大的一部医学著作，被称为医之始祖
黄帝内经
黄勇／主编
辽海出版社
叁

杂病第二十六

【题解】

本篇叙述了许多疾病，故名“杂病”。其中对于气厥、心痛、鼻衄、耳聋、喉痹、齿痛，以及项、腰、腹、膝等部位疼痛和对这些病的取穴针治方面，都分别作了详细说明。

【原文】

厥夹脊而痛者，至顶，头沉沉然，目䀮䀮然，腰脊强，取足太阳腘中血络。厥胸满，面肿，唇漯漯然，暴言难，甚则不能言，取足阳明。厥气走喉而不能言，手足清，大便不利，取足少阴。厥而腹响响[①]然，多寒气，腹中彀彀[②]然，便溲难，取足太阴。

嗌干，口中热如胶，取足少阴。膝中痛，取犊鼻[③]，以员利针，发而间之。针大如氂，刺膝无疑。

喉痹不能言，取足阳明；能言，取手阳明。疟不渴，间日而作，取足阳明；渴而日作，取手阳明。齿痛，不恶清饮，取足阳明；恶清饮，取手阳明。聋而不痛者，取足少阳；聋而痛者，取手阳明。衄而不止，衃血[④]流，取足太阳；衃血，取手太阳。不已，刺宛骨[⑤]下；不已，刺腘中出血。腰痛，痛上寒，取足太阳、阳明；痛上热，取足厥阴；不可以俯仰，取足少阳；中热而喘，取足少阴、腘中血络。喜怒而不欲食，言益小[⑥]，刺足太阴；怒而多言，刺足少阳。颇痛，刺手阳明与颇之盛脉[⑦]出血。项痛不可俯仰，刺足太阳；不可以顾，刺手太阳也。小腹满大，上走胃，至心，淅淅身时寒热，小便不利，取足厥阴。腹满，大便不利，腹大，亦上走胸嗌，喘息喝喝然，取足少阴。腹满食不化，腹响响然，不能大便，取足太阴。

心痛引腰脊，欲呕，取足少阴。心痛，腹胀啬啬[⑧]然，大便不利，取足太阴。心痛引背，不得息，刺足少阴；不已，取手少阳[⑨]。心痛引小腹满。上下无常处，便溲难，刺足厥阴。心痛，但短气不足以息，刺手太阴。心痛，当九节刺按之，已[⑩]刺按之，立已；不已，上下求之，得之立已。

颇痛，刺足阳明曲周动脉[⑪]见血，立已；不已，按人迎于经，立已。气逆上，刺膺中陷者与下胸动脉。腹痛，刺脐左右动脉，已刺按之，立已；不已，刺气街，已刺按之，立已。痿厥，为四末束悗[⑫]，乃疾解之，日二，不仁者，十日而知，无休，病已止。哕，以草刺鼻，嚏，嚏而已；无息而疾迎引之，立已；大惊之，亦可已。

【注释】

①响响：腹膨而弹之有声。

②榖榖：流水声。

③犊鼻：穴名，属足阳明胃经，位于膝膑下。

④衃血：凝结的死血。

⑤宛骨：宛，同腕。腕骨，指手太阳小肠经的腕骨穴。

⑥小：《甲乙》卷九第九作“少”。

⑦颇（hàn 领）之盛脉：《甲乙》卷九第一作“领”，即下巴。颇之盛脉，指足阳明胃经的颊车穴。

⑧啬啬：形容肠中涩滞不通。

⑨阳：《甲乙》九卷第二作“阴”。

⑩按，已：《太素》卷二十六厥心痛作“水已”。语译仿此。

⑪曲周动脉：动脉环绕一周，称为曲周。当耳下曲颊之端，此外有颊车穴。

⑫四末束：束缚患者的四肢，使其觉得满闷，然后解开，可以帮助气血流通。此为古代的一种导引方法。

【语译】

厥气挟脊生痛，连及头项，头部感觉沉重，两眼视物不清，腰脊强直，应取足太阳经的委中穴，刺络脉出血。

厥气上逆，导致胸中满闷，面部及口唇肿起，突然感到说话困难、甚至于不能说话的，应取足阳明经穴位针刺。

厥气上逆于喉导致不能言语，并伴有手足冰冷、大便不通的，应取足少阴经穴位进行针刺。

经气厥逆，腹部胀满，寒气内盛，腹中肠鸣如水响，大小便困难的，应取是太阴脾经穴位进行针刺。

咽喉干燥，口中觉热，唾液粘稠如胶的，应取足少阴经的穴位进行针刺。膝关节痛，可取足阳明胃经的犊鼻穴，用员利针刺治，出针以后，要间隔片刻再刺。由于员利针的针身大如耗尾，用来刺治膝关节病是没有问题的。

咽喉肿痛阻塞而不能说话的，应取足阳明经穴刺治；能说话的，应取手阳明经穴刺治。

患疟疾，口不渴，隔日发作一次的，应取足阳明的穴位进行针刺；如有口渴现象而每日发作的，就应取手阳明经的穴位进行针治。

牙齿疼痛，喜冷饮的，可在足阳明经取穴针治；如不喜冷饮则取手阳明经的穴位进行针治。

耳聋而不疼痛的，应取足少阳经的穴位刺治；耳聋而疼痛的，应取手阳明经的穴位刺治。

鼻出血不止，并有血块流出的，应取足太阳经穴位针治；出血不多但有血块的，应取手太阳经穴位针治。如血仍不止的，可刺手太阳经的腕骨穴；再不止的，可刺腘横纹中央委中穴出血。

腰痛，痛而忌寒的，应取足太阳经、足阳明经的穴位针治；如腰痛兼有热感的，应取足厥阴经的穴位针治；腰痛不能前后俯仰的，应取足少阳经的穴位针治，腰痛而兼有内热气喘的，就当取足少阴经穴位针刺并刺膝腘横纹中央的血络。

易怒而不思饮食，话少声微的，应取足太阴经穴位针刺；若发怒而话多且声音大的，应取足少阳经穴位刺治。

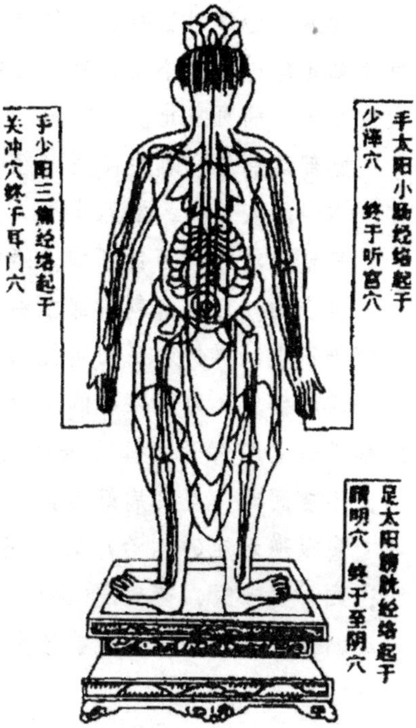

明正统年间的石刻铜人图中的伏人图摹本，描绘了人体的经络

腮部作痛的，应针刺手阳明经的穴位及肋部附近充盛的络脉令其出血。

项部疼痛不能上下俯仰的，应针刺足太阳经的穴位；不能左右回顾的，应当针刺手太阳经的穴位。

小腹部胀满膨大，感觉有气上冲胃脘以至心中，身体时热时寒，小便又兼不利的，应取足厥阴经的穴位进行针刺。

腹部胀满，大便不通，腹部胀大，胀闷感觉上及胸部甚至咽喉，以致喘息张口，喝喝作响的，当取足少阴经的穴位进行针刺。

腹部胀满，消化不良，肠鸣有声，大便不通的，治疗时应取足太阴经的穴位进行针刺。

心痛牵引腰背作痛，想要呕吐的，治疗时应取足少阴经的穴位进行针刺。

心痛，腹部胀满，大便涩滞不畅的，治疗时应取足太阴经的穴位。

心痛牵引背部作痛，影响防碍正常呼吸的，应针刺足少阴经穴位；如症状不见好转，应再取手少阳经的穴位。

心痛，牵引小腹胀满，上下作痛而没有固定的部位，大小便困难的，治疗时应取足厥阴经的穴位。

心痛，只感觉气短而呼吸困难的，治疗时应刺手太阴经的穴位。

心痛，治疗时当刺脊椎第九节下的穴位，先在穴位上按揉，刺后，再按揉，可立刻止痛；如仍不止，可在九椎上下的部位寻取与本病有关的穴位配合针刺，穴位准确，痛可立止。

腮部疼痛的，刺足阳明胃经的颊车穴出血之后，可立即止痛，如痛不止，再按压本经的人迎穴，立即止痛。

气逆上冲的，可针刺胸旁陷中的穴位，以及胸下的动脉处。

腹痛的，可以针刺脐部左右的天枢穴，刺后用手按压该处，则可立即止痛；如痛仍不止，再针刺足阳明经的气冲穴，刺后用手按压针孔，则可立即止痛。

四肢痿软无力而寒冷的痿厥病，治疗时需将患者的四肢绑缚起来，待他有烦闷感觉时立即解开，每天进行两次。假若病人不感觉烦闷，到了十天就会感觉到，不要间断，直到病好为止。

患呃逆之症的，治疗时可用草茎刺激鼻孔，使其打喷嚏，打喷嚏后则呃逆止；或屏住呼吸，待呃逆上冲时，迅速吸气以迎其逆气，就可止住；或当其发作时突然使他大吃一惊，也能治愈。

周痹第二十七

【题解】

周痹是由于邪气侵袭，致使气血不能周流的病证。由于本篇主要论述周痹的症状、病理和治疗等，并讲述了周痹和众痹的区别，故篇名为“周痹”。

【原文】

黄帝问于岐伯曰：周痹之在身也，上下移徙[①]随脉，其上下左右相应，间不容空，愿闻此痛在血脉之中邪[②]？将在分肉之间乎？何以致是？其痛之移也，间不及下针；其慉痛[③]之时，不及定治，而痛已止矣。何道使然？愿闻其故。岐伯答曰：此众痹也，非周痹也。

黄帝曰：愿闻众痹。岐伯对曰；此各在其处，更发更止，更居更起，以右应左，以左应右，非能周也，更发更休也。

黄帝曰：善。刺之奈何？岐伯对曰：刺此者，痛虽已止，必刺其处，勿令复起。

帝曰：善。愿闻周痹何如？岐伯对曰：周痹者，在于血脉之中，随脉以上，随脉以下，不能左右，各当其所。

黄帝曰：刺之奈何？岐伯对曰：痛从上下者，先刺其下以过[④]之，后刺其上以脱[⑤]之；痛从下上者，先刺其上以过之，后刺其下以脱之。

黄帝曰：善。此痛安生？何因而有名？岐伯对曰：风寒湿气，客于外分肉之间，迫切而为沫[⑥]，沫得寒而聚，聚则排分肉而分裂也，分裂则痛，痛则神归[⑦]之，神归之则热，热则痛解，痛解则厥，厥则他痹发，发则如是。帝曰：善。余已得其意[⑧]矣。此内不在藏，而外未发于皮，独居分肉之间，真气不能周，故命曰周痹。故刺痹者，必先切循其下之六经[⑨]，视其虚实，及大络之血结而不通，及虚而脉陷空者而调之，熨而通之，其瘛坚，转引而行之。

黄帝曰：善。余已得其意矣，亦得其事也。九者，经巽[⑩]之理，十二经脉阴阳之病也。

【注释】

①徙：迁移的意思。

②邪：在此与“耶”音义通。

③慉痛：慉，通蓄。慉痛，积聚而痛，形容疼痛集中在一处。

④过：《甲乙》卷十第一作通。《太素》卷二十八痹论作遏。

⑤脱：解除。

⑥沫：津液被邪所迫而产生的异物。

⑦神归：马元台：“神归即气归也。”神，在此指卫气。神归，就是卫气贯于患处之意。

⑧帝曰：善。余已得其意矣。：甲乙卷十第一无此句。恐系下文误重。

⑨六经：《甲乙》卷十第一作大经。

⑩巽：顺。

【语译】

黄帝问岐伯道：周痹在身上，是上下移动的，它随着血脉的上下流动而上下，有左右两个，中间没有空隙，希望知道这种痹痛，是在血脉里面呢？还是在分肉里面呢？是怎么得来的？这种痹痛的移动之迅速，简直来不及下针。当它在某处作痛时，未来得及决定针刺，这个部位的疼痛就已经停止了。这是什么道理使其如此的？希望知道其中的缘故。岐伯回答说：这痹病移动到各处，是众痹，不是周痹。黄帝说：想听听众痹的情况。岐伯回答说：这种痹痛移动到各处，它发作了又停止，平定了又长出，右边的痹痛和左边的相应，左边的痹痛和右边的相应，未能周而复始，而是发了又止。黄帝说：讲得好。那末，怎么刺治呢？岐伯回答说：刺这种病，疼痛虽然已经停止了，但还必须刺其痛处，不要让它复发。

黄帝说：讲得好。希望知道周痹的症状如何？岐伯回答说：周痹在血脉里面，它随着血脉上行，又随着血脉下移，不能有左右两处，各有其固定的发病部位。黄帝问：怎么刺法？岐伯回答说：疼痛从上向下移动的，先刺痛处的下部以遏止它的移动，然后刺痛处上部以解除疼痛；疼痛从下向上移动的，先刺痛处的上部以遏止它的活动，然后刺痛处的下部以解除疼痛。黄帝问：这种痹是怎么发生的？是根据什么得名的？岐伯回答说：风邪、寒邪、湿邪停留在外层的肌肉中间，将人体内的津液挤压成稠沫，稠沫受寒就凝聚，稠沫凝聚就排剂肌肉而使肌肉分裂，肌肉分裂就疼痛，肌肉疼痛，神志就专注在痛处，就使阳气聚结而发热，发热就使疼痛缓解，疼痛缓解就气逆，气逆，其他部位的痹就又发生，周痹的发生就是如此。

黄帝说：讲得好。我已经懂得周痹的意思了。这种痹痛，既不在体内的皮肤里，也未散发在体外的皮肤，而是在肌肉中间，使真气不能周流，所以名叫周痹。所以治痹病，必须首先循按痹病之下的三阴经和三阳经，察看六经的虚实，以及十五大络的血郁结通否，经脉虚弱下陷否，然后加以调理，用熨烫法使经络血气疏通。那拘急坚硬的部位，应转移引导以通气。黄帝说：讲得好。我已经知道周痹的意思了，也懂得刺治的事了。九针能使经络气顺，治疗十二经脉虚实阴阳的各种病症。

卷之六

口问第二十八

【题解】

因篇中介绍的症证大都是日常生活中常见的一些一过性的、无痛苦的症状或者行为等，在一般的医书中很少提及，是岐伯向其师提问，由其师口述回答的，并不在书本之中，故名为“口问”。

【原文】

黄帝闲居，辟[①]左右而问于岐伯曰：余已闻九针之经，论阴阳逆顺，六经已毕，愿得口问。岐伯避席再拜曰：善乎哉问也！此先师之所口传也。黄帝曰：愿闻口传。岐伯答曰：夫百病之始生也，皆生于风雨寒暑，阴阳喜怒，饮食居处，大惊卒恐。则血气分离，阴阳破败，经络厥[②]绝，脉道不通，阴阳相逆，卫气稽留，经脉虚空，血气不次，乃失其常。论不在经者，请道其方。

黄帝曰：人之欠者，何气使然？岐伯答曰：卫气昼日行于阳，夜半则行于阴。阴者主夜，夜者卧；阳者主上，阴者主下。故阴气积于下，阳气未尽，阳引而上，阴引而下，阴阳相引，故数欠。阳气尽，阴气盛，则目瞑；阴气尽而阳气盛，则寤矣。写足少阴，补足太阳。

黄帝曰：人之哕者，何气使然？岐伯曰：谷入于胃，胃气上注于肺。今有故寒气与新谷气，俱还入于胃，新故相乱，真邪相攻，气并相逆，复出于胃，故为哕。补手太阴，写足少阴。

黄帝曰：人之唏[③]者，何气使然？岐伯曰：此阴气盛而阳气虚，阴气疾而阳气徐，阴气盛而阳气绝，故为唏。补足太阳，写足少阴。

黄帝曰：人之振寒者，何气使然？岐伯曰：寒气客于皮肤，阴气盛，阴气虚，故为振寒寒栗。补诸阳。

黄帝曰：人之噫者，何气使然？岐伯曰：寒气客于胃，厥逆从下上散，复出于胃，故为噫。补足太阴、阳明。

黄帝曰：人之嚏者，何气使然？岐伯曰：阳气和利，满于心[④]，出于鼻，故为嚏。补足太阳荣、眉本。

黄帝曰：人之亸[⑤]者，何气使然？岐伯曰：胃不实，则诸脉虚；诸脉虚，则筋脉懈惰；筋脉懈惰，则行阴用力，气不能复，故为亸。因其所在，补分肉间。

黄帝曰：人之哀而泣涕出者，何气使然？岐伯曰：心者，五藏六府之主也：目者，宗脉之所聚也，上液之道也；口鼻者，气之门户也。故悲哀愁忧则心动，心动则五藏六府皆摇，摇则宗脉感，宗脉感则液道开，液道开故泣涕出焉。液者，所以灌精濡空窍者也，故上液之道开则泣，泣不止则液竭，液竭则精不灌，精不灌则目无所见矣，故命曰夺精。补天柱经侠颈。

黄帝曰：人之太息者，何气使然？岐伯曰：忧思则心系急，心系急则气道约，约则不利，故太息以伸出之。补手少阴、心主、足少阳，留之也。

黄帝曰：人之涎下者，何气使然？岐伯曰；饮食者，皆入于胃，胃中有热则虫动，虫动则胃缓，胃缓则廉泉[⑥]开，故涎下。补足少阴。

黄帝曰：人之耳中鸣者，何气使然？支伯曰：耳者，宗脉之所聚也，故胃中空则宗脉虚，虚则下，溜脉[⑦]有所竭者，故耳鸣。补客主人、手大指爪甲上与肉交者也。

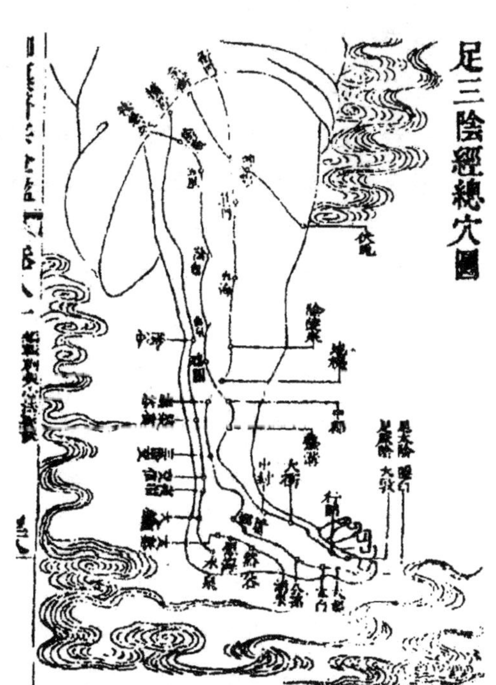

清代吴谦等人所撰《医宗金鉴》中的足三阴经总穴图

黄帝曰：人之自啮舌者，何气使

然：岐伯曰：此厥逆走上，脉气辈至也[⑧]。少阴气至则啮舌；少阳气至则啮颊；阳明气至则啮唇矣。视主病者，则补之。

凡此十二邪者，皆奇邪之走空窍者也。故邪之所在，皆为不足。故上气不足，脑为之不满，耳为之苦鸣，头为之苦倾，目为之眩；中气不足，溲便为之变，肠为之苦鸣；下气不足，则乃为痿厥心悗。补足外踝下，留之。

黄帝曰：治之奈何？岐伯曰：肾主为欠，取足少阴。肺主为哕，取手太阴、足少阴。唏者，阴与[⑨]阳绝，故补足太阳，写足少阴。振寒者，补诸阳。噫者，补足太阴、阳明。嚏者，补足太阳、眉本。亸，因其所在，补分肉间。泣出，补天柱经侠颈，侠颈者，头中分也。太息，补手少阴、心主、足少阳，留之。涎下，补足少阴。耳鸣，补客主人、手大指爪甲上与肉交者。自啮舌，视主病者，则补之。目眩、头倾，补足外踝下，留之。痿厥、心悗，刺足大指间上二寸，留之；一曰足外踝下，留之。

【注释】

①辟：屏除。与“避”义同。

②厥：《太素》卷二十七十二邪作“决”。

③唏：哀叹。

④心：孙鼎宜：“‘心’当作‘胸’，字误。”

⑤亸（tuǒ 妥）：下垂的样子。指肢体疲困，全身无力的懈惰状态。

⑥廉泉：杨上善：“舌上孔，通涎道也。人神守，则其道不开，若为好味所感，神者失守，则其孔开涎出也；亦因胃热虫动，故廉泉开，涎因出也。”

⑦溜脉：溜，流行。溜脉，即流行的经脉，在此指流行过耳的经脉。

⑧此厥逆走上，脉气辈至也：张景岳：“厥逆走上则血涌气腾，至生奇疾，所至之处，各有其部。如少阴之脉行舌本，少阳之脉循耳颊，阳明之脉环唇口，故或为肿胀，或为怪痒，各因其处，随而啮之，不独止于舌也。”

⑨与：《甲乙》卷十二第一作盛。

【语译】

黄帝闲暇之时，让左右的人避开，对岐伯说：我已经知道九针在医经上的记载，对论述阴阳经的逆顺走向，手足六经都已经讲完了，我还想了解一下你从别人的口述中得到的医学知识。岐伯离开座位，再行施礼后说：您问的好啊！这些知识都是先师口传给我的，黄帝说：我希望听听这些口传的医学知识。岐伯答道：各种疾病的发生大多由于风雨寒暑，房劳过度，喜怒不节，饮食不调，居处不适，以及严重的惊恐等原因。从而导致了血气分离，阴阳衰竭，经络闭塞，脉道不通，阴阳逆乱，卫气滞留，经脉空虚，气血循行紊乱，于是人体失去了正常状态。这些在古代医经文献上没有记载的病证，请让我来说明其道理及治疗方法吧。

黄帝问：人打呵欠，是什么原因引起的？岐伯回答说：卫气白天行于阳分，夜间行于阴分。阴气主夜主静，故入夜则多睡眠；阳气主升而向上，阴气主沉降而向下。人在夜晚要睡眠时候，阴气聚集于下，阳气还未全入阴分，阳引阴气向上，阴引阳气向下，阴阳上下相引，于是连连呵欠。等到阳气都入于阴分，而阴气盛时，就会闭目入睡；若天明阴气渐退而阳气盛时，人就醒了。对于这种情况，应泻足少阴肾经，补足太阳膀胱经。

黄帝问：人发生呃逆，是什么原因引起的？岐伯回答说：在正常情况下，饮食物入胃，经过胃的熟腐、脾的运化，将水谷精微上注到肺。现在胃已感受寒气，又新进饮食，寒邪与食滞都留于胃中，新进的饮食与原有的寒气两相扰乱，邪正相争，邪气与胃气相互搏结而同时上逆，从胃中倒行而出，所以发生呃逆。治疗时，应补手太阴肺经，泻足少阴肾经。

黄帝问：人发生哀叹，是什么原因引起的？岐伯回答说：这是由于阴气盛而阳气虚，阴气运行疾速而阳气运行缓慢，甚至阴气过盛而阳气衰微，所以发生哀叹。治疗时，应补足太阳经，泻足少阴经。黄帝问：人发冷战抖，是什么原因引起的？岐伯回答说：由于寒邪侵入皮肤，阴寒之气偏盛，体表阳气偏虚，所以出现发冷、战抖的症状。治疗时，当采用温补各阳经的方法。

黄帝说：人发生嗳气，是什么原因引起的？岐伯回答说：寒邪侵入胃中，厥逆之气从下向上运行，再从胃中而出，所以就出现嗳气。治疗时，应该补足太阴脾经和足阳明胃经。

黄帝说：人打喷嚏，是什么原因引起的？岐伯回答说：阳气和利，布满心胸而上出于鼻，成为喷嚏。治疗时应补足太阳荥穴通谷，以及眉根部的攒竹穴。

黄帝问：人发生全身无力，疲困懈惰，是什么原因引起的？岐伯回答说：胃气虚，不能供给各经脉以充足的营养，以致各经脉皆虚；各经脉皆虚，就会导致筋脉懈惰无力；筋脉懈惰，若再强力入房，则元气不能恢复，于是就发生了懈惰无力的弹证。治疗时，应根据病变发生的所在部位，在分肉间施以补法。

黄帝问：人因悲哀而涕泪皆出，是什么原因引起的？岐伯回答说：心是五脏六腑的主宰；眼睛是众多经脉聚会的地方，也是津液由上而外泄的道路；口和鼻是气出入的门户。人的悲哀忧愁等情志变化，首先刺激心神，心神不安则影响到其他脏腑和经脉，从而使眼及鼻的液道开张，涕泪就由此而出。人体的津液，有渗灌精微物质濡养空窍的作用，所以在上的液道开张就流泪，哭泣不止则精液耗竭，而不能灌输精微以濡养空窍，所以目无所见，这叫做“夺精”。治疗时应补足太阳经在后项部的天柱穴。

黄帝问：人有叹气，是什么原因引起的？岐伯回答说：忧愁思虑则心系急迫，心系急迫就约束气道，气道被约则呼吸不利，所以不时作深呼吸以伸展其气。治疗时，应补手少阴经、手厥阴经、足少阳经，采用留针的方法。

黄帝问：人流口涎，是什么原因引起的？岐伯回答说：饮食入胃，若胃中有热，寄生虫因热而蠕动，致使胃气弛缓，胃缓则舌下廉泉开张而流口涎。治疗时，应补足少阴肾经。

黄帝问：人发生耳鸣，是什么原因引起的？岐伯回答说：耳是众多经脉集聚之处，如胃中空虚，水谷精气供给不足，则众脉必虚，众脉虚则清阳不升，精微不得上荣，上行入耳的经脉气血不充而有耗竭的趋势，所以耳中鸣响。治疗时，应在足少阳胆经的客主人穴，及位于手大指爪甲角的手太阴肺经少商穴施以补法。

黄帝问：人有时自咬其舌，是什么原因引起的？岐伯回答说：这是由于厥逆之气上升，影响各经脉，经脉之气分别上逆所致。如少阴脉气上逆，就会咬舌；少阳脉气上逆，就会咬颊部；阳明脉气上逆就会咬口唇。治疗时，应视其被咬的部位所属经脉，而施行补法。

上述十二种病证，都是奇邪侵入孔窍造成的。而邪气所以能侵害这些部位，都是由于正气不足。凡上部正气不足，则脑髓不充，耳中鸣响，头觉倾斜，两目昏眩；中部正气不足，就会出现二便失调，腹中肠鸣；下部正气不足，就会出现两足痿弱无力或厥冷，心胸满闷。治疗时，补足太阳经位于足外踝后部的昆仑穴，并用留针法。

黄帝问：上述各病证，该怎样治疗呢？岐伯回答说：肾主呵欠，治疗宜取足少阴肾经；肺主呃逆，治疗宜取手太阴肺经及足少阴肾经；哀叹是由于阴盛阳衰，所以要补足太阳膀胱经、泻足少阴肾经；发冷战抖，宜补各阳经；嗳气，宜补足太阴脾经和足阳明胃经；喷嚏，宜补足太阳膀胱经的攒竹穴；肢体懈惰无力，应根据发病部位，补分肉间；哭泣涕泪俱出的，宜补位于项后中行宜补足少阴肾经；耳鸣，宜补足少阴胆经的客主人穴，以及位于手大指爪甲角部的手太阴肺经的昆仑穴，用留针法；肢痿无力而厥冷，心胸窒闷的，宜刺足大趾本节后二寸处，用留针法，另有治此病用针刺足外踝后的昆仑穴，也用留针法。

卷之七

师传第二十九

【题解】

本篇首先提出了医生思想方法的重要，应懂得“顺”的道理，“顺者非独阴阳脉气之逆顺”，而是在治疗时，要“临病人问所便”，医患取得合作，才能作出正确的诊断与合理的治疗。其次在望诊上，着重提出身形、肢节、䐃肉与脏腑的关系，充分反映了“脏居于中，形见于外”的意义。以上两点，由于是弗著于方，乃先师心传的经验，故以“师传”名篇。

【原文】

黄帝曰：余闻先师，有所心藏，弗著于方①。余愿闻而藏之，则而行之，上以治民，下以治身，使百姓无病，上下和亲，德泽下流，子孙无忧，传于后世，无有终时，可得闻乎？岐伯曰：远乎哉问也。夫汉民与自治，治彼与治此，治小与治大，治国与治家，未有逆而能治之也，夫惟顺而已矣。顺者，非独阴阳脉论气之逆顺也，百姓人民，皆欲顺其志也。

【注释】

①方：古代记载文字的木板。《管子》霸形：“削方墨笔。”房注：“方，谓版牍也。”按：版牍即记载文字之木板。

【语译】

黄帝说：我听说先师有一些学习心得，没有在著作之中记载下来，我想知道这些心得，把它牢牢记住，作为准则来加以奉行，这样既可治疗别人的疾病，又可以作自己医疗保健的参考，使百姓都不受疾病的痛苦，上下亲和愉快，把这个好处遗给后人，让子子孙孙不因疾病而忧虑，让后世无休止地把这经验永远流传，我可以听你讲讲这些心得吗？岐伯说：你提到的问题真够深远啊！不论治民、治身，治彼、治此，治理小范围的问题还是大范围的问题，治国还是理家，没有倒行逆施可以治理好的，只有顺应客观规律，才能行得通呀。所谓顺，并不单纯指医学上的阴阳、经脉、气血的逆顺，就连政治方面的问题也是如此，对待官员和普通的老百姓，也都应该顺应他们意志的。

【原文】

黄帝曰：顺之奈何？岐伯曰：入国问俗，入家问讳，上堂问礼，临病人问所便[1]。黄帝曰：便病人奈何？岐伯曰：夫中热消瘅[2]则便寒；寒中之属则便热。胃中热则消谷，令人县心[3]善饥，脐以上皮热；肠中热则出黄如糜[4]，脐以下皮寒。胃中寒，则热则胀而且泄；胃中热、肠中寒则疾饥，小腹痛胀。

【注释】

①便：适宜的意思。病人之所便，实指如何使病人更安适、更减少痛苦的条件与要求。如下文所谈“寒中之属则便热”，是说受了寒的病人多喜热，此热即为病人之所便。《类经》十二卷第二注：“便者，相宜也，有居处之宜否，有动静之宜否，有阴阳之宜否，有寒热之宜否，有性情之宜否，有气味之宜否。临病人而失其宜，施治必相左矣。故必问病人之所便，是皆取顺之道也。”

②中热消瘅：因热而致之消渴病，分上、中、下三消，此指中消，其表现为多食，易饥。《太素》卷二顺养注：“中，肠胃中也。肠胃中热，多消饮食，即消瘅病也。瘅，热也，热中宜以寒调。”另，《素问》通评虚实论王注：“消，谓内消。瘅，谓伏热。”

⑥县心：县，同悬。悬心，指胃脘空虚的感觉。

④出黄如糜：指粪便如黄色的稀粥。

【语译】

黄帝说：怎样做才算是顺呢？岐伯说：到了一个国家，要先了解当地的风俗习惯，到了一个家庭，要先了解人家有什么忌讳，进到正室里，要问清礼节，临证时，要问清病人的恶欲，借以确定疾病的性质。黄帝说：怎样通过了解病人的喜好来了解疾病的性质？岐伯说：因内热而致多食易饥的消瘅病，病人欲寒，得寒则舒；属于寒邪内侵一类的病，病人欲热，得热则舒；胃中有热；则谷食易化而常有饥饿感，胃脘空虚难忍。脐以上的腹部发热；肠中积热，则排泄黄色的稀粥样的粪便，脐下小腹部发热。胃中寒，则出现腹胀；肠中寒，则肠鸣、便泄、粪便中有没经消化的谷食。胃中寒、肠中热的寒热错杂证，则见腹胀而且便泄；胃中热、肠中寒的错杂证则易饥而又小腹胀痛。这些都可作判定疾病性质的参考。

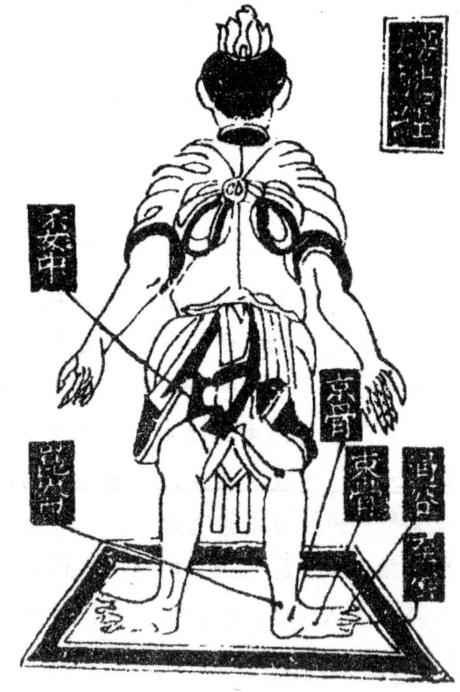

《铜人图经》五输穴图中的膀胱经图

【原文】

黄帝曰：胃欲寒饮，肠欲热饮，两者相逆，便之奈何？且夫王公大人，血食[①]之君，骄恣从欲，轻人而无能禁之，禁之则逆其志，顺之则加其病，便之奈何？治之何先？岐伯曰：人之情，莫不恶死而乐生，告之以其败，语之以其善，导之以其所便，开之以其所苦，虽有无道之人，恶有不听者乎？

【注释】

①血食：指吃荤而言，生活优裕，饮食中多有动物性食物，即曰血食。

【语译】

黄帝说：胃中有热的欲得寒饮，肠中有寒的欲得热饮，本身的病在性质上就互相矛盾，怎样做才能适应病人的需要？还有那些高官厚禄，养尊处优，整天吃着膏粱厚味的大人们，骄傲自大，恣意妄行，他们看不起人，受不得一点约束，医生的嘱咐，若一定让他去遵守，就会违逆了他的情志，但若任从他的欲望，却会加重其病情，在这个时候，如何措置才算得宜呢？岐伯说：愿意活而不愿意死，这是人之常情，遇有上述情况，应对病人进行说服和开导，告诉他不遵医嘱的危害，说清楚遵从医嘱对恢复健康的好处，同时诱导病人创造适宜治愈疾病所需的条件，让他明白不适应病情将会有更大的痛苦，这样做了之后，即使有不通情理的人，哪里还会听不进去呢？

【原文】

黄帝曰：治之奈何？岐伯曰：春夏先治其标，后治其本；秋冬先治其本，后治其标[①]。黄帝曰：便其相逆者奈何[②]？岐伯曰：便此者，食饮衣服，亦欲适寒温，寒无凄怆，暑无出汗。食饮者，热无灼灼，寒无沧沧，寒温中适，故气将持，乃不致邪僻也。

【注释】

①春夏先治其标……后治其标：《太素》卷二顺养注：本，谓根与本也。标，谓枝与叶也。春夏之时，万物之气上升在标，秋冬之时，万物之气下流在本。候病所在，以行疗法，故春夏取标，秋冬取本也。"《类经》十二卷第二注："春夏发生，宜先养气以治标，秋冬收藏，宜先固精以治本。"

②便其相逆者奈何：杨上善曰："谓适于口则害于身，违其心而利于体者奈何。"

【语译】

黄帝说：怎样治疗呢？岐伯说：春夏之时，应先治其在外的标病，后治其在内的本病，因此时人体适应天时而阳气生发向外；秋冬之时，应先治其在内的本病，后治其在外的标病，因此时人体适应天时而精气收敛闭藏。黄帝说：对那种意志与病情矛盾的情况如何措置才算适宜？岐伯说：顺应这样的病人，在饮食衣服方面，也应注意使他寒温适中，天冷时，衣服要加厚，不要着凉，天热时，衣服要单薄，不要使他热得出汗，饮食也不要过冷过热。寒热适中，病人正气就能支持不惫，邪气就不能进一步侵害了。

【原文】

黄帝曰：本脏[①]以身形支节䐃肉[②]，候五脏六腑之小大焉。今夫王公大人，临朝即位之君而问焉，谁可扪循[③]之而后答乎？岐伯曰：身形支节者，脏腑之盖也，非面部之阅也。黄帝曰：五脏之气，阅于面者，余已知之矣，以肢节知而阅之奈何？岐伯曰：五脏六腑者，肺为之盖，巨肩陷咽，候见其外。黄帝曰：善。岐伯曰：五脏六腑，心为之主，缺盆为之道，骷骨[④]有余，以候髑骬[⑤]。黄帝曰：善。岐伯曰：肝者主为将，使之候外，欲知坚固，视目小大。黄帝曰：善。岐伯曰：脾者，主为卫，使之迎粮，视唇舌好恶，以知吉凶。黄帝曰：善。岐伯曰：肾者主为外，使之远听，视耳好恶，以知其性。黄帝曰：善。愿闻六腑之候。

【注释】

①本脏：本书第四十七篇篇名。

②䐃（jǒng 窘）肉：肌肉突起的部分。

③扪循：按循、抚摸。

④骷（kuò 括）骨：指胸骨上方锁骨内侧端部分。沈彤《释骨》："此骷骨乃谓缺盆骨两旁之端，即肩端骨也。"

⑤髑骬（hé yú 合于）：指胸骨下剑突部位，俗称蔽心骨。

【语译】

黄帝说：本脏篇中说到根据人的形体、四肢、关节、䐃肉等的情况，可以测知五脏六腑的大小。但是若当朝的统治者和王公大人们想知道自己的身体情况，医生又不能随便地按扪抚摸加以检查，那怎么回复他们呢？岐伯答说：身形肢节，覆盖在五脏六腑的外部而与内脏有一定的关系，观察这些，确实可以知道内脏的情况，但观察身形肢节并不象观望面色以察五脏精气虚实那样的简单。黄帝说：从面部色泽来察知五脏精气的盛衰，这些道理，我已经懂得了。但从肢节形体的表现来察知内脏的情况究竟是怎样的？岐伯说：肺位最高，为五脏六腑之华盖，根据肩部的上下动态，咽部的升陷情况，可以推测肺的虚实。黄帝说：对。岐伯继续说：心为五脏六腑的主宰，缺盆为血脉的通路，观察缺盆两旁的肩端骨距离远近，再配合观察胸骨剑突的长短等，可以测知心脏的小大坚脆等情况。黄帝说：好。岐伯说：肝为将军之官，开窍于目，欲知肝脏的坚固情况，可以看眼睛的大小。黄帝说：对。岐伯说：脾主水谷精微的运化和输布，从而充实人体卫外能力，它的强弱，直接表现在食欲方面，所以了解唇舌口味的好坏，可以知道脾脏的虚实和脾病的吉凶。黄帝说：对。岐伯又说：肾脏的功能，表现在外的就是人的听觉，因肾开窍于耳，根据耳的听力的强弱，就可判断肾脏的虚实。黄帝说：好。希望再听你讲一下测候六腑的方法。

【原文】

岐伯曰：六腑者，胃为之海，广骸[①]，大颈，张胸，五谷乃容。鼻隧[②]以长，以候大肠，唇厚，人中长，以候小肠。目下果[③]大，其胆乃横。鼻孔在外，膀胱漏泄。鼻柱中央起，三焦乃约[④]，此所以候六腑者也。上下三等[⑤]，脏安且良矣。

【注释】

①骸：颊肉。

②鼻隧：此指鼻道而言。

③下果：下眼胞。

④约：好的意思。《广雅》释诂："约，好也"。一说，作约束解。姑从前义。

⑤上下三等：三，指面部三个区域，自发际至印堂为上部；自山根至鼻准为中部；自人中至颏部下缘为下部。此三个部位的距离相等，谓上下三等。

【语译】

岐伯说：六腑的测候方法是这样的：胃为水谷之海，若颊部肌肉丰满，颈部粗壮，胸部开阔，胃容纳水谷的量就多。鼻道是否深长，可测知大肠的状况。口唇的厚薄，人中的长短，可测候小肠。下眼胞大，胆气就强。鼻孔掀露于外，则膀胱易于漏泄。鼻梁高起的，三焦正常。这就是测候六腑的一般情况。面部的上、中、下三个部位距离相等的，一般说来，内脏是安好的。

决气第三十

【题解】

决，分别、辨别之意。本篇主要论述了将人体之气（主要是水谷精微之气）分为精、气、津、血、脉六种气，故以"决气"名篇。

【原文】

黄帝曰：余闻人有精、气、津、液、血、脉，余意以为一气耳，今乃辨为六名，余不知其所以然。岐伯曰：两神相搏[①]，合而成形，常先身生，是谓精。何谓气？岐伯曰：上焦开发，宣五谷味，熏肤充身泽毛，若雾露之溉，是谓气。何谓津？岐伯曰：腠理发泄，汗出溱溱[2]，是谓津。何谓液？岐伯曰：谷入气满，淖泽[3]注于骨，骨属屈伸，泄泽补益脑髓，皮肤润泽，是谓液。何谓血？岐伯曰：中焦受气取汁，变化而赤，是谓血。何谓脉？岐伯曰：壅遏[4]营气，令无所避，是谓脉。

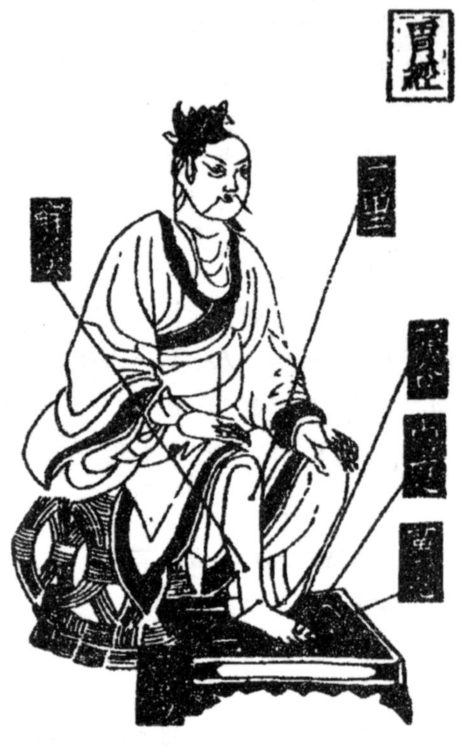

《铜人图经》五输穴图中的胃经图

【注释】

①两神相搏：指男女媾合。

②汗出溱溱（zhēn zhēn 珍珍）："溱"与"蓁"通。《诗》桃夭："其叶蓁蓁。"《通典》礼十九作"其叶溱溱"。毛传："蓁蓁，至盛貌。"这里形容汗出盛多。

③淖（nào 闹）泽：濡润之意。

④壅遏：限制的意思。

【语译】

黄帝说：人的精、气、津、液、血、脉，我认为都是一气所生，现在把它分为六种名称，我不懂这是怎么回事。岐伯说：男女交合之后，可以产生新生命，在形体出现之前形成的物质叫做精。黄帝问：什么是气？岐伯答：上焦将饮食精微宣发布散到全身各部，以温煦皮肤，充实形体，润泽毛发，象雾露灌溉着各种生物一样，这就叫做气。黄帝问：什么叫做津？岐伯说：肌腠疏泄，流出大量的汗液，这汗液就叫做津。黄帝问：什么叫做液？岐伯说：水谷入胃以后，化生精微，向全身布散，使全身精气充满，渗润骨髓，使骨骼关节屈伸自如，流泄润泽于脑，以补益脑髓，渗润皮肤，使皮肤滑润，这渗润于骨、脑和皮肤的精微物质就称为液。黄帝问：什么叫做血？岐伯说：中焦脾胃消化了饮食物，其中精微物质，经气化作用变成红色液体，这就叫做血。黄帝问：什么叫做脉？岐伯说：限制营血，使其不向外流溢的管道，就叫做脉。

【原文】

黄帝曰：六气者，有余不足，气之多少，脑髓之虚实，血脉之清浊，何以知之？岐伯曰：精脱者，耳聋；气脱者，目不明；津脱者，腠理开，汗大泄；液脱

者，骨属屈伸不利，色夭，脑髓消，胫痠，耳数鸣；血脱者，色白，夭然不泽；脉脱者，其脉空虚，此其候也。

【语译】

黄帝问：上述精、气、津、液、血、脉六气的有余不足，气的多少，脑髓的虚实，血脉的清浊等，怎样知道呢？岐伯答：精虚的，会发生耳聋；气虚的，眼睛看不清东西；津虚的，腠理开泄，大量出汗；液虚的，骨胳连接处的关节屈伸不利，面色枯槁不润，脑髓不充满，小腿发痠，时作耳鸣等；血虚的，肤色苍白枯槁；脉脱的，脉道空虚下陷，从这些方面就可以了解六气的有余不足等问题。

【原文】

黄帝曰：六气者，贵贱[①]何如？岐伯曰：六气者，各有部主[②]也，其贵贱善恶[③]，可为常主[④]，然五谷与胃为大海也。

【注释】

①贵贱：指重要与否。

②部主：指六气的统领脏器，如肾主精、心主血脉等。

③善恶：善，正常；恶，反常。

④常主：指六气固定的统领脏器。

【语译】

黄帝问：六气的重要性各有什么不同？岐伯说：六气都分别有它自己的统领的脏器，所以它们在人体中的重要性以及正常失常等，都因这些固定的主管脏器的情况而定。虽然如此，但六气都由五谷精微所化生，而这些精微又都化生于胃，所以胃是这六气化生的源泉。

肠胃第三十一

【题解】

本篇主要内容从解剖角度介绍了古代对消化道的认识，其中以肠胃为主体，故以“肠胃”名篇。

【原文】

黄帝问于伯高曰：余愿闻六腑传谷者，肠胃之小大长短，受谷之多少奈何？伯高曰：请尽言之，谷所从出入浅深远近长短之度：唇至齿长九分，口广二寸半，齿以后至会厌[①]，深三寸半，大容五合[②]；舌重十两，长七寸，广二寸半；咽门重十两，广一寸半，至胃长一尺六寸[③]；胃纡曲屈，伸之，长二尺六寸，大一尺五寸，径五寸，大容三斗五升；小肠后附脊，左环回周迭积，其注于回肠

者，外附于脐上，回运环反十六曲，大二寸半，径八分分之少半，长三丈二尺；回肠当脐，右环回周叶积而下，回运环反十六曲，大四寸，径一寸寸之少半，长二丈一尺；广肠傅脊，以受回肠，左环叶积上下，辟大八寸，径二寸寸之大半，长二尺八寸。肠胃所入至所出，长六丈四寸四分，回曲环反，三十二曲也。

【注释】

①会厌：当气管与食道交会处。在呼吸或谈话时，会厌开启以通气，在吞咽或呕吐时，会厌将气管盖住，以免食物等进入呼吸道。

②合（gě 阁）：容积单位，每升为十合。此处所谈之斗、升、合等的容量，与现代不同。

⑧一尺六寸：此指食道之长度，其中尺寸为古代度制标准，与现代不同。

【语译】

黄帝问伯高说：我想了解一下六腑中负责饮食物消化传导的器官肠胃等的大小、长短、受盛水谷的多少是怎样的？伯高说：请让我详细地谈谈从饮食物入口一直到废物的排出，所经过的所有消化道的深浅、远近、长短等情况：自唇到牙齿长九分，口的宽度是二寸半，从牙齿之后到会厌，深三寸半，整个口腔可容五合的食物；舌的重量为十两，长七寸，宽二寸半；咽门重十两，宽一寸半；自咽门到胃为一尺六寸；胃体是弯曲的，伸直了长二尺六寸，周围长一尺五寸，直径五寸，容积二斗五升；小肠的后部附于脊部，从左向右环绕堆迭，下接回肠，外附于脐之上方，共有十六个弯曲，周围二寸半，直径不到八分半，长三丈二尺；回肠在脐部开始向右环绕而重迭，也有十六个弯曲，周围四寸，直径不到一寸半，长两丈一尺；广肠附着于脊部，接受回肠的内容物，向左环绕盘迭脊部上下，周围八寸，直径二寸半有余，长二尺八寸。整个消化道从食物入口算起直到糟粕排出，总长六丈四寸四分，有弯曲的地方三十二处。

平人绝谷第三十二

【题解】

平人即正常粉，绝谷指不饮不食。由于本篇重点在于论述正常人不进饮食后死亡的日期及其机理，以突出说明胃肠摄饮食、补充营养是维持生命的关键，故以“平人绝谷”名篇。

【原文】

黄帝曰：愿闻人之不食，七日而死何也？伯高曰：臣请言其故。胃大一尺五寸，径五寸，长二尺六寸，横屈，受水谷三斗五升，其中之谷常留二斗，水一斗五升而满。上焦泄气，出其精微，慓悍滑疾，下焦下溉诸肠。小肠大二寸半，径八分分之少半，长三丈二尺，受谷二斗四升，水六升三合合之大半。回肠大四寸，径一寸寸之少半，长二丈一尺，受谷一斗，水七升半。广肠大八寸，径二寸寸之大半，长二尺八寸，受谷九升三合八分合之一。肠胃之长，凡五丈八尺四寸[①]，受水谷九斗二升一合合之大半，此肠胃所受水谷之数也。平人则不然，胃满则肠虚，肠满则胃虚。更虚更满，故气得上下，五藏安定，血脉和利，精神乃居。故神者，水谷之精气也。故肠胃之中，当[②]留谷二斗，水一斗五升。故平人日再后[③]，后二升半，一日中五升，七日五七三斗五升，而留水谷尽矣。故平人不食饮七日而死者，水谷精气津液皆尽故也。

【注释】

①凡五丈八尺四寸：此数再加上篇唇至齿长九分，齿至会厌长三寸半，咽门至胃长一尺六寸，共为六丈零四寸四分，这样与篇之总数相符。

②当：《甲乙》卷二第七、《太素》卷十三肠度均作“常”。

③日再后：一日两次大便的意思。

【语译】

黄帝说：希望听听一般人不吃食物，七天就会死亡，这是什么缘故？伯高说：让我讲讲其中的道理吧！胃周长一尺五寸，直径五寸，长二尺六寸，横置屈曲于腹部，可以容纳水谷三斗五升，其中二斗物、一斗五升水液胃就充满了。通过上焦布散精气，将饮食物的精微散布营养全身，其中一部分为运行快速滑利的卫气，其余的向下焦传入肠中。小肠周长二寸半，直径八分又三分之一，长三丈二尺，能容纳谷物二斗四升，水六升三合又三分之二合。回肠周长四寸，直径一寸又三分之一，长二丈一尺，能容纳谷物一斗，水七升半。直肠周长八寸，直径二寸又三分之二，长二尺八寸，能容纳谷物九升三合又八分之一合。肠胃的总长度，计五丈八尺四寸，能容纳水谷九斗二升一合又三分之二合，这就是肠胃能够容纳水谷的数量。但人平时并不是这样，因为当胃中充满水谷时，肠中是空虚的，当水谷注满到肠中时，则胃中又空虚了。肠胃交替地虚和满，所以气机才能上下通达，五脏功能就会正常，血脉运行通利，精神才能健旺。所以说神就是水谷之精气所化生而成的。由于肠胃之内，经常存留谷物二斗，水一斗五升，因而一般健康人，每天排便二次，每次排出二升半，一天就排便五升，七天则能排便三斗五升，这样就会将肠胃里所存留的水谷完全排尽。所以一般人如果七天不进饮食，就会死亡，这是由于水谷精气津液都已竭尽的缘故。

海论第三十三

【题解】

“海”是百川汇聚之所，又是自然界生物赖以生存的水分之源。本篇运用取象比类的方法，以自然界东西南北四海为比喻，来说明胃、冲脉、膻中、脑在人体生命活动中的重要性，并称之为“人之四海”，故以“海论”名篇。

【原文】

黄帝问于岐伯曰：余闻刺法于夫子，夫子之所言，不离于营卫血气。夫十二经脉者，内属于府藏，外络于肢节，夫子乃合之于四海乎？岐伯答曰：人亦有四海[①]、十二经水。经水者，皆注于海，海有东、西、南、北，命曰四海。

黄帝曰：以人应之奈何？岐伯曰：人有髓海，有血海，有气海，有水谷之海。凡此四者，以应四海也。

黄帝曰：远乎哉！夫子之合人天地四海也，愿闻应之奈何？岐伯答曰：必先明知阴阳、表里、荥输[②]所在，四海定矣。

黄帝曰：定之奈何？岐伯曰：胃者，水谷之海，其输上在气街，下至三里。冲脉者，为十二经之海，其输上在于大杼，下出于巨虚之上下廉。膻中者，为气之海，其输上在于柱骨之上下[③]，前在于人迎。脑为髓之海，其输上在于其盖[④]，下在风府。

黄帝曰：凡此四海者，何利何害？何生何败？岐伯曰：得顺者生，得逆者败；知调者利，不知调者害。

黄帝曰：四海之逆顺[⑤]奈何？岐伯曰：气海有余者，气满胸中，悗息，面赤；气海不足，则气少不足以言。血海有余，则常想其身大，怫然[⑥]不知其所病；血海不足，亦常想其身小，狭然[⑦]不知其所病。水谷之海有余，则腹满；水谷之海不足，则饥不受谷食。髓海有余，则轻劲多力，自过其度[⑧]；髓海不足，则脑转耳鸣，胫痠眩冒，目无所见，懈怠安卧。黄帝曰：余已闻逆顺，调之奈何？岐伯曰：审守其输，而调其虚实，无犯其害。顺者得复，逆者必败。帝曰：善。

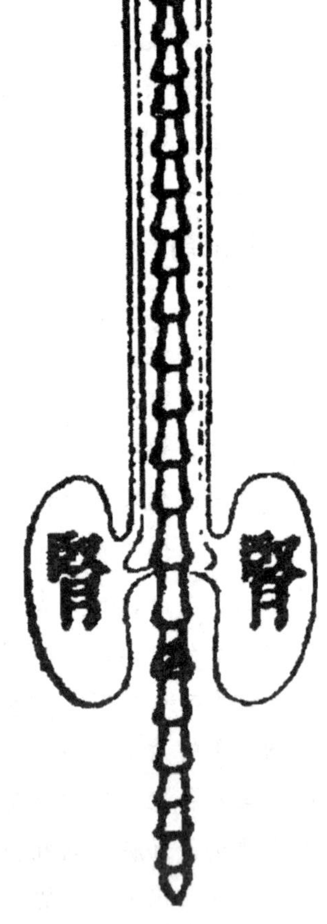

明代张介宾《类经图翼》脏腑图中的肾脏图

【注释】

①四海：海，汇聚的意思。人身髓、气、血以及饮食物所汇聚之处，称做“四海”。

②荥输：在此泛指四海所流注的穴位。

③柱骨之上下：柱骨，亦称天柱骨、项骨。柱骨之上下，指督脉经的哑门穴与大椎穴。

④盖：指脑盖骨。

⑤逆顺：保持正常，或虽有病而趋向好转者为顺；发生病变，甚至逐渐恶化的为逆。

⑥怫然，郁闷的形容词。

⑦狭然：狭小的形容词。

⑧自过其度：超过正常人的一般水平。

【语译】

黄帝问岐伯道：你讲刺法时，总是离不开营卫气血。人体中运行营卫气血的十二经脉，在内联属于五脏六腑，在外联络于肢体关节，你能把它们与四海联系起来吗？岐伯回答说：人体也有四海和与十二经脉相应的十二经水，经水都留注于海中，自然界有东、南、西、北四个海，因此将此称为四海。

黄帝说：人体是怎样与四海相应的呢？岐伯说：人体有髓海、血海、气海、水谷之海，这四海与自然界的四海相应。

黄帝说：这实在是一个很精深的问题，你把人身的四海与自然界的四海联系在一起，他们是怎样相应的呢？岐伯回答说：必须先明确人身的阴阳、表里及经脉荥、输穴等的分布情况，才可以确定人身的四海。

黄帝说：怎样确定四海及经脉重要穴位的位置呢？岐伯说：胃受纳水谷，故为水谷之海。胃的气血所输注的重要穴位，在上为气冲穴，在下为足三里穴；冲脉与十二经联系密切，故为十二经之海。冲脉的气血所输注的重要穴位，在上为大杼穴，在下为上巨虚和下巨虚；膻中是宗气汇聚的地方，所以称为气海。膻中的气血所输注的重要穴位，在上部为天柱骨上的症门穴和天柱骨下的大椎穴，在前面的有人迎穴；脑中充满髓液，所以脑为髓，脑的气血所输注的重要穴位，在上部脑盖中央的百余穴，在下为风府穴。

黄帝说：这四海，怎样滋助和损害人体呢？又是怎样促进和耗败生命活动的呢？岐伯说：如人身四海功能正常，生命力就旺盛；若四海功能失常，人的生命活动就会减弱。调养四海，就有利于身体健康，不善于调养四海，身体就会遭受损害。

黄帝说：四海的正常和反常情况是怎样的呢？岐伯说：如人的气海邪气有余，就会出现胸中满闷，呼吸急促，面色红赤的症状；如气海正气不足，就会出现气少而说话无力。如人的血海邪气有余，就会常常感到自己身体庞大，郁闷不舒，但又不知道有什么病。若人的水谷之海邪气有余，就会得腹满的病；如水谷之海正气不足，就会出现饥饿但却不欲进食的症状。如髓海邪气有余，动作就会表现为过于轻快有力，行动无度；髓海正气不足，就会出现头晕眩、耳鸣、目眩、腿酸软无力、目盲，周身懈怠懒动，常欲安卧等症状。

黄帝说：又怎样治疗四海的疾病呢？岐伯说：应诊察四海输注的各个要穴，并调节它们的虚实，但不要违反虚补、实泻的治疗原则，以免造成严重的后果。按照这条原则去治疗，就能使身体康复，否则，就会有死亡的危险。

黄帝说：讲得真好！

五乱第三十四

【题解】

本篇论述了营卫逆行、清浊相干、气机紊乱、阴阳相悖所致的病症和治疗，列举了气乱于心、气乱于肺、气乱于肠胃、气乱于臂胫、气乱于头五种乱证的症状和治法，故以“五乱”名篇。

【原文】

黄帝曰：经脉十二者，别为五行，分为四时，何失而乱？何得而治？岐伯曰：五行有序，四时有分，相顺则治，相逆则乱。

【语译】

人的十二经脉分属于五行，并和四时变化密切相应，怎样就会引起失调而功能紊乱？怎样就能达到正常？岐伯说：木、火、土、金、水五行的生克各有一定的秩序，春夏秋冬四季变化，也各有一定的规律，人的经脉气血的活动与五行、四时的变化规律相符合，相适应，就会正常，相违背，就会功能反常和紊乱。

【原文】

黄帝曰：何谓相顺而治？岐伯曰：经脉十二者，以应十二月。十二月者，分为四时。四时者，春秋冬夏，其气各异，营卫相随，阴阳已和，清浊不相干，如是则顺之而治。

【语译】

黄帝说：什么叫相顺而治？岐伯说：人身的十二经脉，与一年的十二个月分相应。十二个月又分为四季，也就是春夏秋冬，这四季气候各不相同，人体与其相适应，也有相应的差别。如果在这自然变化的影响之下，营卫之气内外相随，运行有序，阴阳协调，清浊的升降也互不干犯，这就适应了自然而达到经脉功能正常，叫做相顺而治。

【原文】

黄帝曰：何谓相逆而乱？岐伯曰：清气在阴，浊气在阳，营气顺脉，卫气逆行，清浊相干，乱于胸中，是谓大悗。

【语译】

黄帝说：什么叫做相逆而乱？岐伯说：清阳之气应上升，居于上部外部，浊阴之气应沉降，居于下部和内部，若清气不能升散，而反居于下部和内部，浊气不能沉降而反居于上部和外部，这就是经气逆乱的表现。营气顺脉而行，而卫气的循行却不按常规，这和上面说的情况一样，都属于清浊混淆、阴阳紊乱。乱于胸中的，则使人十分烦闷。

【原文】

故气乱于心，则烦心密嘿，俯首静伏；乱于肺，则俯仰喘喝，接手以呼；乱于肠胃，则为霍乱；乱于臂胫，则为四厥；乱于头，则为厥逆，头重眩仆。

【语译】

气乱于心，则心神烦躁，沉默少言，垂头无力而懒动；气乱于肺，则呼吸不利，气喘喝喝，俯仰不安，两手交叉于胸部以呼气；气乱于肠胃，则成上吐下泻、升降失常的霍乱症；气乱于四肢，会造成四肢厥冷；气乱于头，就会发生气逆上冲，头重脚轻，眩晕仆倒的病症。

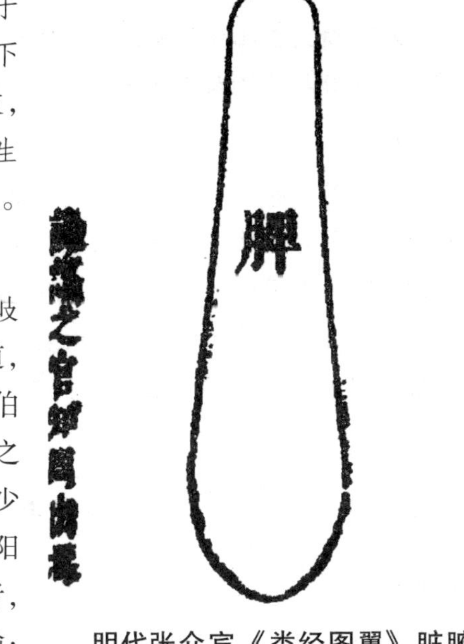

明代张介宾《类经图翼》脏腑图中的脾脏图

【原文】

黄帝曰：五乱者，刺之有道乎？岐伯曰：有道以来，有道以去，审知其道，是谓身宝黄帝曰：善。愿闻其道。岐伯曰：气在于心者，取之手少阴、心主之输；气在于肺者，取之手太阴荥、足少阴输；气在于肠胃者，取之足太阴、阳明，不下者，取之三里；气在于头者，取之天柱、大杼，不知，取足太阳荥输；气在于臂足，取之先去血脉，后取其阳明、少阳之荥输。

【语译】

黄帝说：对五乱的病症，针刺时有一定规律吗？岐伯说：疾病的发生发展是有规律的，它的祛除也有一定的规律可循，探明疾病发生发展以及治疗的规律，这时保持正常的生命机能是十分宝贵的。黄帝说：好。想听你讲讲治疗方面的规律。岐伯说：气乱于心的，应刺治手少阴心经的俞穴神门和手厥阴心包经的俞穴大陵；气乱于肺的，应刺治手太阴肺经的荥穴鱼际和足少阴肾经的俞穴太溪；气乱于肠胃的，应刺治足太阴脾经和足阳明胃经，如不愈，可再刺足三里穴；气乱于头的，应刺治足太阳膀胱经的天柱和大杼穴，如不愈，可再刺足太阳膀胱经的荥穴通谷和该经的俞穴束骨；气乱于臂足四肢的，如局部有血瘀现象，应先刺破瘀血的脉络，然后取手阳明大肠经的荥穴二间、俞穴三间，以及手少阳三焦经的荥穴液门、俞穴中渚治疗手臂的病患，取足阳明胃经的荥穴内庭、俞穴陷谷，以及足少阳胆经的荥穴侠溪、俞穴临泣治疗足胫的病患。

【原文】

黄帝曰：补泻奈何？岐伯曰：徐入徐出，谓之导气。补泻无形，谓之同精[①]。是非有余不足也，乱气之相逆也。黄帝曰：允乎哉道，明乎哉论，请著之玉版，命曰治乱也。

【注释】

①同精：精，在此作神解，《文选》神女赋注："精，神也。"同，聚的意思，同精，即针刺时使人体神气聚集，拨乱反正，以达调整气机的目的。

【语译】

黄帝说：补泻的手法是怎样的？岐伯说：慢进针，慢出针，这种手法叫做导气，也就是引导和归顺经气使其正常，使扶正祛邪的调整作用，在不施明显的补泻手法的情况下发挥出来，这叫做同精，因为上述五乱病既不是有余的实证，也不是不足的虚证，只是气机逆乱，所以采用这样的方法。黄帝说：这些论述的确是十分恰当的，上面的分析也真是明白确切，请把这些记在玉版上，就叫做治乱吧。

胀论第三十五

【题解】

本篇所述都是胀病病因、病理、诊断、治法和分类，并比较详细地论述五脏六腑胀的证治，故以"胀论"名篇。

【原文】

黄帝曰：脉之应于寸口，如何而胀？岐伯曰：其脉大坚以涩者，胀也。黄帝曰：何以知脏腑之胀也？岐伯曰：阴为脏，阳为腑。黄帝曰：夫气之令人胀也，在于血脉之中耶？脏腑之内乎？岐伯曰：三者皆存焉，然非胀之舍也。黄帝曰：愿闻胀之舍。岐伯曰：夫胀者，皆在于脏腑之外，排脏腑而郭胸胁，胀皮肤，故命曰胀。

【语译】

黄帝说：在寸口出现什么脉象是有胀病？岐伯说：脉象表现大、坚而又涩滞的，就是有胀病。黄帝说：怎样知道胀在脏还是胀在腑呢？岐伯说：出现了阴脉是胀在脏，出现了阳脉是胀在腑。黄帝说：气的失常可以使人发生胀病，它的发病是在血脉之中呢，还是在脏腑里面？岐伯说：血脉、脏、腑都有不正常的气，但这不是胀病的发病部位。黄帝说：想听你讲一下胀病的发病部位。岐伯说：胀气的发病，都存脏腑之外，向内排压脏腑，向外开张胸胁，使人皮肤发胀，所以称为胀病。

【原文】

黄帝曰：脏腑之在胸胁腹里之内也，若匣匮之藏禁器也，各有次舍，异名而同处，一域之中，其气各异，愿闻其故。岐伯曰：夫胸腹者，脏腑之郭也。膻中者，心主之宫城也。胃者，太仓也。咽喉小肠者，传送也。胃之五窍者，闾里门户也。廉泉玉英者，津液之道也。故五脏六腑者，各有畔界，其病各有形状。营气循脉，卫气逆为脉胀，卫气并脉，循分为肤胀。三里而泻，近者一下，远者三下，无问虚实，工在疾泻。

【语译】

黄帝说：脏腑居于胸胁腹腔之内，就象贵重的东西收藏在匣柜中一样，而在胸腹内的脏器，都有一定的部位，既有不同的名称，又各有不同的功能，其发生胀病也有不同的表现，请你讲一下这方面的道理。岐伯说：胸腹为脏腑的外廓，膻中是心脏的宫城，胃是贮存水谷的仓廪，咽部和小肠是食物传送的道路，消化道的咽门、贲门、幽门、阑门、魄门这五个关卡，称为胃的五窍，就如里巷中的门户一样。廉泉、玉英，是津液的通路。五脏六腑各有其固定的位置界线，它们的病状也有不同的表现。若营气在脉内正常循行而卫气在脉外逆行，就会发生脉胀，卫气并入脉中，循行于分肉之间，就会发生肤胀。治疗时应取足阳明胃经的三里穴，施用泻法，若胀的部位离穴位较近，一次即可，若较远，需针治三次。不问虚实，胀病初起时都宜赶快施用泻法，以治其标。

【原文】

黄帝曰：愿闻胀形。岐伯曰：夫心胀者，心短气，卧不安。肺胀者，虚满而喘咳。肝胀者，胁下满而痛引小腹。脾胀者，善哕，四肢烦悗，体重不能胜衣，卧不安。肾胀者，腹满引背央央然[1]，腰髀痛。六腑胀：胃胀者，腹满，胃脘痛，鼻闻焦臭，妨于食，大便难。大肠胀者，肠鸣而痛濯濯[2]，冬日重感于寒，则飧泄不化。小肠胀者，少腹䐜胀，引腰而痛。膀胱胀者，少腹满而气癃[3]。三焦胀者，气满于皮肤中，轻轻然而不坚。胆胀者，胁不痛胀，口中苦，善太息。凡此诸胀者，其道在一，明知逆顺，针数不失。泻虚补实，神去其室，致邪失正，真不可定，粗之所败，谓之夭命。补虚泻实，神归其室，久塞其空，谓之良工。

【注释】

①央央然：闭闷不畅。

②濯濯（zhuó zhuó 浊浊）：肠鸣的声音。

③气癃：《类经》十六卷第五十六注："气癃，膀胱气闭，小便不通也。"

【语译】

黄帝说：我想听你讲一下胀病的表现。岐伯说：心胀病，心烦气短，睡卧不宁。肺胀病，呼吸无力而胸中满胀，喘促咳逆。肝胀病，胁下胀满疼痛而牵引少腹。脾胀病，多呃逆，四肢闷胀不舒，身体重滞，连衣服都觉沉甸甸的，同时睡眠不安定。肾胀病，腹胀满，牵引到背部闭闷不舒，腰髀部感到疼痛。六腑的胀病：胃胀病，腹部胀满而胃脘疼痛，鼻中常闻到焦臭的气味，妨碍正常的食欲，大便也不通畅。大肠胀病，肠鸣濯濯有声而腹痛，若冬季再受寒，就会出现完谷不化的飧泄。小肠胀病，少腹胀满，牵引腰部作痛。膀胱胀病，少腹满而小便不利。三焦胀病，气充满在皮肤里面，胀满虚浮，按之空软。胆胀病，胁下胀痛，口苦，常作深长的呼吸而发出叹息的声音。上述有关脏腑的胀病，其发生与治疗都有共同的规律，只要明确了气血运行逆顺的道理并正确恰当地运用针刺技术，就能够治愈。如果虚证明了泻法，实证用了补法，治不对症，神气就要耗散，真气就不能安定，身体就受损伤，容易使人夭折性命，这种治疗上的失当，是粗浅的医术所造成的恶果；如能正确做到补虚泻实，就可达到神气内守，肉䐃致密，很快恢复健康，若平时就能让人保养神气，使经脉内䐃充实就不会有厥逆发生，这样的人就可以称为优秀的医生。

【原文】

黄帝曰：胀者焉生？何因而有？岐伯曰：卫气之在身也，常然并脉循分肉，行有逆顺，阴阳相随，乃得天和，五脏更始，四时循序，五谷乃化。然后厥气在下，营卫留止，寒气逆上，真邪相攻，两气相搏，乃合为胀也。黄帝曰：善。何以解惑？岐伯曰：合之于真，三合而得。帝曰：善。

【语译】

黄帝说：胀病是怎样发生的？什么原因导致胀的病变？岐伯说：卫气在人体内，常依傍着经脉而循行于分肉之间，其循行有逆顺的不同，营卫之气在脉内脉外相随顺，则与天地间阴阳的规律相合，五脏的经气输注运转，就象四季变化一样有一定次序，这样，生命机能就能正常发挥，饮食物也可以正常地消化吸收。若阴阳不相随顺，营卫之气循行紊乱，气逆于下，则易为寒邪所凑，营卫便不能正常流通而凝涩，寒气上逆，邪气与正气相搏结，这就形成了胀病。黄帝说：对。能否说的更明白些？岐伯说：确切地说，就是邪气乘营卫之气的逆乱而侵入人体，与正气相搏结，分别存在于血脉、五脏、六腑这三个地方。黄帝说：好！

【原文】

黄帝问于岐伯曰：胀论言无问虚实工在疾泻，近者一下，远者三下。今有其三而不下者，其过焉在？岐伯对曰：此言陷于肉肓①而中气穴②者也。不中气穴，则气内闭；针不陷肓，则气不行，上越中肉，则卫气相乱，阴阳相逐。其于胀也，当泻不泻，气故不下，三而不下，必更其道，气下乃止，不下复始，可以万全，乌有殆者乎？其于胀也，必审③其脉，当泻则泻，当补则补，如鼓④应桴，恶有不下者乎？

【注释】

①肓：此处指肌肉间的空隙。

②气穴：针刺的穴位。

③审：慎重的意思。《吕氏春秋》音律高注："审，慎也。"

【语译】

黄帝问岐伯说：前面说到，胀病初起，不问虚实，都应迅速采取泻法针治，离病位较近的针泻一次，离病位较远的针泻三次，即可获愈，但是现有连续针泻三次而无效的，到底它的原因在哪里呢？岐伯回答说：前面提到的针泻一次或针泻三次都可以全愈的说法，是指针刺时确能深到肌肉的空隙，而刺中了气血输注的穴位而言。若没有刺入肌肉的空隙并刺中

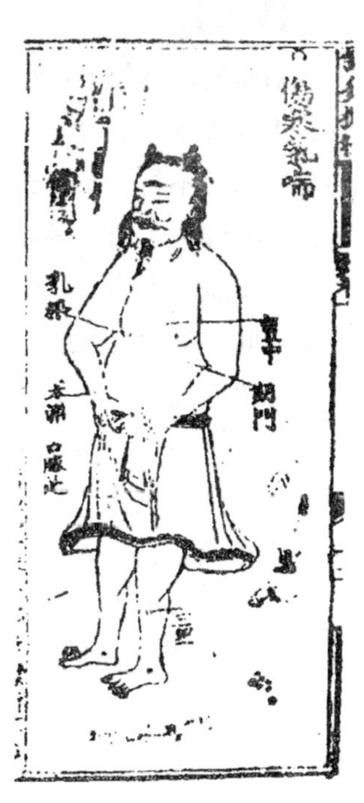

明代何柬《针灸捷径》针灸主中的伤寒气喘取穴图

穴位，则经气仍不能畅行，邪气仍旧闭留在内，甚至上越，妄中肌肉，则卫气更会逆乱，营卫阴阳之气相互争逐排斥而不随顺，对于胀病而言，当泻而未泻，厥逆之气不能下行，所以病不能愈。针三次而气仍不下，胀病不减的，定要变更针刺的位置，厥逆之气下行了，胀病就可全愈。如果胀病仍然不愈，可再调整位置重新针刺，这样做，总会把病治愈的，而且不会有什么害处。对于那些不是急发的胀病，要采取治本的方法，一定要慎重地诊察其证状，当泻就泻，当补就补，这样做了，就象以槌击鼓必有响声一样，定能很快见效。

五癃津液别第三十六

【题解】

本篇主要阐述津液同源于水谷，输布全身，分别发挥着不同的功能作用。并将津液分为五类，即汗、溺、唾、泪、髓，指出五液代谢发生障碍后可出现闭阻不通的水胀病。由于本篇专论津液分而为五及其生理作用与病理变化，故以“五癃津液别”名篇。

【原文】

黄帝问于岐伯曰：水谷入于口，输于肠胃，其液别为五：天寒衣薄，则为溺与气；天热衣厚，则为汗；悲哀气并，则为泣；中热胃缓，则为唾；邪气内逆，则气为之闭塞而不行，不行则为水胀。余知其然也，不知其何由生，愿闻其道。岐伯曰：水谷皆入于口，其味有五，各注其海，津液各走其道。故三焦出气，以温肌肉，充皮肤，为其津；其流而不行者，为液。天暑衣厚则腠理开，故汗出，寒留于分肉之间，聚沫则为痛；天寒则腠理闭，气湿[1]不行，水下留于膀胱，则为溺与气。

五脏六腑，心为之主，耳为之听，目为之候，肺为之相，肝为之将，脾为之卫，肾为之主外。故五脏六腑之津液，尽上渗于目，心悲气并则心系急，心系急则肺举，肺举则液上溢。夫心系与[2]肺不能常举，乍上乍下，故咳而泣出矣。中热则胃中消谷，消谷则虫上下作，肠胃充郭，故胃缓，胃缓则气逆，故唾出。

五谷之津液和合而为膏者，内渗于骨空，补益脑髓，而下流于阴股[3]。阴阳不和，则使液溢而下流于阴，髓液皆减而下，下过度则虚，虚故腰背痛而胫痠。阴阳气道不通，四海闭塞，三焦不写，津液不化，水谷并行肠胃之中，别于迴肠，留于下焦，不得渗膀胱，则下焦胀，水溢则为水胀。此津液五别之逆顺也。

【注释】

①湿：《甲乙》卷一第十三、《太素》卷二十九津液并作“涩”。

②写：《甲乙》卷一第十三作“急”。

③阴股：《太素》卷二十九津液“阴”下无“股”字。这里指股间之阴器。

【语译】

水谷自口而入，经胃至肠，所化生的津液分而为五：当天气寒冷时，或穿衣过少时，津液则下流于膀胱变为尿与水气；当天气炎热时，或穿衣过多时，津液则从皮肤外泄而为汗；在情绪悲哀时，由于气并于上，则津液从目溢出而为泪；当中焦有热，胃弛缓时，津液从口溢出而为唾；当邪气内犯气机闭塞而不行时，津液则停聚于内而为水胀病。我已知道这些情况，但不知五液是怎样产生的，想听听其中的道理。岐伯说：水谷都从口入，其酸、苦、甘、辛、咸五味，分别注入五脏与四海，以营养全身。饮食所化生的津液，沿着各自的道路运行，经三焦布散的精气，具有温养肌肉，充实皮肤功能的叫做津；其流注（脏腑、官窍、脑髓）而不布散的叫做液。由于天热，或穿衣过厚，则腠理开张而汗液外泄。若寒邪滞留于分肉之间，则津液凝聚而为沫，阻碍气机流通就会产生疼痛。如果天气寒冷，则腠理关闭，水气难以从毛孔排出，而向下流于膀胱，则成为尿与气。

五脏六腑以心为主宰，在心的主宰下，耳司听觉，目司视觉，肺主辅佐，肝主谋虑，脾主卫护，肾主濡润外在的孔窍；因为五脏六腑的津液都上注于目，在心情悲哀时，则气举于心，而致心的络脉紧急，紧急则引肺叶上举，肺叶上举使津液向上泛溢，但心的络脉急肺叶又不能经常上举，而是时上时下，所以当水液随气上溢时，便发生咳嗽与流泪了。中焦有热，谷食易于消化，胃中容易空虚，空虚则肠中之虫上下扰动，胃肠因虫聚而宽满，宽满则胃弛缓，胃弛缓则气上逆，气上则津液随之上升，从口溢出而为唾。

由饮食所化生的津液，和合而成为脂膏，向内渗灌骨空，向上补益脑髓，向下流于阴器。在阴阳不协调的情况下（可因男女房事不节而致），气病则不摄，精病则不守，故液溢于下而流泄于阴窍，精液泄于下则髓液日益减少，髓液减则骨失充养而虚，虚则腰背脊骨疼痛，足胫酸楚。如果阴阳的气道阻滞不通，四海发生闭塞，三焦不能输泻，津液不能布化，所受的水谷并聚于肠胃之中，从迴肠留于下焦，又不能渗泄于膀胱，所以下焦胀满，水液溢于肌肤而为水胀。这就是津液分为五路运行的正常和反常情况。

五阅五使第三十七

【题解】

阅，《说文》云“察也”。五阅，指五脏的外候。五使，指面部五气为五脏所使。本篇主要论述五脏与五官、五色内外相应的密切关系，讲述了人之脏腑疾病可以从五官五色的变化测知，“五色之见于明堂，以观五脏之气”，这是中医望诊的独特内容。故以“五阅五使”名篇。

【原文】

黄帝问于岐伯曰：余闻刺有五官五阅[①]，以观五气。五气者，五藏之使也，五时之副也。愿闻其五使当安出？岐伯曰：五官者，五藏之阅也。黄帝曰：愿闻其所出，令可为常。岐伯曰：脉出于气口，色见于明堂[②]，五色更出，以应五时，各如其常，经气入藏，必当治里。

帝曰：善。五色独决于明堂乎？岐伯曰：五官已辨，阙庭必张，乃立明堂。明堂广大蕃蔽见外，方壁高基，引垂居外，五色乃治，平博广大，寿中百岁。见此者，刺之必已。如是之人者，血气有余，肌肉坚致，故可苦以针。

黄帝曰：愿闻五官。岐伯曰：鼻者，肺之官也；目者，肝之官也；口唇者，脾之官也；舌者，心之官也；耳者，肾之官也。黄帝曰：以官何候？岐伯曰：以候五藏。故肺病者，喘息鼻张。肝病者，眦青。脾病者，唇黄。心病者，舌卷短，颧赤。肾病者，颧与颜黑。

黄帝曰：五脉安出[③]？五色安见[③]？其常色殆者如何？岐伯曰：五官不辨，阙庭[④]不张，小其明堂，蕃蔽[⑤]不见，又埤[⑥]其墙，墙下无基，垂角去外，如是者，虽平常殆，况加疾哉！

黄帝曰：五色之见于明堂，以观五藏之气，左右高下，各有形乎？岐伯曰：府藏之在中也，各以次舍，左右上下，各如其度也。

【注释】

①五阅：阅，察也。五阅，是指通过察五官的表象，以了解内在五脏的盛衰状况。

②明堂：原为古时政府讲明政教之所，位于正中。此处喻鼻居面部中央，实指代鼻。

③安出、安见：张介宾：“言脉气安然无恙。”

④阙庭：两眉之间为阙。额部为庭。

⑤蕃蔽：两颊外侧为蕃。耳门为蔽。

⑥埤：同“卑”，低小的意思。

【语译】

黄帝问岐伯道：我听说刺法中有用五官、五阅观察五气的方法。所谓五气，是受五脏支配的，也是与五时相配合的。我希望知道五脏之气的变化是怎样表现出来的？岐伯说：所谓五官，就是五脏的外部表现。共帝说：希望了解外部表现

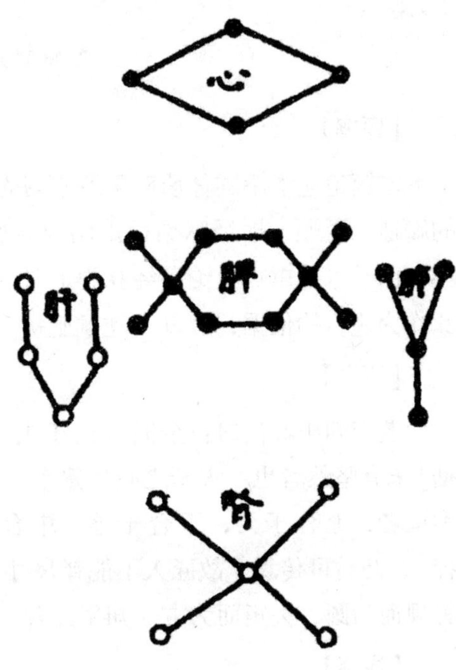

人禀五行图，选自宋代刘牧《易数钩隐图》

与五脏的变化，使其可作为常规来遵循。岐伯说：五脏的变化，既表现在气口的脉象上，又表现在明堂即鼻部的色泽上。青、黄、赤、白、黑五色交替出现，以与春、夏、长夏、秋、冬五时相对应，各有其固定的配伍。如果邪气循经进入五脏，就一定要治疗内脏。

黄帝说：讲得好。五色的变化难道只是取决于明堂吗？五官已能分辨声、色、臭、味，各司其职，阙庭即眉间、天庭必然开阔，然后才建立明堂。明堂是广大的，两颊两旁和耳门在外面作为蕃蔽，面部肌肉方正，高耸，长长的耳垂被安置在两颊的外侧，面部气色良好，五官周正广大，可以长寿百岁。见到这样的人，刺到病除。象这样的人，血气有余，肌肉坚实致密，故可以取穴针刺。

黄帝说：希望知道五官的问题。岐伯说：鼻是与肺相连的器官，眼是与肝相连的器官，口唇是与脾相连的器官，舌是与心相连的器官，耳是与肾相连的器官。黄帝问：从五官那里可以测候什么呢？岐伯说：可以测候五脏的病变。所以，肺上有病的人，大口喘气，鼻孔张开。肝上有病的人，眼角发青。脾上有病的人，口唇发黄。习上的病的人，舌头卷曲、缩短，颧骨发红。肾上有病的人，颧骨与额颅发黑。

黄帝问：五脏的脉怎么表现出来，五色又怎么去发现辨别？那些脸色正常人，一生病就很危险，这是怎么回事？岐伯说：五官不能分辨声色臭味，阙庭不开阔，鼻梁矮小，作为蕃蔽的面颊两旁和耳门未能突现出来，面部肌肉不丰满，下巴瘦削，只耳垂和耳角显露于外，象这样的人，即使是平常无病时都是危险的，何况加上生病呢？

黄帝说：五色表现在明堂上，据以观测五脏之气的虚实逆顺，那末，五色在明堂的左右上下，是否有相对应的固定的部位呢？岐伯说：五脏六腑在体内，各有固定的位置，五色在明堂的左右上下与五脏六腑在体内，各有固定的位置，五色在明堂的左右上下，与五脏六腑的位置的上下左右是一致的。

逆顺肥瘦第三十八

【题解】

本篇论述了不同体质应采取不同的针刺手法和尺度，刺灸时还应考虑到经脉的顺逆。逆顺。指经脉循行走向及气血的上下运行；肥瘦，指形体的肥壮与瘦小。由于本篇重点讨论了经脉的走向规律、气血滑涩以及形体的肥瘦壮幼，并以此作为施治的依据，故以“逆顺肥瘦”名篇。

【原文】

黄帝问于岐伯曰：余闻针道于夫子，众多毕悉矣。夫子之道，应若失，而据①未有坚然者也。夫子之问学熟乎，将审察于物而心生之乎？岐伯曰：圣人之为道者，上合于天，下合于地，中合于人事，必有明法，以起度数，法式检押②，乃后可传焉。故匠人不能释尺寸而意短长，废绳墨以起平水也，工人不能置规而为圆，去矩而为方。知用此者，固自然之物，易用之教，逆顺之常也。

【注释】

①据：抵抗。

②法式检押：法式，法则之意。“押”通“柙”，检柙，规矩的意思，《后汉书》仲长统传·法诫篇：“是妇女之检柙”注：“检柙，犹规矩也。”

【语译】

黄帝问岐伯说：我听您讲针道，了解的很多也很细了，按照您讲的道理去应用，常可手到病除，甚至那些沉疴痼疾，也抵挡不住针刺的效力，您的知识是勤学好问得来的，还是从观察事物的过程，逐步体验、思考得来的？岐伯说：圣人的道理，符合天地自然及社会人事的变化规律，所以都有一定的法度和标准，按照这个法度和标准去指导行动，这就成为人们应该遵循的原则，而可以传给后世。匠人不能丢开尺寸去猜长短，放弃绳墨去求平直。工人也不能离开规矩而取方圆。这是自然事物的一般道理，是易于理解和应用的，人的生理也有逆顺常变的标准，掌握了它，就可以更好地在治疗中加以应用了。

【原文】

黄帝曰：愿闻自然奈何？岐伯曰：临深决水，不用功力，而水可竭也，循掘决冲，而经可通也，此言气之滑涩，血之清浊，行之逆顺也。

【语译】

黄帝说：请讲一下怎样适应自然？岐伯说：从深处决堤放水，不用很大功力，就能把水放尽。循着地下的空穴来开决水道，也很容易使其通行。人的生理也是这样，气有滑涩的区别，血有清浊的差异，经脉运行有逆顺的变化等，每个人的客观情况不尽相同，治疗时也要因势利导。

【原文】

黄帝曰：愿闻人之白黑肥瘦少长，各有数乎？岐伯曰：年质壮大，血气充盈，肤革坚固，因加以邪，刺此者，深而留之。此肥人也。广肩腋，项肉薄，厚皮而黑色，唇临临然[①]，其血黑以浊，其气涩以迟。其为人也，贪于取与，刺此者，深而留之，多益其数也。黄帝曰：刺瘦人奈何？岐伯曰：瘦人者，皮薄色少，肉廉廉然[②]，薄唇轻言，其血清气滑，易脱于气，易损于血，刺此者，浅而疾之。

【注释】

①临临然：肥大的样子。《广雅》释诂一："临，大也。"

②廉廉然：瘦薄的样子。丹波元简："瘦臞而见骨骼。"

【语译】

黄帝说：人有黑白、胖瘦、年龄长幼的不同，针刺的浅深及次数有一定标准吗？岐伯说：壮年人，一般的气血充盛，皮肤坚固，感受外邪时，应采取深刺的方法，留针时间要长。肥壮的人，肩、腋宽阔，项肉却薄消的，皮厚而色黑，口唇肥大，血黑而浓浊，气涩而迟滞，性格好胜而勇于进取，慷慨乐施，在针刺这样的人时，要刺的深，留针时间要长，而且可以增加针刺的次数。黄帝说：针刺瘦人的时候又怎样呢？岐伯说：瘦人一般都是皮肤薄，颜色淡，肌肉消瘦，口唇薄，言语声音轻弱，血清稀而气滑利，气易散，血易耗，刺这样的人，应该轻浅而快速出针。

【原文】

黄帝曰：刺常人奈何？岐伯曰：视其白黑，各为调之，其端正敦厚者，其血气和调，刺此者，无失常数也。

【语译】

黄帝说：怎样针刺正常人呢？岐伯说：要根据皮肤颜色的黑白，分别调治，对于那些端正敦厚的人，因血气和调，针刺时，不要越出一般的常规刺法。

【原文】

黄帝曰：刺壮士真骨者奈何？岐伯曰：刺壮士真骨，坚肉缓节监监然[①]，此人重则气涩血浊，刺此者，深而留之，多益其数。劲则气滑血清，刺此者，浅而疾之。

【注释】

①监监然：监同鉴，清晰、明显的样子。《广雅》释器："鉴谓之镜。"

【语译】

黄帝说：强壮的人怎样进行针刺？岐伯说：体格强壮的人，骨胳坚实，肌肉缓纵，肌节明显外露，其中动作重缓的，多属气涩血浊，应在针刺时，采取深刺留针的方法，并增加针刺的次数。而动作轻劲的，多属气滑血清，针刺时，下针要浅，出针要快。

【原文】

黄帝曰：刺婴儿奈何？岐伯曰：婴儿者，其肉脆，血少气弱，刺此者，以毫针，浅刺而疾发针，日再可也。

【语译】

黄帝说：对婴儿怎样进行针刺？岐伯说：婴儿肌肉脆薄，血少气弱，针刺时，应选较细的毫针浅刺而快出，一天可以针两次。

【原文】

黄帝曰：临深决水奈何？岐伯曰：血清气滑，疾泻之，则气竭焉。黄帝曰：循掘决冲奈何？岐伯曰：血浊气涩，疾泻之，则经可通也。

【语译】

黄帝说：针刺方面与前述临深决水相类似的情况怎样？岐伯说：血清气滑的人，若采取疾泻的方法，则容易引起真气耗竭。黄帝说：那么，与循掘决冲的情况相类似的又怎么样呢？岐伯说：对于血浊气涩的人，就要象循着空穴开冲水道那样，找到合适的经穴，急疾地采取泻法，他的经脉气血就能畅通而疾病亦可很快全愈。

【原文】

黄帝曰：脉行之逆顺奈何？岐伯曰：手之三阴，从脏走手；手之三阳，从手走头；足之三阳，从头走足；足之三阴，从足走腹。

【语译】

黄帝说：各个经脉流转的顺序是怎么样的呢？

岐伯说：手三阴经由胸部行往手指，手三阳经由手指行往头颅；足三阳经由头颅行往双足，足三阴经由双足行往腹部。

【原文】

黄帝曰：少阴之脉独下行何也？岐伯曰：不然。夫冲脉者，五脏六腑之海也，五脏六腑皆禀焉。其上者，出于颃颡，渗诸阳，灌诸精；其下者，注少阴之大络，出于气街，循阴股内廉，入腘中，伏行骭骨[1]内，下至内踝之后属而别。其下者，并于少阴之经，渗三阴，其前者，伏行出跗属[2]，下循跗，入大指间，渗诸络而温肌肉。故别络结则跗上不动，不动则厥，厥则寒矣。黄帝曰：何以明之？岐伯曰：以言导之，切而验之，其非必动，然后乃可明逆顺之行也。黄帝曰：窘乎哉！圣人之为道也。明于日月，微于毫厘，其非夫子，孰能道之也。

【注释】

①骭（gān 干）骨：即胫骨。

②跗属：跟骨上缘。

【语译】

黄帝说：足三阴经脉既然都上行到腹，怎么唯独足少阴经向下行？岐伯说：不，这不是足少阴经，而是冲脉。冲脉，是五脏六腑十二经脉之海，五脏六腑都禀受它的气血的濡养。这条经脉上行的一支，出喉咙上口上腭骨旁的鼻道，向诸阳经灌渗精气。它的向下的一支，注入足少阴肾经的大络，从气街部位浮出，沿着大腿的内侧下行，进入膝腘窝中，再下行于小腿深部胫骨的内侧，直到足内踝之后的跟骨上缘而分出两支，向下行的分支，与足少阴经相并行，同时将精气灌注于三阴经；向前行的分支，从内踝后的深部跟骨上缘处向外浮出，沿着足背进入足大趾间，将精气灌渗大大小小的络脉而温养肌肉，所以冲脉在下肢分出的络脉如果瘀结不通，足背的脉跳动就要减弱，气血厥逆，引起局部发凉。黄帝说：怎样查明经脉气血的逆顺呢？岐伯说：检查时，先向病人讲明道理，取得他的合作，然后细细地按循，如果不是厥逆，那足背的动脉就一

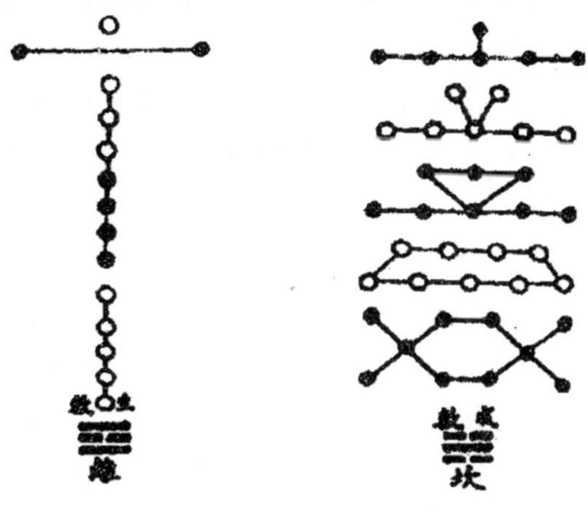

阳中阳图（左）与阴中阴图（右），选自元代张理《大易象数钩深图》

定会搏动，而若有了病邪的存在并出现了经气厥逆的情况，搏动就会减弱。这就可以弄明白经脉气血逆顺的情况了。黄帝说：这个问题实在难解答啊！圣人研究的这些道理，明白得象日月照耀一样，细微得毫厘都不放过，若不是先生，谁能讲得出来！

血络论第三十九

【题解】

本篇探讨了刺络泻血出现的刺而仆、血出而射、血少黑而浊、血出清而半为汁、发针而肿、血出若多若少而面色苍苍、发针面色不变而烦悗、多出血而不动摇等八种情况，并提出观察血络方法，说明滞针原因，故以“血络论”名篇。

【原文】

黄帝曰：愿闻其奇邪[①]而不在经者，岐伯曰：血络是也。

黄帝曰：刺血络而仆者何也？血出而射者何也？血少黑而浊者何也？血出清而半为汁者何也？发针而肿者何也？血出若多若少而面色苍苍者何也？发针而面色不变，而烦悗者何也？多出血而不动摇者何也？愿闻其故。岐伯曰：脉气盛而血虚者，刺之则脱气，脱气则仆。血气俱盛而阴气多者，其血滑，刺之则射。阳气畜积，久留而不写者，其血黑以浊，故不能射。新饮而液渗于络，而未合和于血也，故血出而汁别焉。其不新饮者，身中有水，久则为肿。阴气积于阳，其气因于络，故刺之血未出而气先行，故肿。阴阳之气，其新相得而未和合，因而写之，则阴阳俱脱，表里相离，故脱色而苍苍然。刺之血出多，色不变而烦悦[②]者，刺络而虚经。虚经之属于阴者，阴脱，故烦悗。阴阳相得而合为痹者，此为内溢于经，外注于络，如是者，阴阳俱有余，虽多出血而弗能虚也。

黄帝曰：相之奈何？岐伯曰：血脉者，盛坚横以赤，上下无常处，小者如针，大者如筯[③]，则[④]而写之，万全也。故无失数矣，失数而反，各如其度。

黄帝曰：针入而肉著者何也？岐伯曰：热气因于针则针热，热则肉著于针，故坚焉。

【注释】

①奇邪：是形容在络不在经，行无常处，异于寻常的一种病邪。

②烦悗（mèn 闷）：悗，通闷。即心烦满闷。

③筯：筷子。

④则：《甲乙》卷一第十四作“刺”。

【语译】

黄帝说：希望听听那些病邪不在经脉里的奇邪病是什么样的病。岐伯说：病邪侵入血络的病，就是奇邪病。黄帝问：刺了血络后立即跌倒在地，这是为什么？血出后喷射，这是为什么？血流出来，颜色是黑的而且混浊，这是为什么？流出的血清淡稀薄，而且一半是水，这是为什么？出针后皮肤发肿，这是为什么？出血有多有少，而脸色发青，这是为什么？出血很多，但对针刺仍信而不疑，这是为什么？希望听听其中的道理。

岐伯说：脉中气盛而血虚的，刺血络后先血脱，而后气脱，气脱就会跌倒。血气都盛而阴气多的，他的血滑利，刺血脉后就射喷血；阳气畜积，长时间滞留在脉里而不排泄的，他的血就颜色发黑而且浑浊，因此刺后不会喷血。刚饮水之后，水已经渗透到络脉里，但还没有变成血，所以血出时，水与血是分离的；新近没有饮水的人，体内本有水，时间久了就会肿胀。阴气长时间聚积在阳络里，因此刺血络时，血未流出，而气先流了出来，因而发肿。阴气与阳气，新近相遇，但还没有调和，接着就施泻，结果是阴气阳气都虚脱，表里相脱离，所以脱色而面部发青。刺血络时出血多，脸色不变，但心中烦闷的，这是由于刺络脉，却使经脉也随之而虚，这虚弱的经脉如果属于阴经，就会使阴气虚脱，因而心中烦闷。阴气阳气相遇，都受邪而合成痹证，邪气在内溢满经脉，在外灌注络脉，这样，阴经阳络都邪气过多，即使是出血多，也不会虚脱。

黄帝问：阴阳都盛，该怎么测候？岐伯说：经脉里受邪的血气过甚，必然注入络脉里，因此络脉有坚硬、横出而色赤的包块，包块时上时下，无固定处所，小的象针，大的象筷子。对此，立即针刺出血，泻去邪气，万无一失。因此不要违背规矩法度，违背了规矩法度只会得到相反的效果，一切都应按照规律办事。

黄帝问：针刺进后，肉就附着在针上，这是什么原因呢？岐伯说：肌肤的热气传到针上，针就变热；针热，肉就附着在针上，因此坚紧，难于转动。

阴阳清浊第四十

【题解】

本篇主要论述了人气清浊与脏腑的关系，并根据清者气滑、浊者气涩的常规，提出了与之相应的针刺方法。篇中以清浊之气与其内注于脏腑阴阳诸经的关系为主要讨论对象，故以“阴阳清浊”名篇。

【原文】

黄帝曰：余闻十二经脉，以应十二经水。十二经水者，其五色各异，清浊不同，人之血气若一，应之奈何？岐伯曰：人之血气，苟能若一，则天下为一矣，恶有乱者乎？黄帝曰：余问一人，非问天下之众。岐伯曰：夫一人者，亦有乱气，天下之众，亦有乱人，其合为一耳。

【语译】

黄帝说：我听说人的十二经脉与自然界十二条大河相应，而这十二条大河的颜色和清浊各有不同，而人身十二经脉气血都一样，怎样相应呢？岐伯说：人的气血若真的都一样，那普天下也就都能整齐划一了，那不就没有作乱的人了吗？黄帝说：我问的是一个人的情况，不是问普天之下人的情况。岐伯说：一个人身上也会有乱气，就和天下的人中总会有作乱的人一样，这是一个道理。

【原文】

黄帝曰：愿闻人气之清浊。岐伯曰：受谷者浊，受气者清。清者注阴，浊者注阳①。浊而清者，上出于咽；清而浊者，则下行。清浊相干，命曰乱气。

【注释】

①受谷者浊，……浊者注阳：《类经》四卷第十九注："人身之气有二：曰清气，曰浊气。浊气者谷气也，故曰受谷者浊；清气者，天气也，故曰受气者清。喉主天气，故天气清气，自喉而注阴，阴者五脏也。咽主地气，故谷之浊气，自咽而注阳，阳者六腑也。"

【语译】

黄帝说：我想听你讲讲人的清气和浊气的情况。岐伯说：人体受纳的水谷有形之物是浊气，吸收的天空之气是清气，天阳之气注入脏，水谷浊气注入腑，水谷浊气所化生的清阳之气，上升出于咽，天空之气中的浊气则下降。若清气和浊气互相干扰不能正常的升降，就叫做乱气。

【原文】

黄帝曰：夫阴清而阳浊，浊者有清，清者有浊，别之奈何？岐伯曰：气之大别，清者上注于肺，浊者下走于胃。胃之清气，上出于口；肺之浊气，下注于经，内积于海①。

【注释】

①气之大别，……内积于海：《类经》四卷第十九注："大别，言大概之分别也。上文以天气、谷气分清浊，而此言清中之浊，浊中之清，其所行复有不同也。清者上升，故注于肺；浊者下降，故走于胃。然而浊中有清，故胃之清气上出于口，以通呼吸津液；清中有浊，故肺之浊气下注于诸经，以为血脉营卫；而其积气之所，乃在气海间也。"

【语译】

黄帝说：清气注脏，浊气注腑，浊中有清，清中有浊，这些情况如何判别？

岐伯说：清浊之气的区别是这样的：天空的清气，上注于肺脏；水谷的浊气，下注于胃腑。而胃内水谷浊气中的清气向上出于口；肺中的浊气，则向下输注经脉中，并内积于胸中气海。

【原文】

黄帝曰：诸阳皆浊，何阳独甚乎？岐伯曰：手太阳独受阳之浊[①]，手太阴独受阴之清。其清者上走空窍，其浊者下行诸经。诸阴皆清，足太阴独受其浊。

【注释】

①手太阳独受阳之浊：《太素》卷十二营卫气行注“胃者腐熟水谷，传与小肠，小肠受盛，然后传与大肠，大肠传过，是为小肠受秽浊最多，故小肠经受阳之浊也。”

【语译】

黄帝说：诸阳经都受浊气的渗注，其中哪一经受浊气最甚？岐伯说：小肠受胃的水谷，将清浊分离，所以它以及它所属的手太阳小肠经受的浊气最多。肺脏主气而司呼吸，所以它以及它所属的手太阴肺经所受的清气最多。大凡清气都上走空窍，浊气都下灌到阳经中，五脏虽都受纳清气，而脾主运化水谷精微，与胃关系最密切，所以唯有脾脏及其所属的足太阴脾经独受浊气。

【原文】

黄帝曰：治之奈何？岐伯曰：清者其气滑，浊者其气涩，此气之常也。故刺阳者，深而留之；刺阴者，浅而疾之；清浊相干，以数调之也。

【语译】

黄帝问：阴阳清浊在治疗上怎样处理？岐伯说：清气滑利，浊气涩滞，这是一般的情况。因为阳经受浊气，所以针治时应深刺而留针时间长些；阴经受清气，所以针治时应浅刺而快出针。如果清浊相干、升降失常，应察清病情，掌握病机，了解清浊混乱的病位和程度，按相应的方法去调治。

卷之七

阴阳系日月第四十一

【题解】

阴阳，指自然界的阴阳，人身上下所分的阴阳和经脉的阴阳，篇中将自然界的阴阳、人身的阴阳与日月相联系，以说明人体同自然界的关系，并据此提出针刺方面的注意事项，故以名篇“阴阳系日月”。

【原文】

黄帝曰：余闻天为阳，地为阴，日为阳，月为阴，其合之于人，奈何？岐伯曰：腰以上为天，腰以下为地，故天为阳，地为阴。足之十二经脉，以应十二月，月生于水，故在下者为阴。手之十指，以应十日，日生于火，故在上者为阳。

【语译】

黄帝说：我听说天为阳，地为阴，日为阳，月为阴。这天、地、日、月与人相对应的关系是怎样的？岐伯说：人体的腰以上为阳，腰以下为阴，以应天地，足三阳和足三阴左右合计共十二条经脉在下，与一年中的十二个月份相对应，月生于水，属阴，所以在下的属阴。手的十指在上，与十日相对，日生于火，属阳，所以在上的为阳。

【原文】

黄帝曰：合之于脉，奈何？岐伯曰：寅者，正月之生阳也，主左足之少阳；未者，六月，主右足之少阳；卯者，二月，主左足之太阳；午者，五月，主右足之太阳；辰者，三月，主左足之阳明；巳者，四月，主右足之阳明，此两阳合于前，故曰阳明。申者，七月之生阴也，主右足之少阴；丑者，十二月，主左足之少阴；酉者，八月，主右足之太阴；子者，十一月，主左足之太阴；戌者，九月，主右足之厥阴；亥者，十月，主左足之厥阴，此两阴交尽，故曰厥阴。

【语译】

黄帝说：上面说的十二月和十日怎样与经脉相配合？岐伯说：以十二地支代表十二月，它们的配合及与足部十二经脉的相应关系是这样的：正月在地支上配寅，称为正月建寅，此时为阳气初生，主左足的少阳经；六月未，主右足的少阳经；二月卯，主左足的太阳经；五月午，主右足的太阳经；三月辰，主左足的阳明经；四月巳，主右足的阳明经，三、四月间，是自然界阳气旺盛的阶段，它的前面和后面是分别主少阳和太阳的正月二月以及五月六月，因此三、四两个月夹在两阳的中间，而为两阳合明，所以叫做阳明。七月申，自然界阴气渐生，主右足的少阴经；十二月丑，主左足的少阴经；八月酉，主右足的太阴经；十一月子，主左足的太阴经；九月戌，主右足的厥阴经；十月亥，主左足的厥阴经。因七、八月与十一、十二月分主少阴、太阴经，九、十月夹在中间为阴气交会的时间，所以称为厥阴。

【原文】

甲主左手之少阳，己主右手之少阳，乙主左手之太阳，戊主右手之太阳，丙主左手之阳明，丁主右手之阳明，此两火并合，故为阳明。庚主右手之少阴，癸主左手之少阴，辛主右手之太阴，壬主左手之太阴。

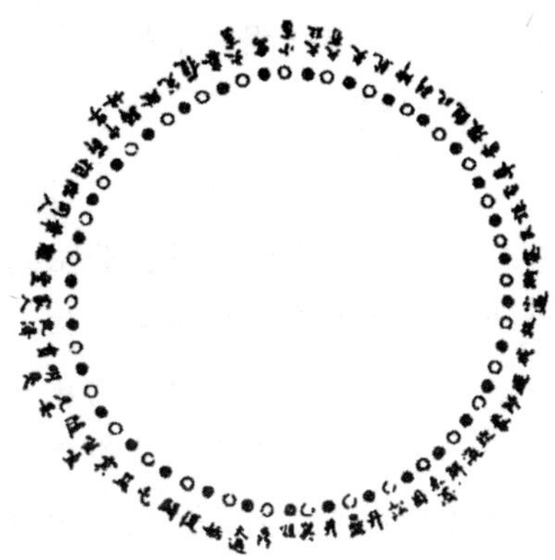

一阴一阳图，选自元代张理《大易象数钩深图》

【语译】

以天干所代表的固定日子与上肢十条经脉分别相应的关系是这样的：甲日主左手的少阳经，己日主右手的少阳经，乙日主左手的太阳经，戊日主右手的太阳经，丙日主左手的阳明经，丁日主右手的阳明经，十天干按五行归类，丙、丁都属火，所以丙日丁日这是两火合并，因此称为阳明。庚日主右手的少阴经，癸日主左手的少阴经，辛日主右手的太阴经，壬日主左手的太阴经。

【原文】

故足之阳者，阴中之少阳也；足之阴者，阴中之太阴也；手之阳者，阳中之太阳也；手之阴者，阳中之少阴也。腰以上者为阳，腰以下者为阴。

【语译】

足在下，属阴，所以足的阳经，为阴中的少阳，阳气微弱；足的阴经，为阴中的太阴，阴气重盛；手在上，属阳，所以手的阳经，为阳中的太阳，阳气隆盛；手的阴经，为阳中的少阴，阴气微弱。总的说来，腰以上属于阳位，腰以下属于阴位，在阳位的阳经，阳气就隆盛，即使是阴经，阴气也微薄；在阴位的阴经，阴气就重盛，即使是阳经，阳气也微弱。

【原文】

其于五脏也，心为阳中之太阳，肺为阳中之少阴，肝为阴中之少阳，脾为阴中之至阴，肾为阴中之太阴。

【语译】

把这个划分阴阳的方法，结合到五脏来说，心肺居于膈上，就属于阳，心属火，所以为阳中的太阳，肺属金，所以为阳中的少阴。肝、脾、肾居于膈下，就属于阴。肝属木，所以为阴中的少阳，脾属土，所以为阴中的至阴，肾属水，所以为阴中的太阴。

【原文】

黄帝曰：以治之奈何？岐伯曰：正月、二月、三月，人气在左，无刺左足之阳；四月、五月、六月、人气在右，无刺右足之阳；七月、八月、九月，人气在右，无刺右足之阴，十月、十一月、十二月，人气在左，无刺左足之阴。

【语译】

黄帝说：以经脉与十二月的阴阳配属关系，结合到治疗上是怎样的呢？岐伯说：正月、二月、三月，分主左足的少阳、太阳、阳明经，说明此时人的阳气偏重在左，所以不宜针刺左足的三阳经；四月、五月、六月，分主右足的阳明、太阳、少阳经，说明此时人的阳气偏重在右，所以不宜针刺右足的三阳经：七月、八月、九月，分主右足的少阴、太阴、厥阴经，说明此时人的阴气偏重在右，所以不宜针刺右足的三阴经；十月、十一月、十二月，分主左足的厥阴、太阴、少阴经，说明此时人的阴气偏重在左，所以不宜针刺左足的三阴经。

【原文】

黄帝曰：五行以东方甲乙木王春，春者，苍色，主肝，肝者足厥阴也，今乃以甲为左手为少阳，不合于数，何也？岐伯曰：此天地之阴阳也，非四时五行之以次行也。且夫阴阳者，有名而无形，故数之可十，离之可百，散之可千，推之可万，此之谓也。

【语译】

黄帝说：人从五行归类来说，方位上的东方，天干中的甲、乙，同属于木，木气旺于春季，在颜色上为苍色，在内脏应于肝，而肝的经脉是足厥阴。现在以甲来配属左手的少阳，与五行配天干的规律不符，这是什么道理？岐伯说：这是根据天地阴阳消长变化的规律，来配合干支，以说明手足经脉的阴阳属性的，不是按四时之序的五行属性配合干支来分阴阳，所以不是一回事。而且，阴阳是抽象的概念，有名无形，用它可以概括一切事物的对立的属性来说明某一事物，所以它的运用是广泛而没有范围的，可以说明一两个事物，也可以扩大到十、百、千、万乃至无数的事物。

病传第四十二

【题解】

本篇阐述了邪气由外入内逐步侵袭到脏腑的过程，揭示了在五脏之病皆死于所不胜之时这一规律，并指出了不同传变方式对疾病预后的影响，以及各种治疗方法的正确运用等问题。由于主要是说明病邪在脏腑间的传乘规律，所以篇名为“病传”。

【原文】

黄帝曰：余受九针于夫子，而私览于诸方，或有导引行气，乔摩、灸、熨、刺、焫[①]、饮药，之一者可独守耶？将尽行之乎？岐伯曰：诸方者，众人之方也，非一人之所尽行也。

黄帝曰：此乃所谓守一勿失，万物毕者[②]也。今余已闻阴阳之要，虚实之理，倾移之过，可治之属，愿闻病之变化，淫传绝败而不可治者，可得闻乎？岐伯曰：要乎哉问！道，昭乎其如日醒，窘乎其如夜瞑，能被而服之[③]。神与俱成，毕将服之，神自得之，生神之理，可著于竹帛，不可传于子孙。

黄帝曰：何谓日醒？岐伯曰：明于阴阳，如惑之解，如醉醒。黄帝曰：何谓夜瞑？岐伯曰：瘖乎其无声，漠乎其无形，折毛发理，正气横倾，淫邪泮衍，血脉传溜，大气入藏，腹痛下淫，可以致死，不可以致生。

黄帝曰：大气入藏奈何？岐伯曰：病先发于心，一日而之肺，三日而之肝，五日而之脾，三日不已，死，冬夜半，夏日中。

病先发于肺，三日而之肝，一日而之脾，五日而之胃，十日不已，死，冬日入，夏日出[④]。

病先发于肝，三日而之脾，五日而之胃，三日而之肾，三日不已，死，冬日入，夏蚤食[⑤]。

病先发于脾，一日而之胃，二日而之肾，三日而之膂膀胱，十日不已，死，冬人定，夏晏食[⑥]。

病先发于胃，五日而之肾，三日而之膂膀胱，五日而上之心，二日不已，死，冬夜半，夏日昳[⑦]。

病先发于肾，三日而之膂膀胱，三日而上之心，三日而之小肠，三日不已，死冬大晨[⑧]，夏晏蔬[⑨]。

病先发于膀胱，五日而之肾，一日而之小肠，一日而之心，二日不已，死，冬鸡鸣，夏下蔬[⑩]。

诸病以次相传，如是者，皆有死期，不可刺也；间一藏及二三四藏者，乃可刺也。

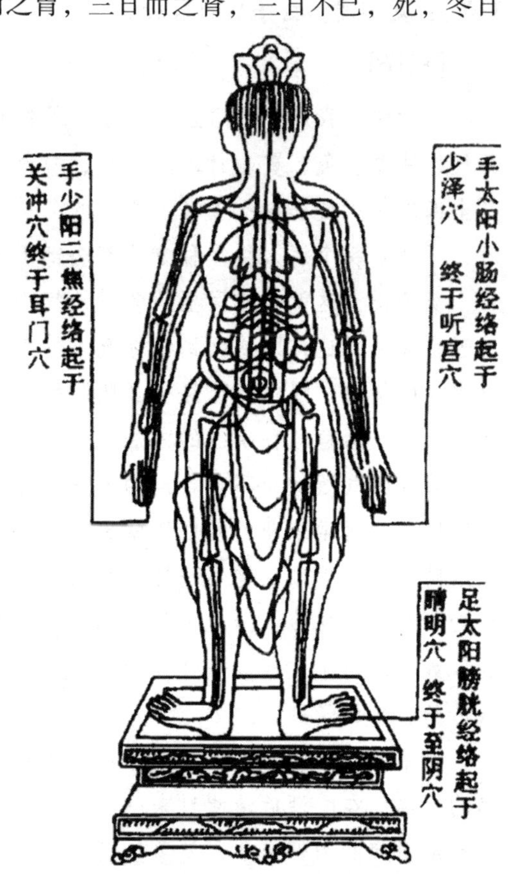

日本宫内厅藏《伏人图》的摹本

【注释】

①焫（ruì 瑞）：烧灼的意思，指火针以及用艾烧针尾一类的方法。

②守一勿失，万物毕者：马元台："诸方虽行于众病，而医工当知乎守一。守一者，合诸方而尽明之，各守其一而勿失也。庶乎万物之病，可以毕治而无误矣。"

③被而服之：接受而信服。被，有被动之意，这里指接受；服，信服。

④冬日入，夏日出：冬日入指傍晚，属金的申酉两个时候（相当于15—19点）；夏日出，指黎明，属木的寅卯两个时候（相当于3—7点）。

⑤蚤食："蚤"与"早"通，蚤食指早晨卯时（5点左右）吃早饭的时候。

⑥冬人定，夏晏食：人定，指人安定入睡的时候，冬季大都在戌时（相当于19—21点）入睡；晏食，即晚饭时。夏季一般在戌时进晚餐。

⑦日昳（dié 碟）：午后未时（13—15点）。

⑧冬大晨：大晨指黎明，冬之大晨在寅末（4点左右）。

⑨夏晏晡：晏晡，指黄昏，夏之晏晡在戌时。

⑩冬鸡鸣，夏下晡：鸡鸣在夜半（子时，24点左右）之后，约当丑时（1—3点）；夏下晡，指午后的未时。

【语译】

黄帝说：我从先生这里学习了九针的知识，又自学了一些方书，其中有导引行气、按摩、灸、熨、针刺、火针、服药等方法，治病时是单独采用一种呢，还是全部用呢？岐伯说：方书上所载的各种疗法，是为众多的人治疗不同疾病而设的，不是对一个病人将每种方法都全部用上的。

黄帝说：这就是指医生从各种治疗中总结出治疗的原则，必须坚持下去，不要轻易丢失，这样即使遇到错综复杂的病情，也能选择最为适当的方法，使之得以完满的解决。现在我已经听了阴阳的要点，虚实的道理，因失于调护而造成的疾病，以及治愈各种疾病的方法等知识，我希望了解疾病变化的情况，以及病邪传变导致脏气败绝而不易救治的道理，你能告诉我吗？岐伯说：这个问题至关重要啊！这些医学道理，明白了就象白天头脑清醒一样，如不明白就象在黑夜中闭上眼睛，什么都难以觉察一样，如果能够接受而信服这个道理，在实际应用时由于心领神会，在诊、治上都能有所成就，若完全服从它的指导，更可得心应手，其效如神，对于这些能获神效的理论，可著在竹帛上以传后世，不应据为私有而只传给自己的子孙。

黄帝说：什么叫日醒？岐伯说：明白了阴阳的道理，就象迷惑的难题得到明确的解答，在醉酒后清醒过来一样。黄帝说：什么叫夜瞑？岐伯说：病邪入侵人体后所引起的内部变化，就象音哑发不出声音一样安静，象在广漠望不见物体一样无形，常在不知不觉中出现毛发毁折，腠理开泄，从而使正气大伤，邪气弥漫，并经过血脉传到内脏，就会引起腹痛，下焦气血逆乱，这都可以使人致死，而不可以使人生命再延长下去。

黄帝说：邪气入脏是怎样传变的呢？黄帝说：疾病开始发于心脏，过一天就传到肺，再过三天传到肝，再过五天传到脾，如果再经过三天不愈，就会死亡，冬天死于半夜，夏天死于中午。

疾病开始发于肺脏，过三天就传到肝，再过一天传到脾，再过五天就传到胃，若再经过十天不愈，就会死亡，冬天死于日入，夏天死于日出。

疾病开始发于肝，过三天传到脾，再过五天传到胃，再过三天传到肾，如果再经过三天不愈，就会死亡，冬天死于日入，夏天死于吃早饭时。

疾病开始发于脾，过一天传到胃，再过两天传到肾，两过三天传到脊背和膀胱，如再经过十天不愈，就会死亡。冬天死于刚入睡时，夏天死于吃晚饭时。

疾病开始发于胃，过五天传到肾，再过三天传到脊背和膀胱，再过五天上传到心，如再经过两天不愈，就会死亡，冬天死于半夜，夏天死于中午以后。

疾病开始发于肾，过三天就传到脊背和膀胱，再过三天上传到心，再过三天传到小肠，如再经过三天不愈，就会死亡，冬天死于黎明，夏天死于黄昏。

疾病开始发于膀胱，过五天传到肾，再过一天传到小肠，再过一天传到心，再经过两天不愈，就会死亡，冬天死于鸡鸣，夏天死于午后。

上述各脏发生疾病，都是以五行相克次序相传的，这样死亡之期可以预测，所以不可用针刺了；如果病的传次是间隔一脏或间隔二、三、四脏相传的，就可以用针刺治疗。

淫邪发梦第四十三

【题解】

本篇讨论了发梦与脏腑十二盛和十五不足的关系。淫邪，系指亢盛的邪气。因文中主要论述了淫邪扰乱脏腑而形成梦的机理和表现，故以“淫邪发梦”名篇。

【原文】

黄帝曰：愿闻淫邪泮[①]衍奈何？岐伯曰：正邪[②]从外袭内，而未有定舍，反淫于脏，不得定处，与营卫俱行，而与魂魄飞扬，使人卧不得安而喜梦。气淫于府，则有余于外，不足于内；气淫于脏，则有余于内，不足于外。

【注释】

①泮（pàn 判）衍：浸淫、扩散之意。

②正邪：指能够刺激和干扰身心正常活动的各种因素，如情志活动，饥饱，

劳逸等。《类经》十八卷第八十五注："凡阴阳劳逸之感于外，声色嗜欲之动于内，但有干于身心者，皆谓正邪。"

【语译】

黄帝说：我想知道关于邪气在体内浸淫扩散引起的反应，它们到底是怎样的？岐伯说：正邪从外侵袭体内，有时没有固定的侵犯部位，却流溢于内脏，而且与营卫之气一起流行，没有一定处所，伴随魂魄一起飞扬，从而使人睡卧不宁而多梦。若邪气侵扰于腑，在外的阳气就有余，在里的阴气就不足；若邪气侵扰于脏，在里的阴气就有余，在外的阳气就不足。

【原文】

黄帝曰：有余不足，有形乎？岐伯曰：阴气盛，则梦涉大水而恐惧；阳气盛，则梦大火而燔焫[①]；阴阳俱盛，则梦相杀。上盛则梦飞，下盛则梦堕；甚饥则梦取，甚饱则梦予；肝气盛，则梦怒；肺气盛，则梦恐惧、哭泣、飞扬；心气盛，则梦善笑、恐畏；脾气盛，则梦歌乐，身体重不举；肾气盛，则梦腰脊两解不属。凡此十二盛者，至而泻之，立已。

【注释】

①燔焫（ruì 瑞）：烧灼之意。

【语译】

黄帝说：有余不足，有什么表现吗？岐伯说：阴气盛，就会梦见渡涉大水而感到恐惧；阳气盛，就会梦见大火而感到灼热；阴阳都盛，就会梦见互相杀伐；上部邪盛，会梦见向上飞腾；下部邪盛，会梦见向下坠堕；过度饥饿的时候，会梦见向人索取东西；过饱的时候，会梦见给予别人东西；肝气盛，会有忿怒的梦；肺气盛，会有恐惧、哭泣的梦；心气盛，会梦见喜笑、恐惧和畏怯；脾气盛，则梦见歌唱、娱乐，或身体沉重难举；肾气盛，会梦见腰脊分离而不相连接。上面所谈的这十二种气盛的病，可分别根据梦境察出其病邪所在，针刺时在相应部位使用泻法，就可痊愈。

【原文】

厥气客于心，则梦见丘山烟火；客于肺，则梦飞扬，见金铁之奇物；客于肝，则梦见山林树木；客于脾，则梦见丘陵大泽，坏屋风雨；客于肾，则梦临渊，没居水中；客于膀胱，则梦游行；客于胃，则梦饮食；客于大肠，则梦田野；客于小肠，则梦聚邑冲衢[①]；客于胆，则梦斗讼自刳[②]；客于阴器，则梦接内；客于项，则梦斩首；客于胫，则梦行走而不能前，及居深地窌苑[③]中；客于股肱，则梦礼节拜起；客于胞䐈，则梦溲便。凡此十五不足者，至而补之立已也。

【注释】

①聚邑冲衢：聚邑，指聚集着很多人的地方；冲衢，指交通要冲。

②刲（kū 枯）：剖割的意思。

③窌苑（jiào yuàn 窖怨）：窌，同窖，指地窖而言；苑，古代养禽兽、植林木的地方称苑。

④胞脏（zhí 直）：胞，指膀胱之下的尿路而言；脏，即直肠。

【语译】

因正气虚弱而邪气干扰，客于心脏，就会梦见山丘烟火弥漫；客于肺脏，就会梦见飞扬腾越，或看到金属一类的奇怪东西；客于肝脏，就会梦见山林树木；客于脾脏，就会梦见连绵的丘陵和巨大的湖沼，以及风吹雨淋之中的破漏房屋；客于肾脏，就会梦见身临深渊或浸没在水中；客于膀胱，就会梦见到处游荡不定；客于胃中，就会梦见饮食；客于大肠，就会梦见广阔的田野；客于小肠，就会梦见人物聚集的交通要冲；客于胆，就会梦见与人斗殴、打官司，或愤怒中剖割自己；客于生殖器官，就会梦中性交；客于项部，就会梦见杀头；客于足胫，就会梦见想要行走却不能前进，或者梦见被困于地窖、苑囿之中；客于股肱，就会在梦中行跪拜的礼节；客于尿道和直肠，就会梦到小便和大便。以上这十五种因正虚而致邪扰的疾病，可根据梦境察出其因虚致邪的脏腑或部位，针刺时，在相应的地方施以补法，就可痊愈。

顺气一日分为四时第四十四

【题解】

顺气，系指治疗疾病要顺应一日中的阴阳变化。一日分为四时，即把一日的阴阳变化按照春、夏、秋、冬四季的阴阳变化来分析。因本篇主要论述了怎样把一日按照四季划分，并且顺应一日的阴阳变化来诊断治疗疾病，故称为“顺气一日分为四时”。

【原文】

黄帝曰：夫百病之所始生者，必起于燥湿寒暑风雨，阴阳喜怒，饮食居处，气合而有形，得脏而有名[①]，余知其然也。夫百病者，多以旦慧[②]、昼安、夕加、夜甚，何也？岐伯曰：四时之气使然。

【注释】

①气而合有形，得脏而有名：气合，指邪气犯人；有形，指有脉证变化的形

迹；得脏，指邪气入脏；有名，指各种疾病都有一定的名称。

②慧：病轻而病人感觉神气清爽。

【语译】

黄帝说：各种疾病的发生，都由于燥湿寒暑风雨等外邪的侵犯，以及喜怒不节等情志刺激，饮食起居失常，生活没有规律所致，邪气侵犯内脏之后就会有各种病态出现，并且都有一定的病名。这些情况我已经知道，而疾病发生后，病人大多在早晨感觉病情轻减，神气爽快，白昼较安静，傍晚病势渐渐增重，夜间病势最甚，这是什么道理呢？岐伯说：这是由于四时的不同变化使人的阳气发生相应的盛衰而造成的。

【原文】

黄帝曰：愿闻四时之气。岐伯曰：春生、夏长、秋收、冬藏，是气之常气，人亦应之。以一日分为四时，朝则为春，日中为夏，日入为秋，夜半为冬。朝则人气始生，病气衰，故旦慧；日中人气长，长则胜邪，故安；夕则人气始衰，邪气始生，故加；夜半人气入脏，邪气独居于身，故甚也。

【语译】

黄帝说：想听你讲一下关于四时之气的问题。岐伯说：春天阳气生发，夏天阳气隆盛，秋天阳气收敛，冬天阳气闭藏，这是一年中自然界四时阳气变化的一般规律，人体的阳气变化也与此相应。以一昼夜来分四时，早晨就象春天，中午就象夏天，傍晚就象秋天，夜半时就象冬天。人的阳气变化与此相适应，早晨阳气生发，机能逐渐活跃，邪气衰退，所以病人在早晨感到清爽；中午，人的阳气逐渐隆盛，正能压邪，所以病情安静；傍晚，人的阳气开始收敛，机能渐渐衰退，邪气就相应地开始增强，所以病情加重；到了夜半，人的阳气闭藏于内脏，邪气却乘机大振，处于优势，所以疾病就显得深重。

【原文】

黄帝曰：其时有反者[①]何也？岐伯曰：是不应四时之气，藏独主其病者，是必以脏气之所不胜时者甚[②]，以其所胜时者起[③]也。黄帝曰：治之奈何？岐伯曰：顺天之时[④]，而病可与期。顺者为工，逆者为粗。

【注释】

①其时有反者：指疾病的轻重变化与前文提到的旦慧、昼安、夕加、夜甚的规律不同。

②以脏气之所不胜时者甚："脏气之所不胜时"，指受病的内脏被时日所克，

因为内脏分别具有一定的五行属性，时日也分别具有五行的属性，遇到时日的五行属性克制内脏的五行属性时，病情就要加重，例如肝病逢庚辛日或申酉时辰（金克木）就要加重。五脏分配五行：肝属木，心属火，脾属土，肺属金、肾属水。代表日的天干配五行：甲乙属木，丙丁属火，戊已属土，庚辛属金，壬癸属水。代表时的地支配五行：寅卯属木，巳午属火，辰戌丑未属土、申酉属金，亥子属水。

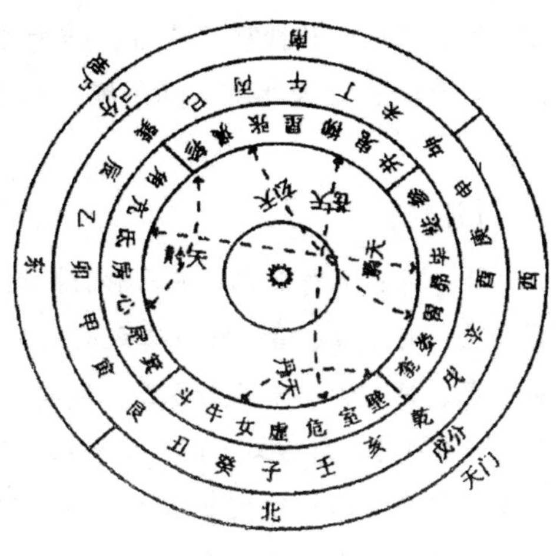

五运经天图

③以其所胜时者起：受病内脏克制所逢时日，疾病则趋向轻减，如肝病逢戊己日和辰戌丑未的时辰（木克土）则轻。

④顺天之时：治疗时能够根据日、时的五行配属与受病内脏的五行配属关系，施以补泻，以避免时日克脏。如脾病，则于属木的甲乙日或寅卯时，采补土泻木的方法，肺病则于属火的丙丁日或巳午时，采取补金泻火的方法等，即为顺天之时。

【语译】

黄帝说：疾病在一天中的轻重变化，也有和你说的旦慧、昼安、夕加、夜甚不同的情况，是怎么回事？岐伯说：这是疾病变化不和四时相应的缘故，这种情况出现在某一内脏单独对疾病发生决定性影响的时候。而这样的疾病，它的变化也和时间有一定的关系，当受病内脏的五行属性被时日的五行所克的时候，病就会加重，而受病内脏的五行属性克制时口的五行属性时，疾病就轻减。黄帝说：治疗时怎么办？岐伯说：治疗时，按照时日与受病内脏的五行关系，在适当时候施以补泻，使病脏不被时日克伐太过，疾病的治愈就大有希望。能这样做，就是高明的医生，不能这样做，就是粗劣的庸医了。

【原文】

黄帝曰：善。余闻刺有五变①，以主五输②，愿闻其数。岐伯曰：人有五脏，五脏有五变，五变有五输，故五五二十五输，以应五时③。黄帝曰：愿闻五变。岐伯曰：肝为牡脏④，其色青，其时春，其日甲乙，其音角，其味酸；心为牡脏，其色赤，其时夏，其日丙丁，其音徵，其味苦；脾为牡脏，其色黄，其时长夏，其日戊己，其音宫其味甘；肺为牝脏，其色白，其时秋，其日庚辛，其音商，其味辛；肾为牝脏，其色黑，其时冬，其日壬癸，其音羽，其味咸，是为五变。

【注释】

①五变：五种变化。本篇前面提到“人有五脏，五脏有五变”，似指每一脏器与色、时、日、音、味五者之间的关系。下文在论及与五输的关系时又仅提到脏、色、时、音、味五个方面，即将“脏”本身作为“五变”之一，而未提及“日”的问题，前后文不同，结合原文提到的五输分主五变的针刺法则，综合起来看，以疾病的表现突出在脏，在色泽，在时（时间时甚），在音，在味（饮食）这几个方面，称为五变为妥。

②五输：指井、荥、俞、经、合五类输穴。

③五时：批春、夏、长夏、秋、冬五季而言。

④牡脏、牝（pìn 聘）脏：雄性称牡，雌性称牝。五脏中肝、心为牡脏，脾肺肾为牝脏。马莳：“肝为阴中之阳，心为阳中之阳，故皆称曰牡脏。脾为阴中之至阴，肺为阳中之阴，肾为阴中之阴，故皆称曰牝脏。”张志聪：“肝属木，心属火，故为牡脏，脾属土，肺属金，肾属水，故为牝脏。”二说俱可参。

【语译】

黄帝说：好。我听说刺法中有根据五变来决定针刺井、荥、俞、经、合五种输穴的情况，请谈一下其中的规律。岐伯说：人有五脏，五脏各有相应的色、时、日、音、味的五种变化，每种变化都有井、荥、俞、经、合五种输穴分别与之相应，五五相乘，所以这样的输穴有二十五个，又分别与五季相应。黄帝说：想听你讲一下五变是什么？岐伯说：肝属木，为阴中之少阳，所以称为牡脏，在色为青，在时为春，在日为甲乙，在音为角，在味为酸；心属火，为阳中之太阳，所以也称牡脏，在色为赤，在时为夏，在日为丙丁，在音为征，在味为苦；脾属土，为阴中之至阴月，所以称为牝脏，在色为黄，在时为长夏，在日为戊己，在音为宫，在味为甘；肺属金，为阳中之少阴，所以称为牝脏，在色为白，在时为秋，在日为庚辛，在音为商，在味为辛；肾属水，为阴中之太阴，所以也称为牝脏，在色为黑，在时为冬，在日为壬癸，在音为羽，在味为咸。这就是五变。

【原文】

黄帝曰：以主五输奈何？岐伯曰：脏主冬，冬刺井；色主春，春刺荥；时主夏，夏刺输；音主长夏，长夏刺经；味主秋，秋刺合。是谓五变以主五输[①]。

【注释】

①五变以主五输：马莳："五变主于五输者，何也？盖五脏主于冬，故凡病在于脏者，必取五脏之井，如肝取大敦，必取少冲之类。色生于春，故凡病在于色者，必取五脏之荥，如肝取行间，必取少府之类。时主于夏，故凡病时间时甚者，必取心脏之输，如肝取太冲，心取神门之类。音主于长夏，故凡病在于音者，必取五脏之经，如肝取中封，心取灵道之类。味主于秋，故凡病在于胃及饮食不节得病者，必取五脏之合，如肝取曲泉，心取少海之类。是之谓五变以主五输，所谓五五二十五输以应五时也。"

【语译】

黄帝说：以五变分主五俞穴，是怎样的呢？岐伯说：五脏主冬，冬季刺井穴；五色主春，春季刺荥穴；五时主夏，夏季刺俞穴；五音主长夏，长夏刺经穴；五味主秋，秋季刺合穴。这就是五变分主五俞的情况。

【原文】

黄帝曰：诸原安合，以致六输？岐伯曰：原独不应五时，以经合之[①]，以应其数，故六六三十六输。

【注释】

①以经合之：以经穴来包括原穴，即以经穴代原穴为用。此以五时分配井、荥、俞、经、合五种腧穴，六腑本有六俞，其中除上述五俞之外，尚有原穴，而"原独不应五时"，所以将原穴合在经穴中，此时经穴和原穴具有相同的属性，以与五变相应。

【语译】

黄帝说：上边谈到的五输分别与五时相应，在井、荥、俞、经、合之外六腑本有原穴，为了达到六输之数，这些原穴怎么来配合呢？岐伯说：六腑的原穴，独与五时不相配合，而把它归在经穴之中来配应五时，这样六腑各有井、荥、俞、原、经、合六穴，六六三十六个输穴，数目就满了，而且都能与五时发生对应的联系。

【原文】

黄帝曰：何谓脏主冬，时主夏，音主长夏，味主秋，色主春？愿闻其数。岐伯曰：病在脏者，取之井；病变于色者，取之荥；病时间时甚者，取之输；病变于音者，取之经；经满而血者，病在胃及以饮食不节得病者，取之合，故命曰味主合，是谓五变也。

【语译】

黄帝问：什么叫做脏主冬，时主夏，音主长夏，味主秋，色主春？我想知道其中的道理。岐伯答：病在脏，邪气深，治疗时应刺井穴；疾病变化显现于面色，治疗时应刺荥穴；病情时轻时重的，治疗时应刺俞穴；疾病影响到声音发生变化的，应刺经穴；经脉盛满而有瘀血现象的，病在足阳明胃，与那些因饮食不节引起的消化、营养方面的病一样，治疗时都应刺合穴。由阳明胃腑及饮食不节所致的病都与五味营养的消化吸收有关，所以说味主合。这就是五变所表现的不同特征以及五输相应的针刺法则。

外揣[①]第四十五

【题解】

揣，揣摩或推测。本篇主要是探讨用针之道和疾病诊断治疗的理论。人体是一个内外相应的统一整体，故能从外表五音五色等的变化中，推测出内在五脏的病变，即“司外揣内”，故名为“外揣”。

【原文】

黄帝曰：余闻九针九篇，余亲受其调[②]，颇得其意。夫九针者，始于一而络于九[③]，然未得其要道也。夫九针者，小之则无内，大之则无外，深不可为下，高不可为盖，恍惚无穷，流溢无极，余知其合于天道人事四时之变也，然余愿杂之毫毛，浑束为一，可乎？

岐伯曰：明乎哉问也！非独针道焉，夫治国亦然。黄帝曰：余愿闻针道，非国事也。岐伯曰：夫治国者，夫惟道焉。非道，何可小大浅深杂合为一乎？

黄帝曰：愿卒闻之。岐伯曰：日与月焉，水与镜焉，鼓与响焉。夫日月之明，不失其影；水镜之察，不失其形；鼓响之应，不后其声。动摇则应和，尽得其情。

黄帝曰：窘乎哉！昭昭之明不可蔽，其不可蔽，不失阴阳也。合而察之，切而验之，见而得之，若清水明镜之不失其形也。五音不彰，五色不明，五藏波荡，若是则内外相袭，若鼓之应桴，响之应声，影之似形。故远者司外揣内，近者司内揣外，是谓阴阳之极，天地之盖，请藏之灵兰之室，弗敢使泄也。

【注释】

①外揣：揣，《说文》：量也。即推测度量的意思。外揣，就是从身体外部所表现的症状和体征，以测知内脏的变化。

②亲受其调（diào 吊）：指亲身接受它的智慧和才略结晶的理论。调，才略，智慧。

③始于一而终于九：指九针的理论和各种针具的名称，在叙述时要有条有理，从一到九依次论述。

【语译】

黄帝说：我读过关于九针的九篇文章，并亲自验证了它的规律，也大致领会了其中的道理。九针从第一针开始，到第九针终止，都隐藏了许多深刻的道理，我还没能真正掌握它的要领。九针的道理，精微弘大，高深玄妙，应用无穷。我知道它符合天道、人事以及四时的变化，想把这复杂如牛毛的论述归纳成一个纲要，不知是否可以？岐伯说：你问得真高明呀！不但针刺的道理如此，就是治理国家，也应如此。

黄帝说：我想听的是针刺的道理，不是谈论国事。岐伯说：治理国家，应该有个总的纲领，如果没有总的纲领，怎么能将大、小、深、浅各种复杂的事物统一在一起呢？

黄帝说：希望您详尽地讲一下。岐伯说：这可用日和月、水和镜、鼓和响来作比喻。日月照耀物体，必定会有物体的影子出现；水和镜可以清楚地反映物体的形态；击鼓时会发出响声，声音和击鼓的动作几乎是同时发生的。凡形影、声响是相应和的，懂得了这些，也就能完全理解针刺的道理了。

黄帝说：这是个使我发窘的问题。日月的光明不可遮蔽，它之所以不可遮蔽，是因为不失阴阳的道理。临床上要把各种情况结合起来观察，并通过切脉来验证，以望诊来获知外部的病象，就像清水、明镜不失真一样。若人的五音不响亮，五色不鲜明，就说明五脏的功能有了异常变动，这就是内外相互影响的道理，就如同以桴击鼓，响声随之而发生，也像影子与形体相随而又相似一样。所以通过观察病人体表的变化，就可测知内脏的变化；检查出内脏的变化，也可以推测显现于外表的证候。这就是阴阳理论的重点。天地之大，无不包括在阴阳的范围之内。请让我把它诊藏在灵兰之室，不要让它流失。

五变第四十六

【题解】

五变，原指五种变化。因文中是以五种不同质的树木遇到五种气候异常变化时的表现为例，说明人体质不同而发生不同疾病的道理，故称为“五变”。

【原文】

黄帝问于少俞曰：余闻百疾之始期也，必生于风雨寒暑，循毫毛而入腠理，或复还①，或留止，或为风肿汗出，或为消瘅，或为寒热，或为留痹，或为积聚。奇邪淫溢，不可胜数，愿闻其故。夫同时得病，或病此，或病彼，意者天之为人生风乎，何其异也？少俞曰：夫天之生风者，非以私百姓也，其行公平正直，犯者得之，避者得无殆，非求人而人自犯之。

【注释】

①复还：孙鼎宜：“复还，谓传变。”

【语译】

黄帝向少俞问道：我听说各种疾病在开始发生的时候，都由于风雨寒暑这些外邪，沿着毛窍侵入人体，到达腠理，有的发生传变，有的就留在一定的部位，邪气滞留以后，可以发展成为各种疾病，或形成风肿汗出，或发为消瘅，或为寒热往来，或为留痹，或为积聚，各不相同。到处乱窜、不能意测其行动规律的邪气，蔓延滋扰，盛于体内，就造成无以数计的各色各样的病证。我想了解一下这究竟是什么缘故。还有这样的情况，同时得病，有的生这种病，有的生那种病，我想，难道是自然有意为人安排了各种不同性质的风邪吗？不然怎么会有这么大差别呢？少俞说：自然界有风的产生，不是为这个那个人设置的，风的活动是客观存在，对哪个人都没有什么偏倚，侵犯到了谁，谁就得病；谁能够及时予防，躲避了风邪的袭击，谁就会不受危害，并不是它一定要侵犯哪个人，而是人自己未加予防而感触了它的缘故。

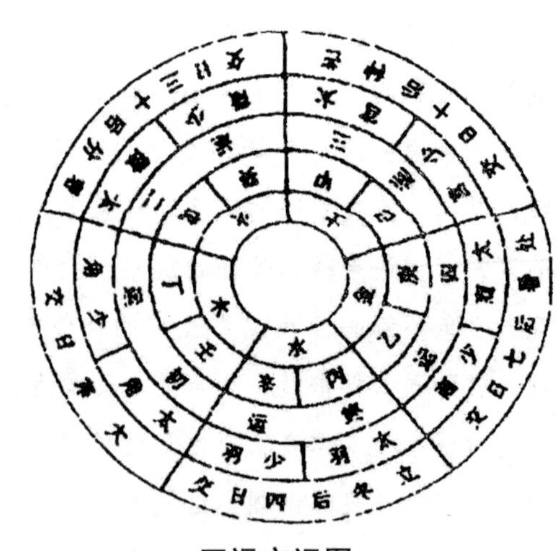

五运主运图

【原文】

黄帝曰：一时遇风，同时得病，其病各异，愿闻其故。少俞曰：善乎哉问！请论以比匠人。匠人磨斧①斤，砺刀削[2]，斩[3]材木，木之阴阳[4]，尚有坚脆，坚者不入，脆者皮弛[5]，至其交节，而缺斤斧焉。夫一木之中，坚脆不同，坚者则刚，脆者易伤，况其材木之不同，皮之厚薄，汁之多少，而各异耶。夫木之蚤[6]花先生叶者，遇春霜烈风，则花落而叶萎；久曝大旱，则脆木薄皮者，枝条汁少而叶萎，久阴淫雨，则薄皮多汁者，皮溃而漉；卒风暴起，则刚脆之木，枝折杌[7]伤；秋霜疾风，则刚脆之木，根摇而叶落。凡此五者，各有所伤，况于人乎！

【注释】

①斤：就是刀。

②削：刀之别名。《书》顾命疏："刀，一名削"。

③斩（zhuó 浊）：砍伐、砍削。

④木之阴阳：树木向日面为阳，背日面为阴。

⑤皮弛：皮，作"离"解，不是树木之皮。《广雅》释诂王念孙疏证："《释言》云：'皮，剥也'，《韩策》云：'因自皮面、抉眼，自屠出肠'，是离之义也。"皮弛，即松散，裂开，形容木质不坚。

⑥蚤：同早。

⑦杌（wù 勿）：树木光秃秃的，没有枝叶。慧琳《音义》卷三引《韵英》："树无枝曰杌"。

【语译】

黄帝说：同时触冒风邪，而又同时得病，所生的病却不同，这是什么缘故？我很想知道。少俞说：问得好啊！请让我以工人砍伐树木为例，来说明这个问题吧。工匠磨快了刀斧，去砍削木材，木材本身的阳面阴面，就有坚硬和脆薄的差别，坚硬的不易砍削，脆薄的松散易裂，砍削不费力气。砍到树木枝杈交节的地方，就更加坚硬，连刀斧的刃都可能崩损而出现缺口，同一个树木，它的各部分就有坚硬、脆薄的区别，坚硬的地方和脆薄的地方结实程度会大不相同，更何况不同的树木材料，其外皮的厚薄，内含水分的多少，也都不相同。树木中开花长叶较早的，遇到早春的大风和寒霜，就会花落叶萎；木质脆而外皮薄的，遇到烈日的长期曝晒或太旱，就会枝条垂落，水分蒸发过多而干枯，树叶萎黄；如果长期阴雨连绵，那些皮薄而含水量多的树木，就会树皮溃烂，水湿漉漉；如果狂风骤起，就会使刚脆的树木折断枝干，树叶掉光；遇到秋季的严霜、大风，刚脆的树木，就会树根动摇，树叶零落。这五种情况说明，不同的树木，受外界气候的影响，损伤还有这么大的区别，更何况不同的人呢！

【原文】

黄帝曰：以人应木，奈何？少俞答曰：木之所伤也，皆伤其枝，枝之刚脆而坚，未成伤也[①]。人之有常病也，亦因其骨节皮肤腠理之不坚固者，邪之所舍也，故常为病也。

【注释】

①未成伤也：即未必受到伤害。成，在此作“必”解，见《国语》吴语韦注。

【语译】

黄帝说：以人和上面说的树木的情况相比，究竟是怎样的呢？少俞回答说：树木的损伤，主要表现为损折树枝，而如果树枝坚硬刚强，就未必会损折。人也是这样，有的人经常生病，这也是因为他的骨节、皮肤、腠理等部分不够坚固，因而外邪会侵入和留在那里，而经常发病。

【原文】

黄帝曰：人之善病风厥漉汗者，何以候之？少俞答曰：䐃肉不坚，腠理疏，则善病风。黄帝曰：何以候肉之不坚也？少俞答曰：肉不坚，而无分理者，肉不坚，肤粗而皮不缀者，腠理疏，此言其浑然[①]者。

【注释】

①浑然：大致的情况。浑，大的意思。《文选》幽通赋注：“浑，大也”。

【语译】

黄帝说：人有时常患风邪内侵逆于体表而汗出不止的，怎样从外表察看出来？少俞回答说：肌肉不坚固，腠理疏松，就容易患风病。黄帝问道：怎样测知肌肉不知坚固呢？少俞答道：看肌肉结集突起的部位就可以知道，如果这些地方薄弱，而又看不清皮肤的纹理，就表明全身的肌肉不坚固。皮肤粗疏而不缀密，腠理也就疏松。这些说的是观察肌肉坚固与否的大致情况。

【原文】

人之善病消瘅[①]者，何以候之？少俞答曰：五脏皆柔弱者，善病消瘅。黄帝曰：何以知五脏之柔弱也？少俞答曰：夫柔弱者，必有刚强，刚强多怒，柔者易伤也。黄帝曰：何以候柔弱之与刚强？少俞答曰：此人薄皮肤，而目坚固以深者，长衡直扬[②]，其心刚，刚则多怒，怒则气上逆，胸中畜积，血气逆留，臗皮充肌[③]，血脉不行，转而为热，热则消肌肤，故为消瘅。此言其人暴刚而肌肉弱者也。

【注释】

①消瘅：即消渴病。消，指津液消耗而瘦，瘅，指内热，消瘅即指热盛于

内，津液消灼而成的多饮多食及消瘦的病症。

②长衡直扬：衡，指眉上的部位言，《文选》魏都赋刘注："眉上曰衡"。扬，原指眉上下的部位，见《诗》君子偕老孔疏。这里指眉言。长衡直扬，指眉上长而且直，形容横眉瞪目的样子。

③髋皮充肌：髋，同宽。骯皮充肌是指皮肤肌肉充胀。

【语译】

黄帝说：人有常患消瘅病的，怎样察知呢？少俞回答说：五脏都柔弱的人就容易患消瘅病。黄帝说：怎样知道五脏是柔弱的呢？少俞回答：五脏柔弱的人，必有刚强的性气，由于性情刚暴，就会因情志变动而更伤五脏。黄帝说：怎样从外表看出五脏柔弱与性气刚强呢？少俞回答说：这类人皮肤薄弱，两目转动不灵活，眼睛深陷在眶窝中，两眉上长而直，带着怒色。这样的人性情刚强、多怒，发怒就会使气上逆，血随气上，积留胸中，使皮肤肌肉充胀，血脉通行不利，郁积而成热，热能消灼津液而使肌肤瘦薄，所以成为消瘅病，以上所谈到的，是性情刚暴而肌肉脆弱的人的情况。

【原文】

黄帝曰：人之善病寒热者，何以候之？少俞答曰：小骨弱肉者，善病寒热。黄帝曰：何以候骨之小大，肉之坚脆，色之不一也？少俞答曰：颧骨者，骨之本也。颧大则骨大，颧小则骨小。皮肤薄而其肉无䐃，其臂懦懦然，其地色殆然，不与其天同色[①]，污然独异，此其候也。然臂薄者，其髓不满，故善病寒热也。

【注释】

①地色殆然，不与其天同色：地，指地阁，即下巴。天，指天庭，即前额部位。殆然，色夭不泽而无神气。

【语译】

黄帝说：人有常患发冷发热这类病的，怎样测候？少俞回答说：骨胳小、肌肉弱的人，易患发冷发热的病。黄帝说：怎样测候骨胳的大小，肌肉的强弱和气色的不一致呢？少俞答说：颧骨是人身骨胳的基本标志，颧骨大的，全身骨胳就大，颧骨小的，全身骨胳都小。皮肤薄而肌肉瘦弱，没有显著突出的肉块，两臂懦然没有力气，地阁部位的色泽污暗没有光泽，和天庭部位的色泽不一样，这些就是赖以察肌肉强弱、色泽不一的外部表现。而臂部肌肉薄弱无力的，骨髓多不盛满，这说明他的阴精不足，所以易患发冷发热的病。

【原文】

黄帝曰：何以候人之善病痹者？少俞答曰：粗理而肉不坚者，善病痹。黄帝曰：痹之高下有处乎？少俞答曰：欲知其高下者，各视其部。

【语译】

黄帝说：人有易患痹证的，怎样测候呢？少俞回答说：皮肤纹理粗疏，而肌肉又不坚实的人，就容易患痹证。黄帝说：痹病部位的上下，有固定地方吗？少俞答说：想知道痹证发病部位的上下，要察看各部位的情况，虚的部位就容易患病。

【原文】

黄帝曰：人之善病肠中积聚者，何以候之？少俞答曰：皮肤薄而不泽，肉不坚而淖泽[①]。如此，则肠胃恶，恶则邪气留止，积聚乃作，脾胃之间，寒温不次，邪气稍至，稸[②]积留止，大聚乃起。

【注释】

①淖泽：微有湿润。《素问》经络论王冰注："淖泽，谓微湿润也"。

②稸：同畜，蓄积的意思。慧琳《音义》引《苍颉篇》云："稸，聚也，积也。"

【语译】

人有易患肠中积聚病的，怎样测候呢？少俞回答说：皮肤薄而不润泽，肌肉虽微觉滑润却不坚实，说明他的肠胃不好，以致产生的营养津液不足，肠胃机能差，就容易使邪气留滞在内，形成积聚。当着饮食寒温失了正常的秩序，邪气在脾胃间稍有侵犯，就容易造成蓄积停留，形成较重的积聚病。

【原文】

黄帝曰：余闻病形[①]，已知之矣！愿闻其时[②]。少俞答曰：先立其年，以知其时。时高则起，时下则殆[③]，虽不陷下，当年有冲通，其病必起，是谓因形而生病[④]，五变之纪也。

【注释】

①病形：即显示某种疾病存在的形态特征，如前文所言，"小骨弱肉者，善病寒热"，而表现小骨（如颧骨小）、弱肉（其肉无䐃）的各种外部形态变化，就是病形。

②时：指正在生病的时间及其与疾病的关系。

③时高则起，时下则殆：疾病的发生发展与外界气候因素有密切关系，而根据运气学说，气候的变化又决定于各年的不同时序，大致说来，不同的年分，有不同的全年气候总特征，这个年度的总特征称为大运，每年分成五个季节，各有固定的气候特征，称为主运，按纪年的干支，又有每年各不相同的依时序出现的

五种非固定气候，称为客运。此外，一年之内，还分成六个阶段，每个阶段有永远不变的固定的气候因素，称为主气，依纪年干支而又有各阶段的不固定的气候因素，称为客气，因此影响某年的某个时季气候的因素很多，这些因素又都不是孤立存在，而是相互作用的，就对疾病的影响来说。以气与运的关系和主、客气之间的关系状况为最重要。而这些关系是根据五行的生克来表现的。某一时序的气候因素。尤以主气客气相互作用对人体影响更大。若把主气和客气合起来，就能更具体地推测一年气候的逆顺等情况，以测知对人体的影响，每年轮转的客气加在固定不变的主气上，便称为客主加临，若客气胜过主气，就称为顺，以客气为上，主气为下，这种客气加临于主气之上的情况就是上胜下，而上胜下的顺，实际上标志当时气候变化较小，不剧烈，对人体来说，有利于机体的正常活动，发病轻缓，疾病易愈，这种情况就是“时高则起”。反之，若主气胜过客气，则称为逆，也就是下胜上，标志当时的气候变化大而剧烈，使人体发病重、急、病不易愈，这就是“时下则殆”的意思。

④因形而生病：形，指人本身的五行属性。古人根据人的气质，将人分成五种类型，分别以五行加以概括，如木形之人，土形之人等，不同类型的人，在不同的时间里，由于五行生克、反侮关系而导致生病，即谓之“因形而生病”。如：因反侮关系，而金形之人病于丁壬年（属木）及木形之人病于甲己年（属土）等。

【语译】

黄帝说：我了解了疾病的外部表现，已经知道怎样从外部测候疾病变化的常识。还想知道时序因素对疾病影响的情况。少俞回答说：先要确定代表某一年的干支，从干支来推算每年的客气加临于主气时的顺逆情况，一般地说，客气胜过主气，为上胜下，属顺，这时，疾病易于趋向轻缓和全愈，反之，主气胜过客气，为下胜上，属逆，这时疾病容易转向危重。有时虽然不属主气胜于客气的下胜上的情况，但由于年运的影响，也会发病，这是因各人不同的身体、气质类型与年运的五行属性的生克、反侮等关系所导致的。这些都是五变的纲领性的认识。

本脏第四十七

【题解】

本，即根本；本脏，以脏腑为根本的意思。因文中论述精、神、血、气、魂、魄都藏于五脏，水谷津液则在六腑中传化。脏腑功能正常，人体才正常，疾病的发生也是以脏腑功能失常为其根本，故称为“本脏”。

【原文】

黄帝问于岐伯曰：人之血气精神者，所以奉生而周于性命者也；经脉者，所以行血气而营阴阳，濡筋骨，利关节者也；卫气者，所以温分肉，充皮肤，肥腠理，司关合者也；志意者，所以御精神，收魂魄，适寒温，和喜怒者也。是故血和则经脉流行，营复阴阳，筋骨劲强，关节清利矣；卫气和则分肉解利，皮肤调柔，腠理致密矣；志意和则精神专直，魂魄不散，悔怒不起，五藏不受邪矣；寒温和则六府化谷，风痹不作，经脉通利，肢节得安矣。此人之常平也。五藏者，所以藏精神血气魂魄者也；六府者，所以化水谷而行津液者也，此人之所以具受于天地也，无愚智贤不肖，无以相倚也。然有其独尽天寿，而无邪僻[①]之病，百年不衰，虽犯风雨卒寒大暑，犹有弗能害也；有其不离屏蔽室内，无怵惕之怒，然犹不免于病，何也？愿闻其故。

岐伯曰：窘乎哉问也！五藏得，所以参天地，副阴阳，而连四时，化五节者也。五藏者，固有小大、高下、、坚脆、端正、偏倾者，六府亦有小大、长短、厚薄、结直、缓急。凡此二十五者[②]，各不同，或善或恶，或吉或凶，请言其方[③]。

心小则安，邪弗能伤，易伤以忧；心大则忧不能伤，易伤于邪。心高则满于肺中，悗而善忘，难开以言；心下则藏外，易伤于寒，易恐以言。心坚则藏安守固；心脆则善病消瘅热中。心端正则和利难伤；心偏倾则操持不一，无守司也。

肺小则少饮，不病喘喝；肺大则多饮，善病胸痹、喉痹、逆气。肺高则上气，肩息咳；肺下则居贲迫肺，善胁下痛。肺坚则不病咳上气；肺脆则苦病消瘅易伤。肺端正则和利难伤；肺偏倾则胸偏痛也。

肝小则藏安，无胁下之病；肝大则逼胃迫咽，迫咽则苦膈中，且胁下痛。肝高则上支贲切胁悗，为息贲；肝下则逼胃，胁下空，胁下空则易受邪。肝坚则藏安难伤；肝脆则善病消瘅，易伤。肝端正则和利难伤；肝偏倾则胁下痛也。

脾小则藏安，难伤于邪也；脾大则苦湊䏚[④]而痛，不能疾行。脾高则䏚引季胁而痛；脾下则下加于大肠，下加于大肠则藏苦受邪。脾坚则藏安难伤；脾脆则善病消瘅易伤。脾端正则和利难伤；脾偏倾则善满善胀也。

肾小则藏安难伤；肾大则善病腰痛，不可以俯仰，易伤以邪。肾高则苦背膂痛，不可以俯仰；肾下则腰尻痛，不可以俯仰，为狐疝。肾坚则不病腰背痛；肾脆则善病消瘅易伤。肾端正则和利难伤；肾偏倾则苦腰尻痛也。凡此二十五变者，人之所苦常病。

黄帝曰：何以知其然也？岐伯曰：赤色小理者，心小；粗理者，心大。无髑骬[⑤]者，心高；髑骬小短举者，心下。髑骬长者，心下坚；髑骬弱小以薄者，心脆。髑骬直下不举者，心端正；髑骬倚一方者，心偏倾也。

白色小理者，肺小；粗理者，肺大。巨肩反膺[⑥]陷喉[⑦]者，肺高；合腋张胁者，肺下。好肩背厚者，肺坚；肩背薄者，肺脆。背膺厚者，肺端正；胁偏疏者，肺偏倾也。

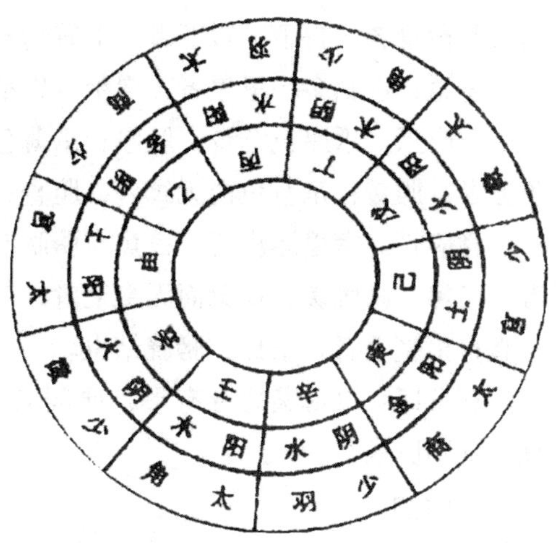

五音建运太少相生图

青色小理者，肝小；粗理者，肝大。广胸反骹[⑧]者，肝高；合胁兔骹[⑧]者，肝下。胸胁好者，肝坚；胁骨弱者，肝脆。膺腹好相得者，肝端正；胁骨偏举者，肝偏倾也。

黄色小理者，脾小；粗理者，脾大。揭唇者，脾高；唇下纵者，脾下。唇坚者，脾坚；唇大而不坚者，脾脆。唇上下好者，脾端正；唇偏举者，脾偏倾也。

黑色小理者，肾小；粗理者，肾大。高耳者，肾高；耳后陷者，肾下。耳坚者，肾坚；耳薄不坚者，肾脆。耳好前居牙车者，肾端正；耳偏高者，肾偏倾也。凡此诸变者，持则安，减则病也。

帝曰：善！然非余之所问也，愿闻人之有不可病者，至尽天寿，虽有深忧大恐，怵惕之志，犹不能感也，甚寒大热，不能伤也；其有不离屏蔽室内，又无怵惕之恐，然不免于病者，何也？愿闻其故。岐伯曰：五藏六府，邪之舍也，请言其故。五藏皆小者，少病，苦燋心，大愁忧；五藏皆大者，缓于事，难使以忧。五藏皆高者，好高举措；五藏皆下者，好出人下。五藏皆坚者，无病；五藏皆脆者，不离于病。五藏皆端正者，和利得人心；五藏皆偏倾者，邪心而善盗，不可以为人平，反复言语也。

黄帝曰：愿闻六府之应。岐伯答曰：肺合大肠，大肠者，皮其应；心合小肠，小肠者，脉其应；肝合胆，胆者，筋其应；脾合胃，胃者，肉其应；肾合三焦、膀胱；三焦、膀胱者，腠理毫毛其应。

黄帝曰：应之奈何？岐伯曰：肺应皮。皮厚者，大肠厚；皮薄者，大肠薄；皮缓，腹里大者，大肠大而长；皮急者，大肠急而短；皮滑者，大肠直；皮肉不相离者，大肠结。

心应脉，皮厚者脉厚，脉厚者小肠厚；皮薄者脉薄，脉薄者小肠薄；皮缓者脉缓，脉缓者小肠大而长；皮薄而脉冲小[⑨]者，小肠小而短；诸阳经脉皆多纡屈者，小肠结。

脾应肉。肉䐃坚大者，胃厚；肉䐃么[⑩]者，胃薄；肉䐃小而么者，胃不坚；

肉䐃不称身者，胃下，胃下者，下管约不利。肉䐃不坚者，胃缓；肉䐃无小里累者，胃急；肉䐃多小里累者，胃结，胃结者，上管约不利也。

肝应爪。爪厚色黄者，胆厚；爪薄色红者，胆薄；爪坚以青者，胆急；爪濡色赤者，胆缓；爪直色白无纹者，胆直；爪恶色黑多纹者，胆结也。

肾应骨。密里厚皮者，三焦、膀胱厚；粗理薄皮者，三焦、膀胱薄；疏腠理者，三焦、膀胱缓；皮急而无毫毛者，三焦、膀胱急；毫光美而粗者，三焦、膀胱直；稀毫毛者，三焦、膀胱结也。

黄帝曰：厚薄美恶皆有形，愿闻其所病。岐伯答曰：视其外应，以知其内藏，则知所病矣。

【注释】

①邪僻：指不正之气，包括内因和外因等致病因素。

②二十五者：指五脏各有大小、坚脆、高下、端正，偏倾等不同情况，五乘五，计二十五种情况。

③方：有“别”义。见《国语·楚词》注。

④胗（miǎo 秒）：胁下空软处。

⑤髑（hé 合）骬（yú 于）：鸠尾骨。又名剑突。

⑥反膺：指胸部突出而向外。

⑦陷喉：指因胸部突出而喉的位置必表现后缩或内陷。

⑧反骹（qiāo 敲）、兔骰：骹，骨也。肋骨隆起为反骹；肋骨隐伏叫兔骹。

⑨冲小：即虚小。杨上善：“冲，虚也，脉虚小也。”

⑩么：细小。

【语译】

黄帝问岐伯说：人的气血精神，是用来奉养生命以维持正常生理机能的物质，经脉是气血运行的通道，能使气血运行于机体内外，濡润筋骨，滑利关节；卫气能温煦肌肉，充养皮肤，滋润腠理，主导汗孔的开合；人的意志，能够统驭精神，收摄魂魄，适应气候寒温的变化，调节情绪。血脉通调和顺，则气血畅行，流行周身，营养肌体，从而强劲筋骨，滑利关节；卫气的功能正常，则使肌肉滑润，皮肤柔和润泽，腠理致密；志意专注，则精神集中，思维敏捷，魂魄安定，不产生懊悔愤怒的情绪变化，五脏就不会遭受邪气的侵扰。如寒热调和，六腑就能运化五谷，使风病、痹病等无从产生，经脉通利，肢体关节灵活。以上就是人体正常的生理状态。五脏贮藏精神气血魂魄，六腑传化水谷而输送津液。这些功能，都是先天所赋，与人的愚笨、聪明、贤能、浅薄无关。但有的人能享尽天年，不受邪气侵扰，老而不衰，即使是风雨、骤寒暴暑，也不能伤害他；有的人虽然足不出户，也没有受到忧伤、惊恐的刺激，但仍免不了生病，这是为什么？请讲解一下好吗？

岐伯回答说：这个问题很难解答！五脏的生理功能，是与自然界相适应的，符合阴阳变化的规律，并与四时的变化相联系，与五个季节的五行相适应，五脏本身就有大小、高低、坚脆、端正及偏斜的不同，六腑也有大小、长短、厚薄、曲直、缓急的差异。这二十五种情况各不相同，分别显示着善恶吉凶，请允许我详加说明。

心脏小，则神气敛藏安定，邪气不易侵害人，但人易伤于忧愁；心脏大，则人不易伤于忧愁，而易被邪气所伤。心位偏高，则向上压迫肺使肺气壅滞，令人烦闷不舒而健忘，固执己见；心位偏低，则心神之脏气外散，令人易受寒邪，易被言语恐吓。心脏坚实的，则脏气安定，守卫固密；心脏脆弱，则人容易患消瘅病及热中。心脏端正，则神气血脉和利，邪气难以侵害人；心脏偏斜不正，则操守不坚，使人无主见。

肺脏小，则饮邪很少停留，不会使人喘息；肺脏大，则多有饮邪停滞，易使人患胸痹、喉痹及气逆的病。肺位偏高，则气机上逆，使人抬肩喘咳；肺位偏低，则居处接近横膈，以致胃脘上迫于肺，使人易患胁下疼痛的病。肺脏坚实，则人不易患咳逆上气；肺脏脆弱的，则易患消瘅。肺脏端正的，则肺气调和宣通，使人不易被邪气所伤。肺脏偏斜的，则使人胸中偏痛。

肝脏小，则脏气安宁，令人不患胁下痛；肝脏大，则压迫胃脘，上迫咽部而令人患膈中症，且胁下疼痛。肝位偏高，则向上支撑膈部，并紧贴着胁部使其满闷，成为息贲病；肝位偏低，则逼迫胃脘，令胁下空人，大肠通顺；皮肤与肌肉不相附的人，大肠多结涩不畅。

心与脉相应。皮肤厚的人，脉就厚，脉厚的人小肠就厚；皮肤薄的人，脉就薄，脉薄的人小肠就薄；皮肤松驰的人，脉就驰缓，脉驰缓的人小肠就大而长；皮肤薄而脉虚小的人，小肠就小而短；三阳经脉的部位多见弯弯曲曲的血脉的人，小肠就结涩不畅。

脾与肉相应，肉䐃坚实壮大的人，胃体就厚；肉䐃细薄的人，胃体就薄。肉䐃细小薄弱的人，胃体就不坚实；肉䐃瘦薄与身体不相称的人，胃就下垂，胃下垂，则胃下口约束不利。肉䐃不坚实的人则胃驰缓；肉䐃无小颗粒累累的人，胃体紧敛。肉䐃有小颗粒累累的，胃气结涩，胃气郁结，则胃上口约束不利。

胆与爪相应。爪甲厚实色黄的人，胆厚；爪甲薄弱色红的人，胆薄。爪甲坚硬色青的人，胆紧敛；爪甲濡软而色赤的人，胆驰缓。爪甲正常色白无纹理的人，胆气舒畅；爪甲异常色黑多纹理的人，胆气郁结不畅。

肾与骨相应。皮肤纹理致密厚实的人，三焦与膀胱都厚实；皮肤纹理粗疏薄弱的人，三焦与膀胱都薄弱。皮肤纹理疏松的人，三焦与膀胱驰缓；皮肤紧张而无毫毛的人，三焦与膀胱都紧敛，毫毛美泽而粗的人，三焦与膀胱之气疏畅；毫毛稀疏的人，三焦与膀胱之气都郁结不畅。

黄帝说：脏腑的厚薄、好坏都有一定的迹象，而它们所发生的病变是怎样的呢？岐伯回答说：脏腑与体表组织是内外相应的，观察外在的体表组织，就可知道脏腑的情况，从而可以了解到内脏所发生的病变。

谈，就可以了解到所发生的病变了。

卷之八

禁服第四十八

【题解】

禁，禁诫；服，服从。因文中主要阐述针灸治疗疾病的高深原理，以及在具体运用中遵循和禁忌的内容，故称为“禁服”。

【原文】

雷公问于黄帝曰：细子[①]得受业，通于九针六十篇，但暮勤服之，近者编绝[②]，久者简垢[③]，然尚讽诵弗置，未尽解于意矣。《外揣》言浑束为一，未知所谓也。夫大则无外，小则无内，大小无极，高下无度，束之奈何？士之才力，或有厚薄，智虑褊浅[④]，不能博大深奥，自强于学若细子，细子恐其散于后世，绝于子孙，敢问约之奈何？黄帝曰：善乎哉问也！此先师之所禁，坐[⑤]私传之也，割臂歃血之盟[⑥]也，子若欲得之，何不斋乎！雷公再拜而起曰：请闻命于是也。乃斋宿[⑦]三日而请曰：敢问今日正阳[⑧]，细子愿以受盟。黄帝乃与俱入斋室，割臂歃血。黄帝亲祝曰：今日正阳，歃血传方，有敢背此言者，必受其殃。雷公再拜曰：细子受之。黄帝乃左握其手，右授之书，曰：慎之慎之，吾为子言之。

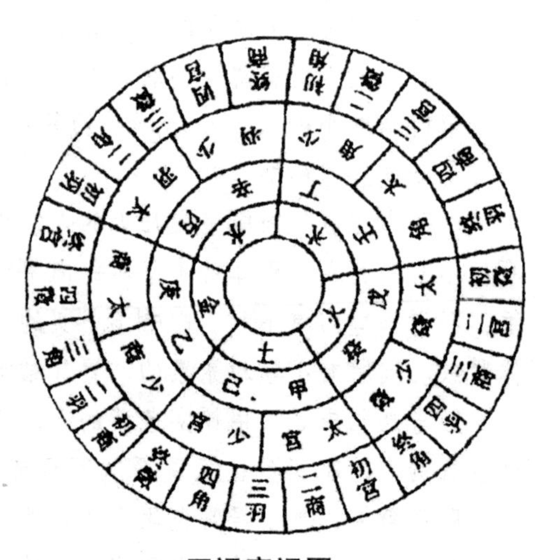

五运客运图

【注释】

①细子：俗称小子，自谦之辞。

②编绝：古时无纸，文字都书于竹简上，而用皮条将其连贯起来，称为编，编绝，是指连贯竹简用的皮条断了。

③简垢：简即竹简；垢，尘污。简垢，是指竹简上有污垢。

④褊浅：褊，狭也；浅，肤浅。褊浅，狭隘肤浅的意思。

⑤坐：《一切经音义》二引《苍颉》："坐，罪（zuì 罪）也。"盖谓慎于传授，否则当以为罪也。

⑥割臂歃（sà 飒）血之盟：割臂就是在臂膊上刀割出血；歃血，是盟者以血涂口旁。割臂歃血之盟是古代最郑重的一种盟誓的仪式，以示决不背信弃约。

⑦斋宿：即沐浴更衣，素食独宿，止其嗜欲，使心志专一，以示至诚。

⑧正阳：即正午的时间。

【语译】

雷公向黄帝问道：我自从接受了您所传授的九针六十篇以后，从早到晚勤奋地加以学习，尽管编绝简垢，仍不断地阅读背诵，虽然如此，还是不能完全了解其中的精义。《外揣》里说的"浑束为一"，我还未解其意。既然说九针的道理，大到不可再大，细到不能再细，它的大与小已经到了极点；它的至高无上，至深无下，也到了无法度量的境地，这样的博大精深，怎样将其归纳总结起来呢？况且人们的聪明才智，有厚有薄，有的智慧过人，思虑周密，也有的浅见薄识，不能领会它的高深的道理，又不能象我一样的刻苦努力学习，我恐怕这样长期下去，这一精深的学术就会流散，就会失传，子孙也就难于逐代的继承下来。因此我想向您请教怎样把它概括起来？黄帝说：你问的很好。这正是先师再三告诫，禁止轻易地传授给人的重要内容，必须经过割臂歃血的盟誓，才可以传授的。你要想得到它，何不至诚地斋戒呢！雷公很有礼貌地说：我愿遵照你说的去做。于是雷公很虔诚地斋宿三天，然后再来请求说：在今天正午的时候，我愿受盟传方。黄帝和他一同进入斋室，举行割臂歃血的仪式，黄帝亲自祝告说：今天在正午的时候，通过歃血的仪式传授医学要道，如果谁违背了今天的誓言，必定遭受灾殃。雷公说：我愿接受盟戒。黄帝就用左手握住雷公的手，右手将书授给雷公，并且说：一定要慎而又慎啊！我现在给你讲一下其中的道理。

【原文】

凡刺之理，经脉为始，营其所行，知其度量，内次五脏，外别六腑，审察卫气，为百病母，调其虚实，虚实乃止，泻其血络，血尽不殆矣。雷公曰：此皆细子之所以通，未知其所约也。黄帝曰：夫约方①者，犹约囊②也，囊满而弗约，则输泄，方成弗约，则神与弗俱③。雷公曰：愿为下材者，勿满而约之。黄帝曰：未满而知约之，以为工，不可以为天下师。

【注释】

①约方：将医道中的许多诊断和治疗方法，提纲挈领，归纳起来，叫做约方。

②约囊：是将布袋口扎起来的意思。

③神与弗俱：即无神或不能传神的意思。

【语译】

凡是要掌握针刺治病的道理，首先要熟悉经脉，掌握它循行的规律，知道它的长短和每经气血多少的差异，内知五脏的次序，外别六腑的功能，同时要审察卫气的变化，以作为研究百病发生原因的根据，进而用适当的方法，调治疾病的虚实，若治疗得宜，则由于虚实而出现的病变，都会停止发展。病在血络的，用刺络法，泻其血络，使邪血尽去，病情就会好转。雷公说：这些道理我是知道的，但还不能归纳起来掌握其要领。黄帝说：约方就象将一个袋子的口扎住一样，袋子满了，如果不扎住袋口，则所装的东西就会漏掉。学到的许多诊断和治疗方法，如果不能提纲挈领加以总结归纳，则杂而不精，不能出神入化，运用自如。雷公说：愿作下等人材的人，不求学识渊博，不等学的完满，就想归纳精简，其结果会怎样呢？黄帝说：这样的人只能做个一般的医生，而不能成为一个高明医生，更不能成为一天下的师表。

【原文】

雷公曰：愿闻为工。黄帝曰：寸口主中，人迎主外，两者相应，俱往俱来，若引绳大小齐等[①]，春夏人迎微大，秋冬寸口微大，如是者名曰平人[②]。

【注释】

①若引绳大小齐等：形容人迎、寸口脉搏的跳动相等。《太素》卷十四人迎脉口诊注："二人共引一绳，彼牵而去，其绳并去；此引而来，其绳并来。寸口人迎，因呼吸牵脉往来，其动是同，故曰齐等也。"

②平人：指无病之人。

【语译】

雷公说：我愿听一听做一般医生所应知道的理论。

黄帝说：寸口脉主候在内的五脏的变化，颈部的人迎脉，主候在外的六腑的变化，寸口、人迎二脉表里相应，往来不息，其搏动力量从理论上说应该大小相等，但春夏阳气盛，人迎脉略大一些，秋冬阴气盛，寸口脉略大一些，这就是无病之人的表现。

【原文】

人迎大一倍于寸口，病在足少阳，一倍而躁，在手少阳。人迎二倍，病在足太阳，二倍而躁，病在手太阳。人迎三倍，病在足阳明，三倍而躁，病在手阳明。盛则为热，虚则为寒，紧则为痛痹，代则乍甚乍间。盛则泻之，虚则补之，紧痛则取之分肉，代则取之血络且饮药，陷下则灸之，不盛不虚，以经取之，名曰经刺。人迎四倍者，且大且数，名曰溢阳，溢阳为外格，死不治。必审按其本末，察其寒热，以验其脏腑之病。

【语译】

人迎比寸口的脉象大一倍，是病在足少阳经，大一倍而躁疾的，病在手少阳经，人迎脉大于寸口的两倍，病在足太阳经，大二倍而躁疾的，是病在手太阳经。人迎脉大于寸口三倍，病在足阳明经，大三倍而躁疾，则病在手阳明经。人迎脉盛大，阳气内盛则为热，脉虚小，阳气内虚则为寒。脉紧的为痛痹，出现代脉的，则有忽痛忽止，时轻时重的病症。治疗时，脉盛的用泻法，脉虚的用补法，脉紧而疼痛的，则针刺分肉之间的穴位，脉代的取血络放血，并配合服药。脉陷下不起的，有寒滞，用灸法治疗。不盛不虚，正经自病的，则取治于有病的本经，这叫做经刺。人迎脉比寸口大四倍，大而且数，阳脉甚盛，名曰溢阳，溢阳是阴气格阳于外的现象，阴阳将要离决，属不治的死症。必须详细研究其疾病的全过程，辨清属寒属热，以判明脏腑的病变，并据以进行治疗。

【原文】

寸口大于人迎一倍，病在足厥阴，一倍而躁，在手心主。寸口二倍，病在足少阴，二倍而躁，在手少阴。寸口三倍，病在足太阴，三倍而躁，在手太阴。盛则胀满，寒中食不化，虚则热中，出糜[①]，少气，溺色变，紧则痛痹，代则乍痛乍止。盛则泻之，虚则补之，紧则先刺而后灸之，代则取血络而后调之，陷下则徒[②]灸之，陷下者，脉血结于中，中有著血[③]，血寒，故宜灸之，不盛不虚，以经取之。寸口四倍者，名曰内关，内关者，且大且数，死不治。必审察其本末之寒温，以验其脏腑之病。

【注释】

①出糜（mǐ 米）：谓粪便如糜粥状。

②徒：仅仅。

③著血：指脉管内有瘀血附着。

【语译】

寸口脉大于人迎一倍，病在足厥阴经，大一倍而加以躁疾，病在手厥阴经。

寸口脉大于人迎二倍，病在足少阴经，大二倍而加以躁疾，则病在手少阴经。寸口脉大于人迎三倍，病在足太阴经，大三倍而加以躁疾，则病在手太阴经。寸口脉主阴，寸口脉现盛大的，是阴气过盛，可出现胀满，寒滞中焦，食不消化等症。寸口脉现虚弱的，是阴虚，阴虚则阳气来乘，出现肠胃中热，排出的大便如糜粥样，少气，溺色也变黄。脉紧的属寒，出现痛痹，脉代的是血脉不调，时痛时止。治疗时，脉盛的用泻法，脉虚的用补法，脉紧的先针刺而后用灸法，脉代的刺血络泄去邪血，而后用药物调治。脉虚陷下不起的，采用灸法治疗。脉虚陷下不起是脉中的血行凝结，并有瘀血附着在脉中，这是因为寒气深入于血，血因寒而滞，故宜用灸法以通阳散寒。不盛不虚本经自病的，可以从本经取穴治疗。寸口脉大于人迎脉四倍，叫做内关，内关是阴气过盛，使阳气不能与阴气相交而外越，内关的脉象是大而且数，因阴阳隔绝，是不易治疗的死症。必须详细审察致病的本末及其寒热的不同，从而判明脏腑的病变，加以治疗。

【原文】

通其营输[①]，乃可传于大数[②]。大数曰：盛则徒泻之，虚则徒补之，紧则灸刺且饮药，陷下则徒灸之，不盛不虚，以经取之。所谓经治者，饮药，亦用灸刺。脉急则引[③]，脉大以弱，则欲安静，用力无劳也。

【注释】

①通其营输：营指营运，输指输注，通其营输指通晓经脉运行和输注的道理。

②大数：指治疗上的大法而言。

③引：导引的意思。

【语译】

必须通晓脉的运行和输注的道理，才能进一步传授针灸治病的大法。大法的原则是：脉盛的用泻法，脉虚的用补法，脉紧的可灸刺服药三者并用。脉虚陷不起的则用灸法，脉不盛不虚本经自病的，就从本经取穴治疗。所谓经治，就是或服药，或灸刺，随其经脉所宜而选用施治方法。脉急的是邪盛，可兼用导引法以去病。脉大而弱的属于阴不足，宜安静以养阴。不要用力太过，烦劳过度。

五色第四十九

【题解】

本篇叙述了五色所见部位、主病和观察方法，是望诊的主要理论依据。五色，系指面部青、赤、黄、白、黑五种色泽，故称为“五色”。

【原文】

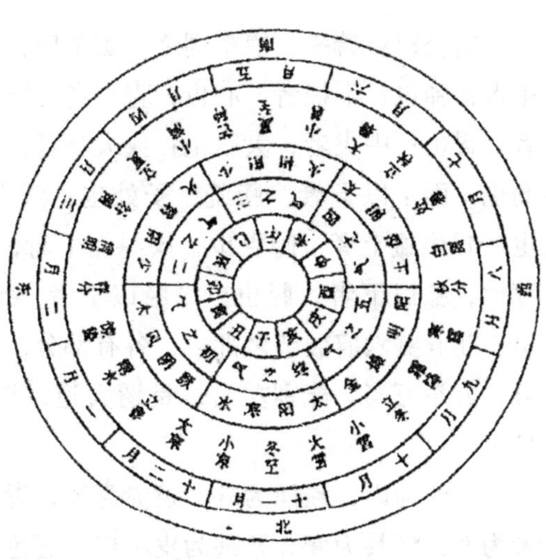

六气主时节气图

雷公问于黄帝曰：五色独决于明堂乎？小子未知其所谓也。黄帝曰：明堂者，鼻也。阙者，眉间也。庭者，颜也。蕃者，颊侧也。蔽者，耳门也。其间欲方大，去之十步，皆见于外，如是者寿必中百岁。

雷公曰：五官之辩奈何？黄帝曰：明堂骨高以起，平以直，五藏次于中央，六府挟其两侧，前面上于厥庭，王宫在于下极。五藏安于胸中，真色以致，病者不见，明堂润泽以清，五官恶得无辨乎？雷公曰：其不辨者，可得闻乎？黄帝曰：五色之见也，各出其色部。部骨陷者，必不免于病矣。其色部乘袭者，虽病甚，不死矣。雷公曰：官五色奈何？黄帝曰：青黑为痛，黄赤为热，白为寒，是谓五官。

雷公曰：病之益甚，与其方衰如何？黄帝曰：外内皆在焉，切其脉口滑小紧以沉者，病益甚，在中；人迎气大紧以浮者，其病益甚，在外。其脉口浮滑者，病日进；人迎沉而滑者，病日损。其脉口滑以沉者，病日进，在内；其人迎脉滑盛以浮者，其病日进，在外。脉之浮沉及人迎与寸口气小大等者，病难已①。病之在藏，沉而大者，易已，小为逆；病在府，浮而大者，其病易已。人迎盛坚②者，伤于寒；气口盛坚②者，伤于食。

雷公曰：以色言病之间甚奈何？黄帝曰：其色粗以明，沉夭者为甚；甚色上行者，病益甚；其色下行如云彻散者，病方已。五色各有藏部，有外部，有内部也。色从外部走内部者，其病从外走内；其色从内走外者，其病从内走外。病生于内者，先治其阴，后治其阳，反者益甚；其病生于阳者，先治其外，后治其内，反者益甚。其脉滑大以代而长者，病从外来，目有所见，志有所恶，此阳气之并也，可变而已。雷公曰：小子闻风者，百病之始也；厥逆者，寒湿之起也。别之奈何？黄帝曰：常侯阙中，薄泽为风，冲浊③为痹，在地为厥。此其常也，各以其色言其病。

雷公曰：人不病卒死，何以知之？黄帝曰：大气④入于藏府者，不病而卒死矣。雷公曰：病小愈而卒死者，何以知之？黄帝曰“赤色出两颧，大如母指者，病虽小愈，必卒死。黑色出于庭，大如母指，必不病而卒死。雷公再拜曰：善哉！其死有期乎？黄帝曰“察色以言其时。

雷公曰：善乎！愿卒闻之。黄帝曰："庭者，首面也；厥上者，咽喉也；厥中者，肺也；下极者，心也；直下者，肝也；肝左者，胆也；下者，脾也。方上者，胃也；中央者，大肠也；挟大肠者，肾也；当肾者，脐也；面王以上者，小肠也；面王以下者，膀胱，子处也；颧者，肩也；颧后者，臂也；臂下者，手也"目内眦上者，膺乳也；挟绳而上者，背也；循牙车以下者，股也；中央者，膝也；膝以下者，胫也；当胫以下者，足也；巨分者，股里也；巨屈者，膝膑也。此五藏六府肢节之部也，各有部分，有部分，用阴和阳，用阳和阴，当明部分，万举万当。能别左右，是谓大道。男女异位，故曰阴阳。审察泽夭，谓之良工。

沉浊为内，浮泽为外。黄赤为风，青黑为痛，白为寒，黄而膏润为浓，赤甚者为血，痛甚为挛，寒甚为皮不仁。五色各见其部，察其浮沉，以知浅深；察其泽夭，以现成败；察其散抟，以知远近；视色上下，以知病处；积神于心，以知往今。故相气不微，不知是非，属意勿去，乃知新故。色明不粗，沉夭为甚，不明不泽，其病不甚。其色散，驹驹然未有聚，其病散而气痛，聚未成也。

肾乘心，心先病，肾为应，色皆如是。男子色左于面王，为小腹痛，下为卵痛，其圜直[⑤]为茎痛，高为本，下为首，狐疝阴[⑥]之属也。女子在于面王，为膀胱、子处之病，散为痛，抟为聚，方员左右，各如其色形。其随而下至胝[⑦]为淫，有润如膏状，为暴食不洁。左为左，右为右，其色有邪，聚散而不端，面色所指者也。色者，青黑赤白黄，皆端满有别乡[⑧]。别乡赤者，其色亦大如榆荚，在面王为不日。其色上锐，首空上向"下锐下向，在左右如法。以五色命藏，青为肝，赤为心，白为肺，黄为脾，黑为肾。肝合筋，心合脉，肺合皮，脾合肉，肾合骨也。

【注释】

①病难已：应作"病易已"。《终始》、《禁服》各篇，所言病者，均以人迎气口不等，致为虚实寒热，诚以阴阳不能和平，故为病态；今则"脉之浮沉及人迎寸口气小大等者"正说明阴阳平和，疾病向好的方向发展，故病易已。

②坚：《太素》卷十四人迎脉口诊，《甲乙》卷四第一上，均作"紧"。

③冲浊：沉浊。

④大气：指极厉害的邪气。

⑤圜（yuán 圆）直：圜，同"圆"。李衾莪："圜直，指人中水沟穴也。人中有边圆而直者。"

⑥㿉（tuí 颓）阴："㿉，同"癞"。㿉阴，就是阴囊偏大的癞疝病。

⑦至胝：胝，系"脤"之形误，服为唇的借字。至脤，即至唇。

⑧别乡：别的部位。张志聪：“别乡者，如小肠之部在面王，而面王者，乃心之别乡也”。

【语译】

雷公问黄帝道：五色只是取决于明堂吗？小子不知道是否这样。黄帝说：明堂就是鼻，阙是两眉之间，庭是额颅，蕃是面颊两侧，蔽是耳门。这些部位要端正宽大，在距离十步远的地方，都能看清它们的外形，象这样的人，一定会长命百岁。

雷公问：五官该怎么分辨呢？黄帝说：鼻子骨骼高而突起，平顺而直。五脏的脉有序地排列在鼻子中央，六腑的脉挟持在鼻子两旁，头在天庭、阙口的上面，心在两眉之间的下极。如果五脏安居胸中，正常的颜色就会在面部出现，而不会出现病色，明堂泽润而清明，五官怎么会不分明呢？黄帝说：五色的出现，都是出现在各自的色部上。如果色部下陷，那就一定是相应的部位发生了病变。如果色部出现子部承袭母部的情况，如心部见黄之类，即使病得厉害也不会死。雷公问：五色的证候是什么？黄帝说：青色、黑色是疼痛的证候，黄色、赤色是热病的证候，白色是寒病的证候，这就叫做五官。

雷公问：病情正加重，与病情正减轻，如何分辨呢？黄帝说：外腑内脏的病情都存在加重与减轻的分别。切摸寸口，脉滑、小、急而沉的，是病情加重，病在五脏，人迎气大、急而浮的，也是病情加重，病在六腑。如果寸口脉浮而滑，是病情日益减轻。人迎脉沉而滑的，也是病情日益减轻；如果寸口脉滑而沉，是病情日益发展，病在五脏；如果人迎脉滑、盛而浮的，也是病情日益发展，病在六腑。各经脉气的浮沉以及人迎与寸脉气的大小相等的，病很难治愈。病在五脏，脉沉而大的，阴阳和，容易治愈，腑腑，脉浮而大的，病容易治痊。人迎脉盛而坚的，是食不节使脏腑受伤。

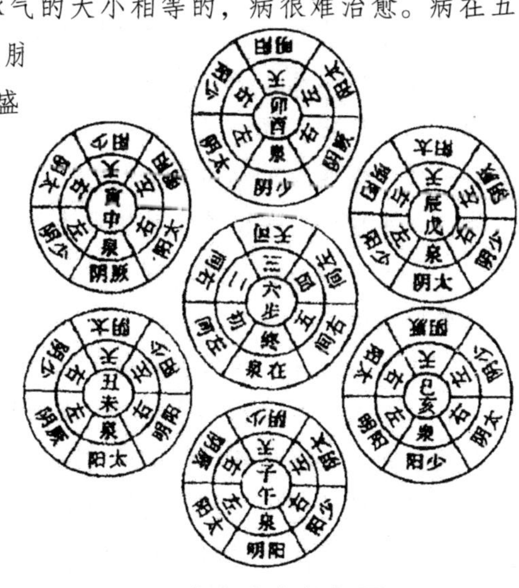

司天在泉左右间气图

雷公问：怎么根据面色判断疾病的轻重呢？黄帝问：病色略微显现而且晦滞的是病重；病色上行的，病更重；病色下行，如行云流散，是病正减轻。五色各有其对应脏腑的部位。鼻两侧是外部。属于六腑；鼻中央是内部，属于五脏。病色从鼻两侧走向中央的，是病邪从六腑走向五脏；病色从鼻中央走向鼻两侧的，是病邪从五脏走向六腑。病发生在五脏的，应先治五脏，后治六腑，如果相反，病就会加重；病发生在六腑的，先治六腑，后治五脏，如果相反，病就会加重。脉滑、大，或者变成长脉的，病从六腑来，两眼如有所见，神志如有所恨，这是阳气太盛的缘故，通过疗，是可以改变的。雷公说：小子听说过，风是百病的根源，厥逆病是寒湿之气引起的，二者怎么区别呢？黄帝说：应当观测两眉之间的阙中，色浮浅而光泽的是风，色浑沉而浑浊的是痹，色在地阁即面的下部是厥，这是一般情况，分别根据面色来说病。

雷公问：人没有生病却突然死去，这怎么解释呢？黄帝说：极毒的病邪侵入脏腑，即使先并没有生病也会突然死去。雷公问“病稍痊愈却又突然死去，这怎么解释呢？黄帝说：两颧骨出现赤色，大如拇指一定会未生病而突然死去。雷公再拜，说：讲得好！这种人的暴死有一定的时间没有？黄帝说：观察面色可以判断暴死的时间。

雷公说：讲得好啊！希望听个究竟。天庭是反应头面疾病的部位，两眉间的上方是反应咽喉的部位，两眉之间是反应肺的部位，两目之间是反应心的部位，由此直下的鼻柱是反应肝的部位，鼻柱左侧是反应胆的部位，鼻准头是反应脾的部位，鼻准头两旁是反应胃的部位，面部中央是反应大肠的部位，挟面中央两旁的颊部是反应肾的部位。脐与肾相对，所以肾所属颊部的下方是反应脐的部位。面王以上是反应小肠的部位，面王以下是反应膀胱和子宫的部位，颧骨是反应肩的部位，颧骨后是反应臂的部位，颧骨后下方是反应手的部位，眼内角上方是反应胸和乳房的部位，近耳边直上处是反应背脊的部位，循牙车以下是反应大腿的部位，面部中央是反应膝的部位，面部中央以下是反应小腿的部位，面部中央最下方是反应足的部位，口角大纹处是反应大腿内侧的部位，颊下曲骨处是反应膝盖的部位。这就是五脏六腑的疾病反应在颜面的部位，各有各的部位。有了明确的部位，治疗时，就应分别泻阴气，使其与阳气调和，补泻阳气，使其与阴气调和。明确了疾病的对应部位，刺一万针一万个正确，能够分别右行的阴气与左行的阳气，这就叫做懂得了九针的最大的道理。男女病色的转移，位置左右互异，男以左为逆、右为从，女人右为逆，左为从，所以叫阴阳。能察明面色的好坏，便是高明的医生。

面色深沉浑浊，是内脏的病，浮浅光泽是外腑的病。黄红是风病，青黑是痛病，白是寒病。黄而油滑是有脓，深红是留血，深红而痛得厉害是筋挛，冷得厉害是皮肤麻木。五色各有其出现的部位，观察颜色的浮沉，就可以知道病邪的深浅；观察病色的明晦，就可以知道疾病的吉凶；观察病色的聚散，就可以知道病程的长短；观察病色的部位的高低，就可以知道疾病的处外；聚精会神，心有所悟，就可以知道疾病的过去和今后。所以观察气色不细致，就不能判断病的是非；集中注意力而不分散，才能知道病的新旧。面色不见其明亮，昏昏沉沉是病重的表现；不明不亮，病情并不严重。病色分散，如小马乱驰不集中，病势也分散而气痛，但邪气未聚积而成为大病。

肾邪侵犯心脏，是心脏先有病，然后肾才做出反应，色也如此，肾的黑色出现在面上属于心的部位，男子病色出现在面王即鼻准上，这是小腹病，向下牵连睾丸痛。如果病色出现在人中沟，是阴茎痛，在人中上半部是阴茎根痛，在人中下部部是茎头痛，这些都是狐疝和阴癞一类的病。女子的病色出现在面王，是膀胱和子宫上的病，色散是气痛，色聚是血凝，凝血或方或圆或中或右，分别和病色的形状相似。病色从面王而下至唇，是白淫，有润滑物如膏状，为暴饮暴食和食物不洁所致。色在左，病在左；色在右，病在右。病色有时是斜的，聚积得不端正，也可以从面色指出的方向找到疾病的部位。所谓色，就是青、黑、赤、白、黄五种颜色，这五色都端正充实地出现在别的部位。如赤色不出现在属心的部位，而出现在面王即鼻准处，而大如榆荚，是女子月经不下，病色上端尖锐，就是头面空虚，邪气上窜；病色下端尖锐，邪气下行，在左在右，也如法辩认。用五色分属五脏，青色属肝，赤色属心，白色属肺，黄色属脾，黑色属肾。而肝与筋合，心与脉合，肺与皮合，脾与肉合，肾与骨合。

论勇第五十

【题解】

本篇讨论人之勇怯在诊断和治疗上的意义。因文中主要论述了勇敢与怯懦的表现、脏腑的相应变化，及其在诊断和治疗上的意义，故称为“论勇”。

【原文】

黄帝问于少俞曰：有人于此，并行并立，其年之长少等也，衣之厚薄均也，卒然遇烈风暴雨，或病或不病，或皆病，或皆不病，其故何也？少俞曰：帝问何急[①]？黄帝曰：愿尽闻之。少俞曰：春温风，夏阳风[②]，秋凉风，冬寒风。凡此四时之风者，其所病各不同形。黄帝曰：四时之风，病人如何？少俞曰：黄色薄皮弱肉者，不胜春之虚风[③]；白色薄皮弱肉者，不腹夏之虚风；青色薄皮弱肉者，不胜秋之虚风；赤色薄皮弱肉者，不胜冬之虚风也。黄帝曰：黑色不病乎？少俞曰：黑色而皮厚肉坚，固不伤于四时之风。其皮薄而肉不坚、色不一者，长夏至而有虚风者，病矣。其皮厚而肌肉坚者，长夏至而有虚风，不病矣。其皮厚而肌肉坚者，必重感于寒，外内皆然，乃病，黄帝曰：善。

【注释】

①急：先的意思。《吕氏春秋》情欲：“邪利之急。”高注：“急犹先。”

②夏阳风：水为阴，火为阳，夏阳风，是指夏季的热风。

③虚风：即虚邪贼风的意思。《类经》四卷第二十一注："虚风者，虚乡不正之邪风也"。也就是指反常的邪风而言。

【语译】

黄帝向少俞问道：假使有人在这里一同行走，一同站立，他们的年龄大小一致，穿的衣服厚薄也相等，突然遭遇狂风暴雨，有的生病，有的不生病，或都生病，或都不病，这是什么缘故？少俞说：你先问哪一个问题呢？黄帝说：我都想听一听它的道理。少俞说：春季当令的是温风，夏季是热风，秋季是凉风，冬季是寒风，四季的风，性质不同，影响到人体发病的情况也不同。黄帝说：四季的风，怎样使人发病呢？少俞说：色黄皮薄而肌肉柔弱的人，是脾气不足，不能抗拒春天的虚邪贼风；色白皮薄肌肉柔弱的人，是肺气不足，经不住夏季的虚邪贼风；色青皮薄肌肉柔弱的人，是肝气不足，不能抗拒秋天的虚邪贼风；色示皮薄肌肉柔弱的人，是心气不足，不能抗拒冬天的虚邪贼风。黄帝说：色黑的人不受病吗？少俞说：色黑而皮肤宽厚，肌肉致密坚固，就不会被四季虚邪贼风所伤。如果其人皮肤薄弱，肉不坚实，又不是始终保持黑色，到了长夏的季节，遇到了虚邪贼风就会生病。如果其人色黑皮肤宽厚，肌肉坚实，虽遇到长夏季节的虚风，因抵抗力强，也不会发病。这样的人必须是外伤于虚风，内伤于饮食生冷，外内俱伤，才会生病。黄帝说：你讲的很好。

【原文】

黄帝曰：夫人之忍痛与不忍痛者，非勇怯之分也。夫勇士之不忍痛者，见难则前，见痛则止；夫怯士之忍痛者，闻难则恐，遇痛不动。夫勇士之忍痛者，见难不恐，遇痛不动。夫怯士之不忍痛者，见难与痛，目转面盻[①]，恐不能言，失气惊悸，颜色变化，乍死乍生[②]。余见其然也，不知其何由，愿闻其故。少俞曰：夫忍痛与不忍痛者，皮肤之薄厚，肌肉之坚脆缓急之分也，非勇怯之谓也。

【注释】

①目转面盻：目转是形容由于惊恐而头眩眼花，视物像旋转一样。面盻是形容面部斜侧向外，惊恐得不敢正视的样子。

②乍死乍生：《一切经音义》十七引《苍颉》："乍，两辞也。"所谓两辞，是疑而未定的意思。乍死乍生，犹疑死疑生。

【语译】

黄帝说：人能够忍受疼痛与否，不能以性格的勇敢和怯懦来分别。勇敢而不能耐受疼痛的人，遇到危难时可以勇往直前，而当遇到疼痛时，则退缩不前；怯懦而能耐受疼痛的人，虽然他听说有危难的事就恐慌不安，但是遇到疼痛，却能忍耐而不动摇。勇敢而又能耐受疼痛的人，见到危难不恐惧，遇到疼痛也能忍耐。怯懦而又不能耐受疼痛的人，见到危难，遇到疼痛，就会吓得头眩眼花，颜面变色，两眼不敢正视，话也不敢说，心惊气乱，死去活来。我看到这些情况，却不知是什么原因，愿意听一下其中的道理是什么。少俞说：忍痛与否，主要决定于皮肤的厚与薄，肌肉的坚实、脆弱及松紧的不同，是不能用性格的勇敢、怯弱来说明的。

【原文】

黄帝曰：愿闻勇怯之所由然。少俞曰：勇士者，目深以固①，长衡直扬，三焦理横，其心端直，其肝大以坚，其胆满以傍②，怒则气盛而胸张，肝举而胆横，眦裂而目扬，毛起而面苍，此勇士之由然者也。黄帝曰：愿闻怯士之所由然。少俞曰：怯士者，目大而不减，阴阳相失③，其焦理纵，䯏骬短而小，肝系缓，其胆不满而纵，肠胃挺④，胁下空⑤，虽方大怒，气不能满其胸，肝肺虽举，气衰复下，故不能久怒，此怯士之所由然者也。

【注释】

①目深以固：目光深邃而坚定的意思。

②傍：同“旁”，有“盛”的意思，《广雅》释训：“旁旁，盛也”。文中“肝大以坚”与“胆满以盛”义正相对。又，《类经》卷四第二十一注：“满以傍者，傍即傍开之谓，过于人之常度也。”

③阴阳相失：是指血气易乱的意思。

④肠胃挺：挺，是纵缓的意思。肠胃挺，就是形容肠胃缓纵不强健。

⑤胁下空：指肝气不充实的意思。

【语译】

黄帝说：我愿意知道，人为什么会有勇敢和怯懦的不同。少俞说：勇敢的人，目光深邃而坚定，眉毛宽大长直，皮肤肌腠的纹理是横的。心脏端正，肝脏坚厚，胆汁盛满，在发怒时，气壮盛而胸廓张大，肝气上举，胆气横溢，眼瞪的很大，目光逼射，毛发竖起，面色铁青，这就是决定勇士性格的基本原因。黄帝说：我还愿意知道怯懦的人性格的产生是什么道理？少俞说：怯懦的人，目虽大而不深固，神气散乱，气血不协调，皮肤肌腠的纹理纵而不横，肌肉松弛，胸骨剑突短而小，肝系松缓，胆汁也不充满，胆囊松弛，肠胃纵缓，胁下空虚而肝气不能充满，虽值大怒，怒气也不能充满胸中，肝肺虽因怒而上举，但坚持不久，气衰即复下落，所以不能长时间发怒，这就是决定怯士性格的原因。

【原文】

黄帝曰：怯士之得酒，怒不避勇士[①]者，何脏使然？少俞曰：酒者，水谷之精，熟谷之液也，其气慓悍，其入于胃中，则胃胀，气上逆，满于胸中，肝浮胆横。当是之时，固[①]比于勇士，气衰则悔。与勇士同类，不知为之[②]，名曰酒悖[②]也。

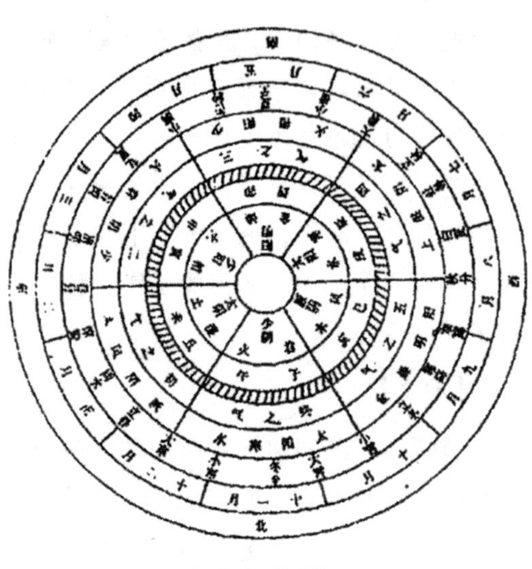

客主加临图

【注释】

①怒不避勇士：避，《一切经音义》九引（苍颉）："避，去也。"引伸有差别之意。"怒不避勇士"，犹云怯士得酒，醉以致怒，则与勇士相去无几。

②酒悖（bèi 倍）：饮酒之后，妄作妄为，悖乎常态，称为酒悖。

【语译】

黄帝说：怯懦的人喝了酒以后，当他发怒的时候也和勇士差不多，这是那一脏的功能使他这样呢？少俞说：酒是水谷的精华，是谷类酿造而成的液汁，其气迅利猛急，当酒液进入胃中以后，促使胃部胀满，气机上逆，而充满于胸中，同时也影响到肝胆，使肝气冲动，胆气横逆。酒醉的时候，他的言谈举止，虽然和勇士差不多，但当酒气一过，则怯态如故，反而懊悔自己不该那样冲动。酒醉以后，言谈举止悖逆冲动，象勇士那样行为不知避忌的表现，称为酒悖。

背腧第五十一

【题解】

背腧，系指五脏所主的背部腧穴。因文中主要记述了五脏所主背部腧穴的位置和取穴方法，故称为"背腧"。

【原文】

黄帝问于岐伯曰：愿闻五脏之腧，出于背者。岐伯曰：胸中大腧在杼骨之端[①]，肺腧在三椎之傍，心腧在五椎之傍，膈腧在七椎之傍，胀腧在九椎之傍，脾腧在十一椎之傍，肾腧在十四椎之傍，皆挟脊相去三寸所，则欲得而验之，按其处，应在中而痛解[②]，乃其腧也。灸之则可，刺之则不可。气盛则泻之，虚则补之。以火补者，毋吹其火，须[③]自灭也。以火泻者，疾吹其火，传其艾，须其火灭也。

【注释】

①胸中大腧在杼骨之端：大腧指大杼穴。在背腧穴之中，大杼的穴位高居于五脏六腑各腧穴之上，所以称为大腧。杼骨之端，是指项后第一椎棘突下两旁，距督脉大椎穴左右各旁开一寸半。

②应在中而痛解：有两种意思：一指用手按压在穴位上，病人感到痠胀痛的即是穴位；一指原有疼痛的用手指按压能使疼痛缓解，病人感觉快然的即是穴位。

③须：等待。《礼记》杂记下："敢不敬须以俟命。"孔疏："须，待也。"

【语译】

黄帝向岐伯问道：我愿意知道五脏的俞穴，都出于背部什么部位？岐伯说：胸中的大腧是在项后第一椎骨下的两旁，肺俞在第三椎下的两旁，心俞在第五椎下的两旁，膈俞在第七椎下的两旁，肝俞在第九椎下的两旁，脾俞在十一椎下的两旁，肾俞在十四椎下的两旁，这些穴位，都在脊骨的两旁，左右穴位相距三寸，距脊中各约一寸五分许。要确定这些穴位，检验的方法是用手按其俞穴部位，病人感到痠麻胀痛，或者原有痰痛不适通过按压而缓解的，便是穴位的所在处。这些俞穴，在治疗上可以灸疗，不可妄用针刺。在施灸时，邪气盛的用泻法，正气虚的用利、法。用艾火来补的时候，艾火燃着后，不要吹其火，让它慢慢燃烧以待自灭。用艾火来泻的时候，艾火燃着后，迅速吹旺，并用手傅拥其艾，使之急燃而迅速熄灭。

卫气第五十二

【题解】

本篇主要论述了十二经所在，人身四个气街的部位、主治病证、调治方法。篇首简要阐述了营气和卫气的生成、运行部位，因十二经及其标本、六腑气街皆与卫气有关，所以篇名为"卫气"。

【原文】

黄帝曰：五藏者，所以藏精神魂魄者也；六府者，所以受水谷而行化物者也。其气内干五藏，而外络肢节。其浮气之不循经者，为卫气；其精气之行于经者，为营气。阴阳相随，外内相贯，如环之无端，亭亭淳淳[①]乎，孰能穷之。然其分别阴阳，皆有标本虚实所离之处。能别阴阳十二经者，知病之所生；候虚实之所在者，能得病之高下；知六府之气街[②]者，能知解结契绍于门户[③]；能知虚石[4]之坚软者，知补写之所在；能知六经标本者，可以无惑于天下。

伯曰：博哉圣帝之论！臣请尽意悉言之。足太阳之本，在跟、上五寸中，标在两络命门。命门者，目也。足少阳之本，在窍阴之间，标在窗笼之前。窗笼者，耳也。足少阴之本，在内踝下上寸中，标在背腧与舌下两脉也。足厥阴之本，在行间上五寸所标在背俞也。足阳明之本，在厉兑，标在人迎颊颃颡也。足太阴之本，在中封前上四寸之中，标在背腧与舌本也。手太阳之本，在外踝之后，标在命门之上一寸也。手少阳之本，在小指次指之间上二寸，标在耳后上角下外眦也。手阳明之本，在肘骨中，上至别阳，标在颜下合钳上[5]也。手太阴之本，在寸口之中，标在腋内动也。手少阴之本，在锐骨之端，标在背腧也。手心主之本，在掌后两筋之间二寸中，标在腋下下三寸也。凡候此者，下虚则厥，下盛则热；上虚则眩，上盛则热痛。故石者绝而止之，虚者引而起之。

请言气街：胸气有街，腹气有街，头气有街，胫气有街。故气在头者，止之于脑；气在胸者，止之膺与背腧；气在腹者，止之背腧，与冲脉于脐左右之动脉者；气在胫者，止之于气街，与承山踝上以下。取此者用毫针，必先按而在久应于手，乃刺而予之。所治者，头痛眩仆，腹痛中满暴胀，及有新积。痛可移者，易已也；积不痛，难已也。

【注释】

①亭亭淳淳：形容营气和卫气在人体内运行，无边无际，无休无止。

②气街：气行往来的经路。

③解结契绍于门户：解结，疏通之意。契，用刀刻。绍，继续，接续。契绍，亦指疏通。门户，气血出入之通路，即气街。意指通过气街疏通气血的运行。

④石：通实。

⑤钳上：指颊耳两旁的部位。

【语译】

黄帝说：五脏的功能，主贮藏精神魂魄，六腑的功能，主受纳和传化水谷。饮食化生的精微之气在内行于五脏，在外行于四肢关节。那些在经脉之外运行的浮散之气，叫卫气；那些在经脉之中运行的精微之气叫营气。卫属阳，营属阴，营卫相伴运行，内外贯通，好似圆环无终点，无边无际，无休无止呀，谁能详尽其中的道理！然而，经脉可区分为阴和阳，都有标本、虚实和离合的地方，所以能够识别十二脉阴阳属性的人，就有知道疾病是如何产生的；能察知经脉虚实所在之处的人，就能得知疾病发病部位在上还是在下，能了解六府经气往来路径的人，就能知道通过"气街"疏通气血的运行，能知道虚证和实证在经脉上表现为坚与软不同的人，就能知道补虚泻实的关键所在；能掌握六经标部和本部的人，对天下病的治疗就没有疑惑了。

岐伯说：您的论述真广博！请让我详细地加以说明。足太阳经脉的本部，在足跟以下五寸处，标部在左右两络的命门穴。命门，此指眼部的睛明穴。足少阳经的本部，在窍阴穴当中；标部在窗笼的前面。窗笼，即耳珠前陷中的听宫穴。足少阴经的本部，在内踝之下一寸，再由此向上三寸之间；标部在背部的肾俞穴及舌下两脉的廉泉穴。足厥阴经的本部，行间穴上五寸的地方；"标部在背部的肝俞穴。足阳明胃经的本部，在厉兑穴；标部在人迎，颊下结喉两旁即是。足太阴经的本部，在中封穴、足内踝前向上四寸的地方，标部在背部的脾俞以及舌根部。手太阳经的本部，在手外踝后面；标部在睛明穴上一寸处。手少阳经的本部，在无名指齐小指尖端之上二寸处；标部在耳后上角与下外眦处。手阳明经的本部，在肘骨当中，上至臂臑穴处；标部在额下，挟耳两旁的地方。手太阴经的本部，在寸口当中；标部在腋内动脉处。手少阴经的本部，在尺骨下端的地方；标部在背部的心俞穴。手厥阴经的本部，在掌后两筋中间离腕二寸的地方；标部在腋下三寸的地方。凡要诊察十二经标本的病变，一般地讲下为本，下虚则阳衰于下，所以会引起四肢逆冷，下盛则阳气盛于下故致发热；上为标，上虚清阳不升而致眩晕，上盛阳气亢盛可见发热头痛。所以实证当泻以终止疾病的发展，虚证当补以使正气振发。

再让我谈谈运用气街治疗疾病的情况：胸、腹、头、胫之气各有所行的道路。所以病气在头部的，可以针刺脑部治疗。病气在胸部的，可以针刺胸部两则肌肉隆起处以及背俞穴。病气在腹部的，可以针刺背俞，以及冲脉在脐左右两旁的动脉处。病气在胫部，可以针刺气街穴与承山穴及足踝上下等处的穴位。凡刺这些穴位当用毫针，针刺前先在该穴位作较长时间的按压，候其气至，再针刺给予补泻。刺各部气街可治疗：头痛、眩晕、昏仆、腹痛、中满、突然胀满，以及积聚初起。疼痛可转移的，容易治疗。积聚有形而无疼痛者，难以治愈。

论痛第五十三

【题解】

主要论述了不同体质的人，对于针刺、艾灸和药物的耐受力也不同，治疗疾病要根据不同的体质，因人制宜。因本篇主要是阐述人体对针刺灸火的耐痛问题，所以名为“论痛”。

【原文】

黄帝问于少俞曰：筋骨之强弱，肌肉之坚脆，皮肤之厚薄，腠理之疏密，各不同，其于针石火焫之痛何如？肠胃之厚薄坚脆亦不等，其于毒药何如？愿尽闻之，少俞曰：人之骨强筋弱肉缓皮肤厚者耐痛，其于针石之痛，火焫亦然。黄帝曰：其耐火焫者，何以知之？少俞答曰：加以黑色而美骨者耐火焫。黄帝曰：其不耐针石之痛者，何以知之？少俞曰：坚肉薄皮者，不耐针石之痛，于火焫亦然。

【语译】

黄帝向少俞问道：人的筋骨有强弱，肌肉有坚脆，皮肤有厚薄，腠理有疏松和致密的不同，人们对于针刺和艾火灸灼引起疼痛的耐受情况怎样呢？人的肠胃的厚薄、坚脆亦不相等，他们对于有强烈刺激作用，能攻毒疗病的药物的耐受情况又怎样呢？愿你详尽地讲给我听。少俞说：人的骨强、筋软弱、肌肉舒缓、皮肤厚实，就能耐受疼痛，无论是针刺、艾火烧灼的疼痛其耐受力都一样。黄帝说：怎样知道有些人能耐受艾火的灼痛呢？少俞答道："骨强筋弱肉缓皮肤厚，而加以皮肤色黑，骨骼发育完善而强劲的人，能耐灸火的灼痛。黄帝问道：怎样知道有些人不能耐受针刺的疼痛呢？

少俞说：肉坚而皮薄的人不能耐受针刺的疼痛，同时也不能耐受灸火痛。

【原文】

黄帝曰：人之病，或同时而伤，或容已，或难已，其故何如？少俞曰：同时而伤，其身多热者易已，多寒者难已。黄帝曰：人之胜毒，何以知之？少俞曰：胃厚色黑大骨及肥者，皆胜毒：故其瘦而薄胃者，皆不胜毒也。

【语译】

黄帝问道：同时患同样的病，有的人容易全愈，有的人不易全愈，是什么道理呢？少俞说：同时患同样的病，如果其身多热，是气盛而抗病能力强，所以容易全愈；若其身多寒，是气衰而抗病能力弱，就不易全愈。黄帝问道：怎样知道人对毒性药物耐受能力的大小呢？少俞说：胃厚、色黑，骨骼粒壮，肥胖的人，气血充盈，对毒性药物有较强的耐受力；体瘦而胃薄的人，气血不足就不能耐受毒性药物的刺激。

天年第五十四

【题解】

天年，系指天赋之年寿。本文主要论述了人体生长衰老过程中各个阶段的生理特点，以及气血盛衰、脏腑强弱同寿命长短的关系。因文中主要围绕寿天问题进行论述，故名为"天年"。

【原文】

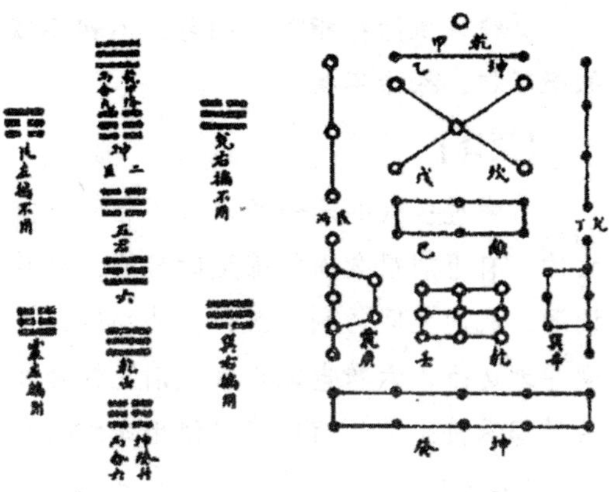

阴卦逆生图，选自元代张理《大易象数钩深图》

黄帝问于岐伯曰：愿闻人之始生，何气筑为基，何立而为楯，何失而死，何得而生？岐伯曰：以母为基，以父为楯[①]，失神者死，得神者生也。黄帝曰：何者为神？岐伯曰：血气已和，荣卫已通，五脏已成，神气舍心[②]，魂魄毕具，乃成为人。

【注释】

①以母为基，以父为楯：基，基础。楯，栏槛，《说文》段注："栏槛者，今之阑干是也，纵曰槛，横曰楯。"引申有捍卫和遮蔽的意思，如慧琳《音义》卷八十九引郑注《周礼》云："楯可以藩蔽者也。""以母为基，以父为楯"是形容人体胚胎的形成，全赖父精母血，阴阳两性结合而成。阴血为基础，阳气为外卫，阴阳互用，从而促成了胚胎的发育生长。

②神气舍心：舍，止或藏的意思。即神气舍藏于心。

【语译】

黄帝向岐伯问道：我愿意知道人在生命开始的时候，是以什么气作为基础，以什么气作为捍卫，失去什么就要死亡，得到什么才能维持生存？岐伯说：以母的阴血为基础，以父的阳精为捍卫，由父精母血结合而产生神气，失神气的就会死亡，有神气的才能维持生命。黄帝问：什么是神呢？岐伯说：神，就是生命活动力的表现。当人体的血气和调，营卫的运行通畅，五脏形成之后，就产生了主持生命活动的神气，神气藏之于心，表现精神意识和器官活动功能的魂魄也都具备了，才能成为一个健全的人体。

【原文】

黄帝曰：人之寿夭各不同，或夭寿，或卒死，或病久，愿闻其道。岐伯曰：五脏坚固，血脉和调，肌肉解利[①]，皮肤致密，营卫之行，不失其常，呼吸微徐[②]，气以度行，六腑化谷，津液布扬，各如其常，故能长久。

【注释】

①肌肉解（xiè 谢）利：解，是气行道路开放的意思。肌肉解利，就是形容肌肉之间，气行滑顺通利。

②呼吸微徐：指气息调匀，不粗不疾。《太素》卷二寿限注："谓吐纳气，微微不粗，徐徐不疾。"

【语译】

黄帝说：人的寿命长短各不相同，有中年夭亡的，有年老长寿的，有猝然死亡的，有患病很久而能绵延时日的，这是什么道理呢？岐伯说：五脏强健，血脉调顺，肌肉之间通利无滞，皮肤固密，营卫的运行正常，呼吸均匀徐缓，气机有规律地运行，六腑也能正常地消化饮食物，使精微、津液能敷布周身，全身生理活动都保持正常，所以能够使生命维持长久而多寿。

【原文】

黄帝曰：人之寿百岁而死，何以致之？岐伯曰：使道隧以长[①]，基墙高以方[②]，通调营卫，三部三里起[③]，骨高肉满，百岁乃得终。

【注释】

①使道隧以长：使道，有二种说法：一是指鼻孔，《太素》卷二寿限注："使道谓是鼻空使气之道。"一指人中沟，马莳："使道者，水沟也。"隧以长，深而且长的意思。从《太素》注。

②基墙高以方：面之地部，即地阁部位为基，蕃蔽为墙。高以方，高厚方正的意思。又，《太素》素二寿限注："鼻之明堂，墙基高大方正，为寿二也。"意指墙基为鼻部。

③三部三里起：三部三里，指面部的上、中、下三停。起，高起而不平隐。马莳："面之三里，即三部也，皆已耸起。"又，张志聪："三部者，形身之上中下，三里者，手阳明之脉，皆起发而平等也。"《太素》卷二寿限于三部三里处断句，"起"字连下"骨"字为句，杨注："起骨，谓是明堂之骨。"另备一义。兹从马注。

【语译】

黄帝说：有些人可活到百岁，怎样才可以知道呢？岐伯说：长寿的人，他的鼻道深邃而长，面部的地阁和蕃蔽部位肌肉高厚而方正，营卫的循行通调无阻，面之上中下三部匀停，耸起而不平陷，肌肉丰满，骨骼高起，这种人能活到百岁而终其天年。

【原文】

黄帝曰：其气之盛衰，以至其死，可得闻乎？岐伯曰：人生十岁，五脏始定，血气已通，其气在下，故好走。二十岁，血气始盛，肌肉方长，故好趋。三十岁，五脏大定，肌肉坚固，血脉盛满，故好步。四十岁，五脏六腑十二经脉，皆大盛以平定，腠理始疏，荣华颓落，发颇斑白，平盛不摇，故好坐。五十岁，肝气始衰，肝叶始薄，胆汁始灭，目始不明。六十岁，心气始衰，苦忧悲，血气懈惰，故好卧。七十岁，脾气虚，皮肤枯，八十岁，肺气衰，魄离，故言善误。九十岁，肾气焦，四脏经脉空虚。百岁，五脏皆虚，神气皆去，形骸独居而终矣。

【语译】

黄帝曰：人生百岁的过程中，血气盛衰的情况，以及从出生到死亡这一过程的情况是怎样的呢？可以讲给我听一听吗？岐伯说：人生长到十岁的时候，五脏始发育到一定的健全程度，血气的运行畅通无阻，而人之生长，先本于肾脏之精气，生气自下而上，所以喜动而好跑步。人到二十岁，血气开始壮盛，肌肉也正在发达，所以行动更为敏捷，走路也快。三十岁的时候，五脏已经发育强健，全身的肌肉坚固，血气充盛．所以步履稳重，爱好从容不迫的行走。到了四十岁的时候，五脏六腑十二经脉，都发育得很健全，已到了不能再继续盛长的程度，从此腠理开始疏松，颜面的荣华逐渐衰落，鬓发开始花白，精气平定盛满不再有突出的发展，而是向衰老方面变化了，精力也已不十分充沛，所以好静不好动，而好坐。人到五十岁，肝气开始衰退，肝叶薄弱，胆汁也减少，目为肝窍，所以两眼开始昏花。人到六十岁的时候，心气开始衰弱，心气不足，经常出现忧愁悲伤的情绪。血气衰弱，运行不利，形体惰懈，所以好卧。七十岁的时候，脾气虚弱，皮肤干枯不泽。八十岁的时候，肺气衰弱，不能藏魄，言语也时常发生错误。

九十岁的时候，肾气也要枯竭了，其他四脏的经脉气血也都空虚了。到了百岁，五脏的经脉俱已空虚，五脏所藏的神气也都消失，只有形骸存在，因而天年终结。

【原文】

黄帝曰：其不能终寿而死者，何如？岐伯曰：其五脏皆不坚，使道不长，空外以张，喘息暴疾，又卑基墙，薄脉少血，其肉不实，数中风寒，血气虚，脉不通，真邪相攻，乱而相引，故中寿而尽也。

【语译】

黄帝说：有的人不能活到应该活到的岁数而死亡，这是为什么呢？岐伯说：不能长寿的人，是他的五脏不坚固，鼻道不深邃，而向外开张着，呼吸急促疾速，或者面部的地阁及蕃蔽部位肌肉塌陷，脉体薄弱，脉中血少而不充盈，肌肉不坚实，腠理松弛，再屡被风寒侵袭，血气更虚，血脉不通利，外邪就易于侵入，与真气相攻，真气败乱，邪气内入，促使他中年而死。

逆顺第五十五

【题解】

逆顺，系指反常与正常，既指气行的逆顺，又含针刺的逆与顺。因文中主要论述了人体出现气血逆乱后，针刺方法运用的逆与顺，故称为“逆顺”。

【原文】

黄帝问于伯高曰：余闻气有逆顺，脉有盛衰，刺有大约①，可得闻乎？伯高曰：气之逆顺者，所以应天地、阴阳、四时、五行也。脉之盛衰者，所以候血气之虚实有余不足。刺之大约者，必明知病之可刺，与其未可刺，与其已不可刺也。

黄帝曰：候之奈何？伯高曰：兵法曰：无迎逢逢之气②，无击堂堂之阵③。刺法曰：无刺熇熇之热④，无刺漉漉之汗⑤，无刺浑浑之脉⑥，无刺病与脉相逆者。

黄帝曰：候其可刺奈何？伯高曰：上工，刺其未生者也；其次，刺其未盛者也；其次，刺其已衰者也。下工，刺其方袭者也，与其形之盛者也，与其病之与脉相逆者也。故曰：方其盛也，勿敢毁伤；刺其已衰，事必大昌。故曰：上工治未病，不治已病，此之谓也！

【注释】

①大约：即大法。

②逢逢（péng 彭）之气：形容军队来势凶猛，气势旺盛的样子。

③堂堂之阵：形容军队阵势盛大整齐的样子。

④熇熇（hè 贺）之热：热盛的意思。

⑤漉漉之汗：形容大汗不止的样子。

⑥浑浑之脉：形容脉象浊乱无绪的样子。

【语译】

黄帝问伯高说：我听说气的运行有逆有顺，血脉有盛有衰，针刺有法则，我可以听听其中的道理吗？伯高说：气

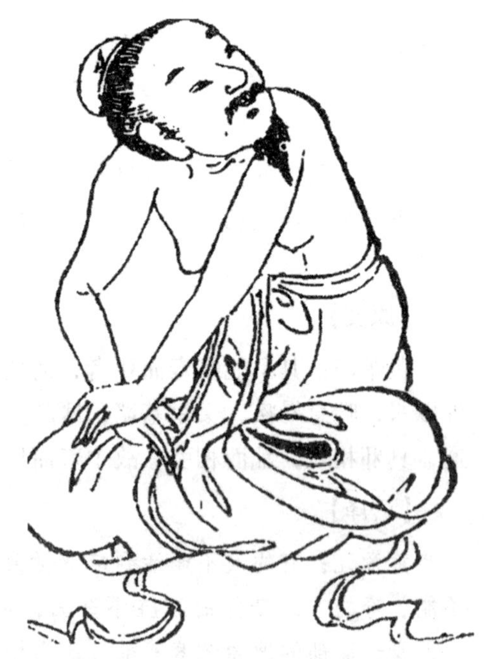

明代高濂《遵生八笺》陈希夷导引坐功图中的雨水正月坐功图

的运行，是与天地、阴阳、四时、五行相适应的，当其时的为顺，非其时的为逆。血脉是与气血的虚实相关的，所以通过诊脉可以察候气血的虚实、余亏。针刺的大法，就是必须明确知道病变是否可以行刺，或病变发展到了不可施行针刺的程度等情况。

黄帝说：怎样察知病变的可刺与不可刺呢？伯高说：《兵法》讲：作战时，要避开对方来势急疾、气焰嚣盛的锐气，不可冒然出击对方严整庞大的阵地。《刺法》讲：热势炽盛时不可刺，大汗淋漓时不可刺，脉象纷乱、模糊不清时不可刺，脉象与病情不相符合的不可刺。

黄帝说：怎样掌握可刺的时机呢？伯高说：高明的医生，在疾病尚未发生之前进行针刺；其次，在病邪轻浅、疾病尚未严重时进行针刺；再次，在邪气已衰、正气来复、疾病转愈时针刺。技术低劣的医生，在邪气正旺时，或在病热正盛时，或在病情与脉象不相符时进行针刺。所以说：在病势正盛时不能针刺，但在邪气已经开始衰退时进行针刺，必定会收到良好的效果。所以说，高明的医生，往往是防患于未然，而不是治疗于发病之后，说的就是这个道理。

五味第五十六

【题解】

本篇提出五味入五脏的规律是“五来各走其所喜”，从而论述了五谷、五畜、五果、五菜的五味属性及五脏病之忌宜。五味，系指酸、苦、甘、辛、咸五种味道，故称为“五味”。

【原文】

黄帝曰：愿闻谷气有五味，其入五脏：分别奈何？伯高曰：胃者，五脏六腑之海也，水谷皆入于胃，五脏六腑皆禀气于胃。五味各走其所喜，谷味酸，先走肝，谷味苦，先走心，谷味甘，先走脾，谷味辛，先走肺，谷味咸，先走肾。谷气津液已行，营卫大通，乃化糟粕，以次传下。

【语译】

黄帝说：五谷有五种性味，当五味进入人体后，是怎样分别归于五脏的呢？伯高说：一切饮食物都要先进入胃中，五脏六腑都要接受胃所化生的精微，以维持其机能活动，所以五脏六腑都受气于胃，而胃就成为五脏六腑营养汇集的地方。饮食物的五味归属五脏，是根据五脏以及五味的特性，各归入其同性的所喜之脏。谷味酸的入胃之后，先入肝，味苦的，先入心，味甜的，先入脾，味辛的，先入肺，味咸的，先入肾。水谷的精微，化为津液营卫，运行全身，以营养脏腑四肢百骸，其糟粕部分，次第下传于大肠膀胱，成为便溺，排出体外。

【原文】

黄帝曰：营卫之行奈何？伯高曰：谷始入于胃，其精微者，先出于胃之两焦，以溉五脏，别出两行，营卫之道。其大气[1]之抟而不行者，积于胸中，命曰气海，出于肺，循喉咽，故呼则出，吸则入。天地之精气[2]，其大数常出三入一[3]，故谷不入，半日则气衰，一日则气少矣。

【注释】

①大气：指宗气而言。《类经》十一卷第二注："大气，宗气也。"

②天地之精气：天之精气，指天阳之气。地之精气，指水谷精微之气。

③出三入一：历代注家解释不同。马莳、张介宾认为是指谷食之气呼出三分，天地之气吸入一分而言。《太素》卷二调食注："气海之中，谷之精气．随呼吸出入也。人之呼也，谷之精气，三分出已，及其吸也，一分还入，即须资食充其肠胃之虚，以接不还之气。任谷庵说："五谷入于胃也，其糟粕津液宗气分为三隧，故其大数常出三入一。盖所入者谷，而所出者乃化糟粕，以次传下，其津液溉五脏而生营卫，其宗气积于胸中，以司呼吸，其所出有三者之隧道，故谷不入半日则气衰，一日则气少矣。"任氏所解，似得其旨。

【语译】

黄帝问：营卫是怎样运行的呢？伯高说：水谷入胃后，所化生的精微部分从胃出至中、上二焦，经肺灌溉五脏。它在输布于全身时，分别为两条途径，其清纯部分化为营气，浊厚部分化为卫气，分别从脉中脉外的两条道路运行于周身。同时所产生的大气，则聚于胸中，称为气海。这种气，自肺部沿咽喉而出，呼则出，吸则入，保证人体正常的呼吸运动。天阳之气和饮食物的精微是维持健康的主要来源，它在体内的消耗情况，大概是这样的，就是从宗气、营卫和糟粕三方面输出，但另一方面又要从天地间吸入空气与摄取饮食物的精微，以补给全身营养的需要。所以半日不吃饭，就会气衰，一天不进食，就会气少了。

【原文】

黄帝曰：谷之五味，可得闻乎？伯高曰：请尽言之。五谷：秔米[1]甘，麻[2]酸，大豆咸，麦苦，黄黍[3]辛。五果：枣甘，李酸，栗咸，杏苦，桃辛。五畜：牛甘，犬酸，猪咸，羊苦，鸡辛。五菜：葵[4]甘，韭酸，藿[5]咸，薤[6]苦，葱辛。五色；黄色宜甘，青色宜酸，黑色宜咸，赤色宜苦，白色宜辛。凡此五者，各有所宜。五宜：所言五宜者，脾病者，宜食杭米饭牛肉枣葵；心病者，宜食麦羊肉杏薤；肾病者，宜食大豆黄卷猪肉栗藿；肝病者，宜食麻犬肉李韭。肺病者，宜食黄黍鸡肉桃葱。

【注释】

①秔（jīng 京）米：秔，俗作粳，就是粳米。

②麻：《类经》十一卷第二注："麻，芝麻也。"

③黄黍：即黍米。《类经》十一卷第二注："黍，糯米也，可以酿酒，北人呼为黄米，又曰黍子。"

④葵：即冬葵。《太素》卷二调食注："冬葵子味甘寒，无毒，黄芩为之使。葵根味甘寒，无毒。叶为百菜主，心伤人。"

⑤藿：即豆叶。《别录》称小豆叶为藿，张介宾称大豆叶为藿。

⑥薤：即薤白。

【语译】

黄帝说：饮食中的五谷性味都是怎样的呢？可以告诉我吗？伯高说：请让我详细地说给你听。在五谷当中，粳米味甘，芝麻味酸，大豆味咸，麦味苦，黄米味辛。在五果之中，枣子的味甘，李子的味酸，栗子的味成，杏子的味苦，桃子的味辛。在五畜之中，牛肉的味甘，狗肉的味酸，猪肉的味咸，羊肉的味苦，鸡肉的味辛。在五菜之中，葵菜的味甘，韭菜的味酸，豆叶的味咸，薤的味苦，葱的味辛。五色与五味的关系，黄色属土属脾，宜食甘味，青色属木属肝，宜食酸味，黑色属水属肾，宜食咸味，赤色属火属心，宜食苦味，白色属金属肺，宜食辛味。这五种色味，各有其相宜的关系。所言五宜，就是在五脏患病时，所应该选用的相适宜的五味。如患脾病者，宜食粳米饭、牛肉、枣子、葵菜，甘入脾，故宜用此甘味；心病者，宜食麦、羊肉、杏子、薤，苦入心，故宜用此苦味；肾病者，宜食大豆芽、猪肉、栗子、藿，咸入肾，故宜用此咸味；肝病者，宜食芝麻、犬肉、李、韭，酸入肝，故宜用此酸味；肺病者，宜食黄米、鸡肉、桃、葱，辛入肺，故宜用此辛味食物。

【原文】

五禁：肝病禁辛，心病禁咸，脾病禁酸，肾病禁甘，肺病禁苦。肝色青，宜食甘，秔饭牛肉枣葵皆甘。心色赤，宜食酸，犬肉麻李韭皆酸。脾色黄，宜食咸，大豆豕肉栗藿皆咸。肺色白，宜食苦，麦羊肉杏薤皆苦。肾色黑，宜食辛，黄黍鸡肉桃葱皆辛。

【语译】

五脏之病对五味各有禁忌，肝病应禁忌辛味，心病应禁忌咸味，脾病应禁忌酸味，肾病应禁忌甘味，肺病应禁忌苦味。肝主青色，肝病苦急，宜食粳米饭，牛肉、枣、葵等甘味食物以缓和之。心主赤色，心病苦缓，宜食犬肉、芝麻、李、韭等酸味的食物以收敛之。脾主黄色，脾病宜食大豆、猪肉、栗、藿等咸味食物。肺主白色，肺病苦气上逆，故宜食麦、羊肉、杏、薤等苦味食物以泄之。肾主黑色，肾病苦燥，故宜食黄黍、鸡肉、桃、葱等辛味食物以润泽之。

卷之九

水胀第五十七

【题解】

水，水肿；胀，胸腹胀满。篇中对水胀、肤胀、鼓胀、肠覃、石瘕等病证的临床诊断做了鉴别，并且分别论述了这些病证的病因、病机和治疗方法。因文中主要阐述的是以水液运行障碍，导致腹部胀满、眼睑和肢体浮肿为主证的水胀病证的诊断与治疗，故称为“水胀”

【原文】

黄帝问于岐伯曰：水与肤胀、鼓、肠覃①、石瘕、石水②，何以别之。岐伯答曰：水始起也，目窠上微肿，如新卧起之状，其颈脉③动，时咳，阴股间寒，足胫瘇，腹乃大，其水已成矣。以手按其腹，随手而起，如裹水之状，此其候也。

【注释】

①肠覃（xún 寻）：病名，指附肠而生之肿物。丹波元简：“覃义未详，盖此与蕈同，……菌生木上。又《玉篇》：蕈，地菌也。肠中垢滓，凝聚生瘜肉，犹湿气蒸郁，生蕈于土木，故谓肠覃”。《太素》卷二十九胀论注：“肠覃凡有六别，一者，得之所由，谓寒客于肠外，与卫气合，瘕而为内；二者所生形之大小；三者成病久近，久者或可历于年岁；四者按之坚鞭；五者推之可移；六者月经时下。肠覃所由与状，有斯六种也。”

②石水：病名。本篇对于石水有问无答。但在本书邪气脏腑病形篇曾有说明：“肾脉……微大为石水，起脐以下，至小腹腄腄然，上至胃脘，死不治”。又《素问》阴阳别论：“阴阳结邪，多阴少阳，名曰石水，小腹肿。”又，大奇论：“肾肝并沉，为石水。”《金匮》：“石水，其脉自沉，外证腹满不喘。”均可参阅。

③颈脉：指人迎脉而言，王冰：“颈脉，谓耳下及结喉傍人迎脉者也。”

【语译】

黄帝向岐伯问道：“水胀、肤胀、鼓胀、肠覃、石瘕、石水，怎样进行鉴别诊断呢？

岐伯回答说：水胀开始发病时，病人的下眼胞微肿，好像刚睡醒起来的样子，人迎脉有明显的搏动，并时时咳嗽，在大腿内侧有寒凉的感觉，足胫部浮肿，腹部胀大，出现这些症状，说明水胀病已经形成了。以手按压他的腹部，放手后，随手而起，有如按在裹水的袋子上一样，这就是水胀病的症候。

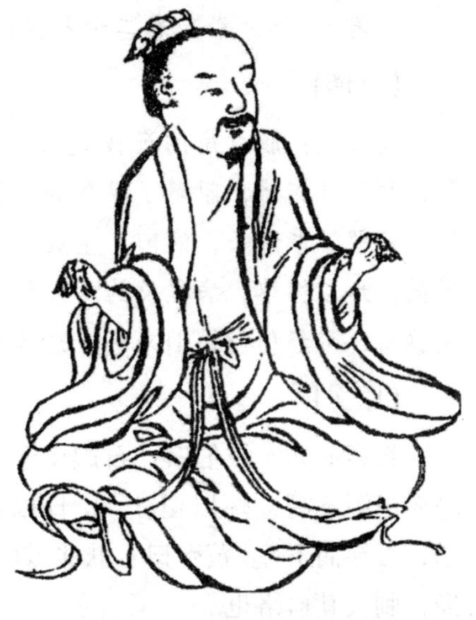

明代高濂《遵生八笺》陈希夷导引坐功图中的惊蛰二月坐功图

【原文】

黄帝曰：肤胀何以候之？岐伯曰：肤胀者，寒气客于皮肤之间，鼟鼟然[①]不坚，腹大，身尽肿，皮厚，按其腹，窅[②]而不起，腹色不变，此其候也。鼓胀何如？岐伯曰：腹胀身皆大，大与肤胀等也，色苍黄，腹筋起，此其候也。

【注释】

①鼟鼟（kōng 空）然：鼓声。另，丹波元简："鼟字亦从鼓从空，盖中空之义，诸注为鼓声，岂有不坚而有声之理乎。"盖谓仅表示中空，而无象声之义，可参。暂从前意。

②窅（yǎo 杳）而不起：窅，深的意思。窅而不起，形容深陷不起。

【语译】

黄帝说：肤胀怎样诊断呢？岐伯说：肤胀病是因寒邪侵入皮肤之间，临床表现有腹部胀大，叩击之如鼓，空而不实，皮厚，全身肿，用手按在腹上，深陷而不起，腹部的皮色，也无变化，这就是肤胀病的证候。黄帝问：鼓胀病的证候是什么样的呢？岐伯说：鼓胀病的腹部胀大和全身肿胀与肤胀病的表现一样，但鼓胀的肤色青黄，青筋暴露，这是它的症候特点。

【原文】

肠覃何如？岐伯曰：寒气客于肠外，与卫气相搏，气不得荣，因有所系，癖而内著，恶气乃起，瘜肉[①]乃生。其始生也，大如鸡卵，稍以益大，至其成也，如怀子之状，久者离岁[②]，按之则坚，推之则移，月事以时下，此其候也。

【注释】

①瘜肉：恶肉。

②离岁：《太素》卷二十九胀论注："'离'历也。"就是经历了许多岁月。

【语译】

黄帝说：肠覃病的证候是什么样的呢？岐伯说：寒邪侵袭机体后停留在肠外，和卫气相搏，阻碍了卫气的正常运行，因而邪气留滞，血瘀不通，附着在肠外，病邪日渐滋长，瘜肉才生成，初时象鸡卵一样大，渐渐长大，等到病已成的时候，形似怀孕。病程长的可以经历许多岁月。用手按压患部，很坚硬，推之又能移动，月经仍能按期来潮，这就是肠覃的证候表现。

【原文】

石瘕何如？岐伯曰：石瘕生于胞中，寒气客于子门，子门闭塞，气不得通，恶血当泻不泻，衃以留止[①]，日以益大，状如怀子，月事不以时下。皆生于女子，可导而下[②]。黄帝曰：肤胀鼓胀可刺邪？岐伯曰：先泻其胀之血络，后调其经，刺去其血络也。

【注释】

①衃（pei 胚）以留止：《说文》"衃，凝血也。"《类经》十六卷第五十七注："衃，凝败之血也。"衃以留止，就是败恶凝聚之血停留在内的意思。

②可导而下：有两种解释，一种认为是用导血之剂下之。另一种解释，认为导是坐导药，其病在胞中，故用坐药以导下之。

【语译】

黄帝说：石瘕病的证候是什么样的呢？岐伯说：石瘕病生在胞宫之内，因寒气侵入于子门，使子门闭塞，气血不能流通，恶血不得排泄，以致凝结成块滞留在胞中，逐渐长大，象怀孕一样，月经也不按期来潮。这种病都发生在妇女，在治疗时可用通导攻下的方法，以去其凝聚的瘀血。黄帝说：腹胀和鼓胀，可用针刺治疗吗？岐伯说：首先用针泻其瘀血的络脉，然后再根据虚实的不同来调理经脉，但必须先刺去其血络上的恶血。

贼风第五十八

【题解】

贼风，系指四季气候异常所形成的邪气，俗称外邪。因文中主要讨论外邪侵袭人体所发生的疾病，故称为"贼风"。

【原文】

黄帝曰：夫子言贼风邪气之伤人也，令人病焉，今有其不离屏蔽，不出室穴[①]之中，卒然病者，非必离[②]贼风邪气，其故何也？岐伯曰：此皆尝有所伤，于[3]湿气藏于血脉之中，分肉之间，久留而不去；若[4]有所堕坠，恶血在内而不去。卒然喜怒不节，饮食不适，寒温不时，腠理闭而不通。其开而遇风寒，则血气凝结，与故邪相袭，则为寒痹。其有热则汗出，汗出则受风，虽不遇贼风邪气，必有因加而发焉。

【注释】

①室穴：因上古之人有穴居野处者，故称室穴。

②离：借为“罹”字，遭遇的意思。如《淮南》汜论高注：“离，遭也。”

③于：在这里作“如或”解，见《古书虚字集释》卷一。

④若：在这里有“或”的意思。

【语译】

黄帝说：先生常说贼风邪气伤害了人体，才会生病，但有人并没有离开房屋或遮蔽得很严密的地方，却突然生起病来，他并没有遭遇到贼风邪气的侵袭，这是什么缘故呢？岐伯说：“这都是平素就受到邪气的伤害而没有察觉。如曾经为湿气所伤，不能及时排除而潜伏在血脉之中和分肉之间，长久滞留在体内；或者因为跌仆，从高处堕坠下来，致瘀血留积在内，有了这样的内因，加上突然发生的喜怒过度等情志变化，或饮食不当，气候忽冷忽热等，则使腠理闭塞，壅而不通。或正当腠理开泄时而感受风寒，这样使血气凝结，新感风寒和宿邪湿气相互搏结，就会发生寒痹病。又有因热而汗出，因汗出肌腠疏松，则易受风邪，虽然未受到贼风邪气的侵袭，但是，有了这个内因，而后加以外因，就能使人发病。

【原文】

黄帝曰：今夫子之所言者，皆病人之所自知也，其毋所遇邪气，又毋怵惕[1]之所志，卒然而病者，其故何也？唯有因鬼神之事乎？岐伯曰：此亦有故邪留而未发，因而志有所恶，及有所慕，血气内乱，两气相搏。其所从来者微，视之不见，听而不闻，故似鬼神。黄帝曰：其祝而已者[2]，其故何也？岐伯曰：先巫者，因知百病之胜，先知其病之所从生者，可祝而已也。

【注释】

①怵惕：恐惧的意思。“又毋怵惕之所志”之怵惕一词，泛指内伤而言。孙鼎宜：“邪气，谓外感。怵惕，谓内伤。”

②祝而已者：祝，就是祝由。是古代所用的一种精神疗法。王冰说：“祝说病由，不劳针石而已。”正是指的这种精神疗法。吴鞠通说：“按祝由二字，出自《素问》。祝，告也。由，病之所从出也。近时以巫家为祝由科，并列於十三科之中，内经谓信巫不信医不治，巫岂可列之医科中哉。吾谓凡治内伤者，必先

祝由，详告以病之所由来，使病人知之，而不敢再犯，又必细体变风变雅，曲察劳人思妇之隐情，婉言以开导之，庄言以振惊之，危言以悚惧之，必使之心悦诚服，而后可以奏效如神。”吴氏明确指出祝由科不得与巫医之流混列，并具体指明精神疗法的内容。

【语译】

黄帝说：你所讲的，都是病人自己所能知道的，但有的人既没有邪气侵犯的外因，也没有惊恐等情志刺激的内因，却突然发病，这是什么缘故呢？是否因为鬼神作祟呢？岐伯说：这也是因为有宿邪潜伏在内而未发作，由于情感上有所变化，如遇厌恶之事，或有所怀慕而不能遂心，引起体内血气逆乱，和潜伏在体内的病邪互相作用，因而发生病变。这种内在的变化极为细微，没有明显的迹象，看不见，听不到，病人也没感觉，所以好象鬼神作祟一样。黄帝说：“既然不是鬼神作祟，为什么用祝告的方法就能治好病呢？岐伯说：古时的巫医，因为他知道疾病发生的原因，又知道治疗各种疾病的方法，因此，遇到一些可用精神疗法治愈的疾病，他采用祝告的方法，是可以治愈的。

卫气失常第五十九

【题解】

本篇首先讨论卫气失常所引起的病变及针刺治疗方法，另外叙述了皮肉气血筋骨多部位的病证，以及根据病变取穴的针刺原则。最后提出了诊治疾病要注意人的年龄大小和体质肥瘦。

【原文】

黄帝曰：卫气之留于腹中，稸积不行[①]，苑蕴不得常所[②]，使人支胁胃中满，喘呼逆息者，何以去之？伯高曰：其气积于胸中者，上取之；积于腹中者，下取之；上下皆满者，傍取之。黄帝曰：取之奈何？伯高对曰：积于上者，泻人迎、天突、喉中[③]；积于下者，泻三里与气街；上下皆满者，上下取之，与季胁之下一寸[④]；重者，鸡足取之[⑤]。诊视其脉大而弦急，及绝不至者，及腹皮急甚者，不可刺也。黄帝曰：善。

【注释】

①稸（xù 蓄）积不行：慧琳《音义》六十五引苍颉篇：“稸，聚也，积也。”稸积不行，是形容卫气的运行受到阻碍，积聚而不能畅行。

②苑蕴不得常所：形容卫气郁结而不能运行到所应该运行的部位。

③喉中：指廉泉穴。

④与季胁之下一寸：指章门穴而言。

⑤鸡足取之：指上取人迎、天突、喉中，下取三里、气冲，中取章门，上、中、下三取之，若鸡足之分三岐。又，鸡足为针法之一种，详本书官针篇。

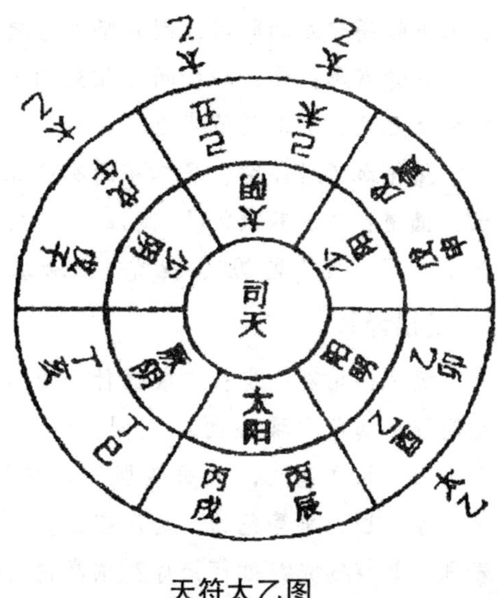

天符太乙图

【语译】

黄帝说：卫气的循行失常，留滞在胸腹中，蓄积不行，郁结成病，发生胸胁与胃部胀满，喘息气逆等症，应当怎样治疗呢？伯高说：气蓄积在胸中而发病的，当取用上部的穴位治疗；蓄积在腹中的，当取下面的俞穴治疗；如果胸腹部气机蓄积的，应该取上下部的穴位和附近经脉的穴位。黄帝说：取用哪些穴位治疗呢？伯高说：蓄积在胸中的，泻足阳明胃经的人迎穴，及任脉的天突和廉泉穴；蓄积在腹中的，泻足阳明胃经的三里穴和气冲穴；胸腹部都有蓄积的，应当上下部的穴位都取；病重的，象鸡足那样分三岐取之，即上取人迎、天突、喉中，下取三里、气冲，中取章门。在诊察时若见脉大而弦急，或脉绝不至，以及腹皮绷急而紧张的现象，都不可以针刺治疗。黄帝说：讲得好。

【原文】

黄帝问于伯高曰：何以知皮、肉、气、血、筋、骨之病也？伯高曰：色起两眉薄泽者，病在皮。唇色青黄赤白黑者，病在肌肉。营气濡然者，病在血气。目色青黄赤白黑者，病在筋。耳焦枯受尘垢，病在骨。黄帝曰：病形何如？取之奈何？伯高曰：大百病变化，不可胜数，然皮有部[①]，肉有柱[②]，血气有输，骨有属[③]。黄帝曰：愿闻其故。伯高曰：皮之部，输于四末。肉之柱，在臂胫诸阳分肉之间与足少阴分间。血气之输，输于诸络，气血留居[④]，则盛而起。筋部无阴无阳，无左无右，候病所在。骨之属者，骨空之所以受液而益脑髓者也。黄帝曰：取之奈何？伯高曰：夫病变化，浮沉深浅，不可胜穷，各在其处，病间者浅之，甚者深之，间者少之，甚者众之，随变而调气，故曰上工。

【注释】

①皮有部：即皮病有其一定的部属，如张志聪："卫气行于皮，输于四末，为所主之部。"

②肉有柱：柱就是䐃肉。《类经》二十卷二十六注："柱者，䐃之属也。"即

在上下肢高起处的肌肉，因其坚厚隆起，有支柱的作用。

③骨有属：属，即指两骨相交的关节部位。丹波元简："属者跗属之属，两骨相交之处，十二关节皆是。"

④气血留居：留、居二字同有"止"义。故可演为停滞闭塞之义。《吕氏春秋》圜道："一不欲留。"高注："留，滞。""一有所居则入虚。"高注："居，犹壅也。""气血留居"，犹言气血滞塞。

【语译】

黄帝向伯高问道："根据什么可以知道皮、肉、气、血、筋、骨的病变呢？伯高说：病色出现在两眉之间，浮薄而光泽的，主病在皮。口唇出现青、黄、赤、白、黑之色的，主病在肌肉。皮肤湿润而多汗的，是病在血气。目现青、黄、赤、白、黑等色的，是病在筋。耳轮枯暗如尘的，是病在骨。黄帝说：病变表现是怎样的呢？如何治疗？伯高说：很多病都是千变万化，这些变化是数不尽的，但皮有部，肉有柱，血气有输，骨有属，都有它所主的部位。黄帝说："愿意听你讲一下其中的道理。伯高说：皮之部，在于四末。肉之柱，在上肢的臂、下肢的胫手足六阳经肌肉隆起之处，与足少阴经循行通路上的肌肉较厚之处。血气之输，在于诸经的络穴，若气血壅滞，则络脉壅盛而高起。病在筋的，不必分其阴阳左右，但随其发病所在部位治疗就可以了。病在骨的，当取治于骨之所属，即关节部位，因为骨空是输注精液的，而骨又与脑通，所以骨空受液而能补益脑髓。黄帝说：怎样取穴治疗呢？伯高说：由于疾病变化不一，病有浮沉，刺有浅深，治疗的方法是很多的，主要是根据发病的具体情况和部位来决定治法。病轻者浅刺，病重者深刺，病轻者用针宜少，病重者用针宜多。随着病情的变化而调整其气机，这样治疗就会适当，这才是高明的医生。

【原文】

黄帝问于伯高曰：人之肥瘦大小寒温[①]，有老壮少小，别之奈何？伯高对曰：人年五十已上为老，三十已上为壮，十八已上为少，六岁已上为小。黄帝曰：何以度[②]知其肥瘦？伯高曰：人有脂、有膏、有肉。黄帝曰：别此奈何？伯高曰：䐃肉坚，皮满者，脂。䐃肉不坚，皮缓者，膏。皮肉不相离者，肉。黄帝曰：身之寒温何如？伯高曰：膏者其肉淖[③]，而粗理者身寒，细理者身热。脂者其肉坚，细理者热，粗理者寒。

【注释】

①寒温：指身之冷与暖而言。

②度：即测候揆度的意思。《礼记》明堂位："颁度量。"郑注："度，谓丈尺高卑广狭也。"引伸有揆义。《国语》晋语："君不度而贺。"韦注："度，

揆也。"

③淖：柔润的意思。

【语译】

黄帝向伯高问道：人体的肥瘦、身形的大小，体质的寒温，以及年龄上的老壮少小的不同，应该怎样来区别呢？伯高说：人的年龄到了五十岁以上为老，三十岁以上为壮，十八岁以上为少，六岁以上为小。黄帝说：用什么标准了解人的肥瘦差异呢？伯高说：人有脂、膏、肉的不同。黄帝说：这三种类型怎样区别呢？伯高说：䐃肉坚厚皮肤丰满的为脂。䐃肉不坚厚，皮肤松缓者为膏。皮肉紧紧相连者为肉。黄帝说：人的身体有寒暖的不同，是什么道理呢？伯高说：属于膏型的人肌肉柔润，纹理粗疏的卫气外泄，身体多寒，肌肉纹理致密者卫气收藏，身体多热。属于脂型的人肌肉坚厚，纹理致密者身体多热，纹理粗疏的身体多寒。

【原文】

黄帝曰：其肥瘦大小奈何？伯高曰：膏者，多气而皮纵缓，故能纵腹垂腴[①]。肉者，身体容大。脂者，其身收小。黄帝曰：三者之气血多少何如？伯高曰：膏者多气，多气者热，热者耐寒。肉者多血则充形，充形则平[②]。脂者，其血清，气滑少，故不能大。此别于众人者也。黄帝曰：众人奈何？伯高曰：众人皮肉脂膏不能相加也，血与气不能相多，故其形大小不大，各自称其身，命曰众人。黄帝曰：善。治之奈何？伯高曰：必先别其三形，血之多少，气之清浊，而后调之，治无失常经。是故膏人，纵腹垂腴；肉人者，上下容大；脂人者，虽脂不能大者。

【注释】

①纵腹垂腴（yu 于）：《说文》肉部："腴，腹下肥也。"纵腹垂腴，就是形容腹部的肌肉宽纵，肥肉下垂的样子。

②肉者多血则充形，充形则平：说明肉型的人血多，血能养形，使形体充实，则气质平和。《类经》四卷第十八注："肉者多血，血养形，故形充而气质平也。"

【语译】

黄帝说：人体的肥瘦大小怎样区别呢？伯高说：膏型的人，阳气充盛，皮肤宽纵弛缓，所以出现腹肌宽纵，肥肉下垂的形态。肉型的人，身体宽大。脂型的人，肉坚而身形小。黄帝说：这三种人气血的多少怎样呢？伯高说："膏型的人多气，气为阳，故体质偏于阳盛而能耐寒。肉型的人多血，则形体充盛，而气质平和。脂型的人，其血清，气滑利而少，所以身形不大，这是三种人气血多少的情况，和一般人比较起来是有区别的。黄帝说：一般人的情况又是怎样的呢？伯高说：一般的人，其皮、肉、脂、膏、血、气都没有偏多的情况，所以形体也不大不小而匀称，这就是一般人的标准。黄帝说：好。怎样进行治疗呢？伯高说：首先必须辨别三种不同类型的形体，掌握各型之人血的多少，气的清浊，然后根据虚实进行调治。根据具体情况按照常规治法就可以了。所以膏人的体型是腹肌宽纵、腹肉下垂；肉人的体型是上下肢体都很宽大；脂型的人，虽脂多，体型却不大。在治疗时要分别对待。

玉版第六十

【题解】

玉，《说文》曰“石之美者”。因文中所阐发的内容非常重要，值得珍视而刻于玉版之上，故称为“玉版”。

【原文】

黄帝曰：余以小针为细物也，夫子乃言上合之于天，下合之于地，中合之于人，余以为过针之意矣，愿闻其故。岐伯曰：何物大于天乎？夫大于针者，惟五兵者焉。五兵者，死之备也，非生之具。且夫人者，天地之镇也，其不可不参乎？夫治民者，亦唯针焉。夫针之与五兵，其孰小乎？

黄帝曰：病之生时，有喜怒不测，饮食不节，阴气不足，阳气有余，营气不行，乃发为痈疽。阴阳不通，两热相搏，乃化为脓，小针能取之乎？岐伯曰：圣人不能使化者，为之，邪不可留也。故两军相当，旗帜相望，白刃陈予中野者，此非一日之谋也。能使其民，令行禁止，士卒无白刃之难者，非一日之教也，须臾之得也。夫至使身被痈疽之病，脓血之聚者，不亦离道远乎？夫痈疽之生，脓血之成也，不从天下，不从地出，积微之所生也。故圣人自治于未有形也，愚者遭其已成也。黄帝曰：其已形，不予遭；脓已成，不予见，为之奈何？岐伯曰：脓已成，十死一生，故圣人弗使已成，而明为良方，著之竹帛，使能者踵而传之后世，无有终时者，为其不予遭也。黄帝曰：其已有脓血而后遭乎？不导之以小针治乎？岐伯曰：以小治小者其功小，以大治大者多害，故其已成脓血者，其唯砭石铍锋之所取也。

黄帝曰：多害者其不可全乎？岐伯曰：其在逆顺焉。黄帝曰：愿闻逆顺。岐伯曰：以为伤者，其白眼青、黑眼小①，是一逆也；内药②而呕者，是二逆也；腹痛渴甚，是三逆也；肩项中不便，是四逆也，音嘶色脱是五逆也。除此五者为顺矣。

黄帝曰：诸病皆逆顺，可得闻乎？岐伯曰：腹胀，身热，脉大，是一逆也；腹鸣而满，四肢清，泄，其脉大，是二逆也；衄血不止，脉大，是三逆也；咳且溲血脱形，其脉小劲，是四逆也；咳，脱形身热，脉小以疾，是谓五逆也。如是者，不过十五日而死矣。其腹大胀，四末清，脱形，泄甚，是一逆也；腹胀便血，其脉大，时绝，是二逆也；咳溲血，形肉脱，脉搏，是三逆也；呕血，胸满引背，脉小而疾，是四逆也；咳呕腹胀，且飧泄，其脉绝，是五逆也。如是者，不及一时而死矣。工不察此者而刺之，是谓逆治。

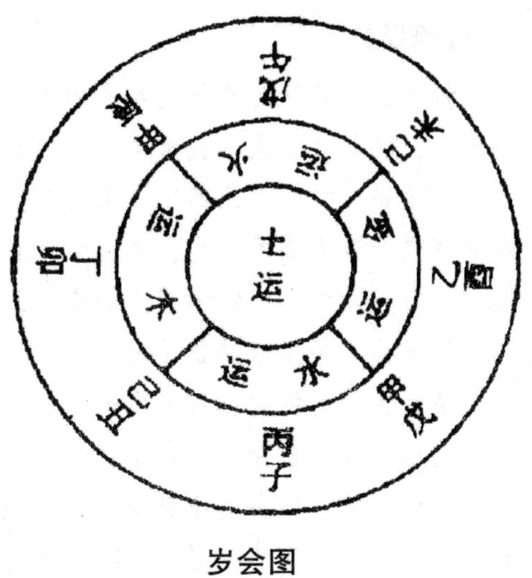

岁会图

黄帝曰：夫子之言针甚骏[③]，以配天地，上数天文，下度地纪，内别五藏，外次六府，经脉二十八会[④]，尽有周纪，能杀生人，不能起死者，子能反之乎？岐伯曰：能杀生人，不能起死者也。黄帝曰：余闻之则为不仁，然愿闻其道，弗行于人。岐伯曰：是明道也，其必然也。其如刀剑之可以杀人，如饮酒使人醉也，虽勿诊，犹可知矣。黄帝曰：愿卒闻之。岐伯曰：人之所受气者，谷也。谷之所注者，胃也。胃者，水谷气血之海也。海之所行云气者，天下也。胃之所出气血者，经遂也。经遂者，五藏六府之大络也，迎而夺之而已矣。黄帝曰：上下有数乎？岐伯曰：迎之五里，中道而止，五至而已，五往而藏之气尽矣。故五五二十五而竭其输矣，此所谓夺其天气者也，非能绝其命而倾其寿者也。黄帝曰：愿卒闻之。岐伯曰：闚门而刺[⑤]之者，死于家中；入门而刺[⑥]之者，死于堂上。黄帝曰：善乎方，明哉道，请著之玉版，以为重宝，传之后世，以为刺禁，令民勿敢犯也。

【注释】

①白眼青、黑眼小：白眼属肺，黑眼属肝，意指肺、肝二脏气衰。

②内药：即服药。

③骏：大的意思。

④经脉二十八会：手足十二经脉，左右共二十四脉，再加任督阴跻阳跻共二十八脉，相互交会。

⑤闚门而刺：形容在要害处进行浅刺。

⑥入门而刺：指针刺已深入门户要害之中。

【语译】

黄帝说：我认为小针是细小的东西，先生却说它的作用，上能合于天，下能合于地，中能合于人，我觉得这是把针的作用意义夸大了，希望能听听其中的缘故。岐伯说：有什么东西比天更大呢？大于针的作用的东西只有五种兵器。但五种兵器是为杀人而准备的，不是救人的工具。况且人是天地之间最重要的生命，怎能不与天地相参呢？治疗人的疾病，只有用小针才行。因此针和五种兵器的作用，谁大谁小不是很清楚了吗？

黄帝说：有的病在发生的时候，因为喜怒无常，饮食不节，导致阴气不足，阳气亢盛，营气郁滞，而发生痈疽。进而阴阳阴隔，营气郁滞化热与外热相互搏结，而化为脓，这种病小针能治吗？岐伯说：圣人是不会让郁滞的营气化脓的，这是因为邪气不可久留在体内。譬如两军作战，旗帜相望，血刃排列在旷野当中，这决非一无所能谋划的。能够使臣民有令必行，不禁必止，士兵免受刀枪之苦，一定是长期教育的结果，而不是顷刻之间就能办到的。等到身体已经患了痈疽之病，脓血已经形成了再治疗，不也背离治疗原则太远了吗？因为痈疽的产生，脓血的形成，既非从天而降，亦非从地而生，而是从小到大逐渐发展起来的。所以圣人在痈疽没有形成时给自已治疗，愚笨的人就要遭受痈疽形成后的痛苦。黄帝说：如果痈疽已经形成，而没有感觉，脓液已经形成，而没有预见，怎么办呢？岐伯说：脓液已经形成的，十死一生，所以圣人不让脓液形成，因而明确制定了早治的良方，并记载在竹帛上，使贤能的人继承下去而一代一代传下，不至于失传，使病人不再遭受痈疽的痛苦。黄帝说：那些已经形成脓液的病人后来一定要遭受死亡的危险吗？难道不可以用小针治疗导引放脓吗？岐伯说：用小针治疗，其功效不大，用大针治疗，可产生许多不良后果，所以对于已形成脓血的，只有选用砭石或铍针、锋针。

黄帝说：有些痈疽病产生许多危害就不可能治愈吗？岐伯说：能否治好主要根据病证的顺逆。黄帝说：希望你谈谈逆顺的情况。岐伯说：已经形成脓液的人，白眼青，黑眼小，是逆证之一，服药后呕吐的，是逆证之二；腹痛而口渴厉害的，是逆证之三；肩项、肩背活动不灵便的，是逆证之四；声音嘶哑，面无血色的，是逆证之五。除了上述五种逆证之外，都是顺证了。

黄帝说：所有的病都有逆证、顺证，可以讲给我听听吗？岐伯说：腹胀满，身发热，脉大，是逆证之一：腹满而肠鸣，四肢逆冷，腹泻，脉大，是逆证之二；衄血不止，脉大，是逆证之三；咳嗽并且尿血、形体消瘦、脉小而有力，是逆证之四；咳嗽，形体羸弱，身发热，脉小而搏动快的，是逆证之五。象这样的情况，不超过十五天就会死亡。还有腹大而胀满，四肢末端逆冷，形肉已脱，泄泻严重的，是逆证之一；腹胀满，大便下血，脉大，有时歇止的，是逆证之二；咳嗽、小便溺血，形肉已脱，脉搏无和缓之象，是逆证之三；呕血，胸部胀满牵涉背部，脉小而疾数，是逆证之四；咳嗽、呕吐、腹胀、泄泻时完谷不化，脉不至，是逆证之五。象上术五种情况，不过一昼夜就会死亡。医生不能审察上述情况而妄行针刺，就称为逆治。

黄帝说：先生说针刺的作用非常大，可以与天地相比，上合天文，下应地理。在人体方面，内则分别与五脏相联，外侧依次和六腑、二十八条经脉相交会，使它们运行正常，但有时针能刺死活人，而不能使死人回生，您能扭转这种情况吗？岐伯说：针治不当，确能杀活人，而不能使死人回生。黄帝说：我听了您这段话，觉得太不仁道了，但希望听听其中的道理。使这种情况不再出现在人的身上。岐伯说：这是很明显的道理，也是必须的结果。正象刀剑可以杀人，饮酒可以醉的道理一样，不用分析，也可以知道它的原因。黄帝说：我想听你详细地讲一讲。岐伯说：人禀受的精气，来源于水谷。水谷注入的部位是胃。胃是受盛水谷、产生气血的地方。海里的水要化为云气才能纵横天下，胃中精微化生的气血需要有经隧才能运行周身。所谓经隧，就是联系五脏六腑的经脉，如果误用泻法，就会使气血耗尽而死亡。黄帝说：上下的经脉，有一定刺禁范围吗？岐伯说：用泻法针刺五里穴，导致经气中途停止运行。每脏之气，一般是五至而已，所以如连续五次用泻法，则一脏气尽，如连续泻二十五次，则五脏输注的经气就会竭绝，这就是所说的劫夺了人的脏真之气，而不是由于其人命中该死而终其寿命的。黄帝说：想听你详细谈谈。岐伯说：妄行针刺，若刺得浅，病人回到家中就死亡；如刺得深，病人会立即死在医生的诊室内。黄帝说：你讲的方法很好，道理也明确，请把它刻在玉版上面，作为重要的宝藏，留传后世，作为禁刺的根据。使人们不要违犯它。

五禁第六十一

【题解】

本篇主要以阐述针刺的宜忌为中心，包括五禁、五夺、五过、五逆等法，其内容以五禁为首，故篇名为“五禁”。

【原文】

黄帝问于岐伯曰：余闻刺有五禁，何谓五禁？岐伯曰：禁其不可刺也。黄帝曰：余闻刺有五夺。岐伯曰：无泻其不可夺者也。黄帝曰：余闻刺有五过[①]。岐伯曰：补泻无过其度。黄帝曰：余闻刺有五逆。岐伯曰：病与脉相逆，命曰五逆。黄帝曰：余闻刺有九宜。岐伯曰：明知九针之论，是谓九宜。

【注释】

①五过：是指补泻均超出一定限度而言。《类经》二十三卷五十八注："补之太过，资其邪气；泻之过度，竟其正气，是五过也。"余伯荣说："五过者，五脏外合之皮脉肉筋骨，有邪正虚实，宜平调之，如补泻过之度。是为五过。"

【语译】

黄帝向岐伯问道：我听说刺有五禁，什么叫五禁呢？岐伯说：五禁就是说明禁止针刺的时日，凡逢到禁日，对某些部位，应避免针刺。黄帝说：我听说刺有五夺。岐伯曰：五夺是说明气血衰弱元气大虚时不可用泻法针刺。黄帝说：我听说刺有五过。岐伯说：五过就是补泻不要过其常度。黄帝说：我听说刺有五逆。岐伯说：疾病与脉象相反，就叫五逆。黄帝说：我听说刺有九宜。岐伯说：明确知道九针的理论，并能恰当运用，谓之九宜。

【原文】

黄帝曰：何谓五禁？愿闻其不可刺之时。岐伯曰：甲乙日自乘[①]，无刺头，无发蒙[②]于耳内。丙丁日自乘，无振埃[③]于肩喉廉泉。戊己日自乘四季，无刺腹去爪[④]泻水。庚辛日自乘，无刺关节于股膝。壬癸日自乘，无刺足胫。是谓五禁。黄帝曰：何谓五夺？岐伯曰：形肉已夺，是一夺也；大夺血之后，是二夺也；大汗出之后，是三夺也；大泄之后，是四夺也；新产及大血之后，是五夺也。比皆不可泻。黄帝曰：何谓五逆？岐伯曰：热病脉静，汗已出，脉盛躁，是一逆也；病泄，脉洪大，是二逆也；著痹不移，䐃肉破，身热，脉偏绝，是三逆也；淫[⑤]而夺形身热，色夭然白，及后下血衃，血衃笃重，是四逆也；寒热夺形，脉坚搏，是五逆也。

【注释】

①自乘：是言干支值日的意思。不同的干支，应人身不同的部位，每一天都能逢到一个有值日的天干，叫做自乘。《类经》二十二卷五十八注："日自乘者，言其日之所直也。"孙鼎宜："《淮南》氾论高注：乘，加也。谓甲乙加于十二支，故曰自乘也。"

②发蒙：是治疗耳目头面之疾的一种刺法的名称（详见本书刺节真邪篇）。

③振埃：是治疗阳气逆于胸中，喘咳胸满，肩息上气等病的一种刺法名称（详见刺节真邪篇）。

④去爪：是指治疗关节脉络四肢病以及阴囊水肿的一种刺法的名称（详见刺节真邪篇）。

⑤淫：这里泛指耗伤阴津的病变。周学海：淫，谓肠澼沃沫，精遗淋漓盗汗之类皆是。"

【语译】

黄帝说：什么叫五禁：我愿知道什么时间不可针刺。岐伯说：天干应于人身，甲乙应头，所以逢到甲乙日，不要刺头部。也不要用发蒙的针法刺耳内。丙丁应肩喉，逢到丙丁日，不要用振埃法刺肩、喉及廉泉穴。戊己应手足四肢，逢到戊己日，不可刺腹部和用去爪法泻水。庚辛应于股膝，逢庚辛日，不可刺股膝的穴位。壬癸应足胫，逢壬癸日，不可刺足胫的穴位。这就是所谓五禁。黄帝问：什么叫五夺？岐伯说：五夺，是五种大虚的病症。形体股肉消瘦已极，是一夺；大失血之后，是二夺；大汗出之后，是三夺；大泄之后，是四夺；新产流血过多，及大量出血之后，是五夺。五夺症都是元气大虚，不可再用泻法。黄帝问：什么叫五逆？岐伯说：热性病，脉应洪大，但反见沉静，在出汗之后，脉应沉静，但反见躁动，脉症相反，是逆症之一；患泻下的病，脉宜沉静，而反见洪大之脉，是正虚邪盛，为逆症之二；肢体痹着，久病不愈，高起的肌肉破溃，身体发热，一侧的脉搏难以摸到，为逆症之三；久病遗、泄、淋、浊、汗等致阴血受损，使形体消瘦，若见发热，肤色苍白，枯晦不泽，大便下血块较严重的，为逆症之四；人有久发寒热，身体消瘦，脉坚硬搏指的，是逆症之五。

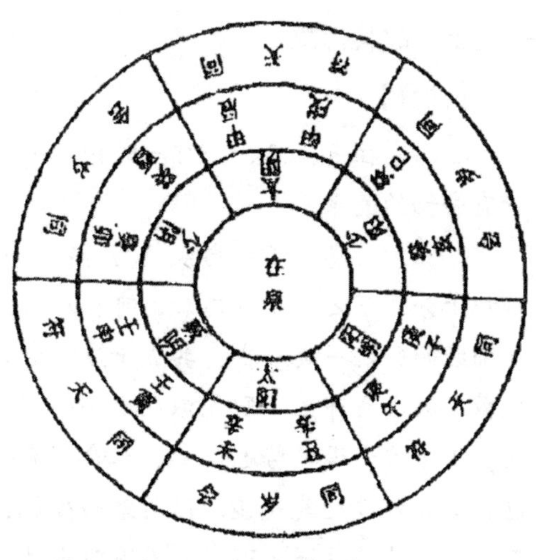

同天符同岁会图

动输第六十二

【题解】

本篇首先阐述十二经脉中，为什么手太阴、足太阴、阳明二条经脉“独动不休”的原因。另外说明营卫运行，上下贯通，其交会之处是在四肢，“四末阴阳之会者”，简要地揭示这个道理。

【原文】

黄帝曰：经脉十二，而手太阴，足少阴、阳明独动不休，何也？岐伯曰：足阳明胃脉也。胃为五脏六腑之海，其清气上注于肺，肺气从太阴而行之，其行也，以自往来①，故人一呼脉再动，一吸脉亦再动，呼吸不已，故动而不止。黄帝曰：气之过于寸口也，上十焉息？下八焉伏②？何道从还？不知其极。岐伯曰：气之离脏也，卒然如弓弩之发，如水之下岸，上于鱼以反衰③，其余气衰散以逆上，故其行微。

【注释】

①以息往来：息，一呼一吸谓之一息。以息往来，是指呼吸与脉气的往来运行有密切的关系。

②上十焉息，下八焉伏：马莳："……然脉之过于寸口也，上之从息而行者，可拟十分，下之伏于脏内者，可拟八分，但不知其何道而来，何道而还？……又从肺经而行之一昼一夜，共五十度，但其上鱼之际，十焉在息，下鱼之后，八焉伏藏，故上鱼即已，则气似反衰……。"《类经》八卷第十三："寸口，手太阴脉也，上下言进退之势也；十、八喻盛衰之形也；焉，何也；息，生长也。上十焉息，言脉之进也其气盛，何所来而生也；下八焉伏，言脉之退也其气衰，何所去而伏也。此其往还之道，真君有难穷其极者。"这里从《类经》注。

③上于鱼以反衰：鱼，谓鱼际。此指脉气从寸口上鱼际之后，出现由盛而反衰的现象。

【语译】

黄帝说：在十二经脉之中，为什么惟独手太阴肺经，足少阴肾经，足阳明胃经之脉搏动不止而表现于外呢？岐伯说：足阳明胃脉与脉搏跳动有密切关系，因为胃是五脏六腑的营养来源，胃中水谷精微所化生的清气，上行注入于肺，肺气从手太阴肺经开始，循行于十二经脉，肺气的运行，是随着人的呼吸而往来的，故人一呼脉跳动两次，一吸脉亦跳动两次，呼吸不停，所以脉搏的跳动也不停止。黄帝说：脉气通于寸口时，上下出入是怎样运行的呢？都是什么道理呢？岐伯说：脉气离开内脏而外行经脉时，象箭离弦一样的迅急，如水冲决堤岸一样的迅猛，所以，开始时脉气是强盛的，当脉上达鱼际后，就呈现由盛而衰的现象，但还要借此衰散之力逆而上行，所以它运行的气势就很微弱了。

【原文】

黄帝曰：足之阳明何因而动？岐伯曰：胃气上注于肺，其悍气上冲头者，循咽，上走空窍、循眼系，入络脑、出顑[①]，下客主人，循牙车[②]，合阳明，并下人迎，此胃气别走于阳明者[③]也。故阴阳上下，其动也若一[④]。故阳病而阳脉小者为逆，阴病而阴脉大者为逆。故阴阳俱静俱动若引绳，相倾者病。

【注释】

①顑（hàn 汉）：指头面之部位。廖平："据杂病篇曰顑痛。癫狂篇曰取头两顑。盖皆言头面之部位也。此节言自脑出顑下客主人，则此当在脑之下，鬓之前，客主人之上，其即鬓骨之上两太阳之间为顑也。"

②牙车：即曲牙，颊车的部位。

⑧胃气别走于阳明者：这是说人迎脉搏动的原因，是由于胃气上注于肺，捍气上冲头，循咽，入络脑、下客主人，合阳明，并下人迎的缘故。这种由胃气上注肺的循行与足阳明经脉的循行略有不同，所以说胃气别走于阳明。《太素》卷九脉行同异注："十二经脉别走，皆从脏之阴络，别走之阳；亦从府之阳络，别走之阴。此之别走，乃别胃腑盛气，还走胃脉阳明经者。何也？答曰：胃者，水谷之海，五脏六腑皆悉禀之。别起一道之气，合于阳明，故阳明得在经脉中，长动在结喉两箱，名曰人迎。五脏六腑，脉气并出其中，所以别走，与余不同。"

④阴阳上下，其动也若一：阴谓寸口，指手太阴肺脉；阳，谓人迎，指足阳明胃脉。上，谓人迎；下，谓寸口。人迎在颈，所以为上；寸口在手，所以为下。人迎与寸口两者的搏动是相应的，从理论上说是一致的，但因受时令影响，即本书禁服篇所云，"春夏人迎微大，秋冬寸口微大"，所以二者似一而非一，故说"其动也若一"。《太素》卷脉行同异注："人迎寸口之动，上下相应俱来，譬之引绳，故若一也。"

【语译】

黄帝说：足阳明胃脉为什么搏动不止呢？岐伯说：这是因为胃气上注于肺，其上冲于头的慓悍之气，则循咽而上走于空窍，循眼系，入络脑，从脑出于颇部，下行会于足少阳胆经的客主人穴，沿颊车，合于足阳明本经，即循经下行至结喉两旁的人迎穴，这就是胃气别走而又合于阳明，使阳明独动不休的原因。由于手太阴寸口脉，和足阳明人迎脉阴阳上下之气互相贯通，所以它的跳动也是一致的。阳病而阳明脉反小的为逆象，阴病而太阴脉大的为逆象。所以，在正常情况下，脉气的阴阳动静，是内外相应的。因此，寸口和人迎脉应当基本上协调一致，静则俱静，动则俱动，象牵引绳索一样的均匀，若有一方偏盛，失去平衡，就是病态。

【原文】

黄帝曰：足少阴何因而动？岐伯曰：冲脉者，十二经之海也，与少阴之大络，起于肾于，出于气街，循阴股内廉，邪入腘中，循胫骨内廉，并少阴之经，下入内踝之后，入足下，其别者，邪入踝，出属、跗[①]上，入大指之间，注诸络，以温足胫，此脉之常动者也。

【注释】

①属、跗：属，据《太素》卷十冲脉注谓："胫骨与跗骨相连之处曰属也。"跗，指足背而言。

【语译】

黄帝说：足少阴肾经的动脉，为什么独动不休呢？岐伯呢：足少阴脉动，是因为冲脉与之并行的缘故。冲脉，为十二经之海，它和足少阴之络，同起于肾下，出于足阳明胃经的气街（气冲穴），沿大腿内侧，向下斜行入腘中，再沿胫骨内侧，与少阴经相合而下行入于足踝之后，入于足下。其中又分出一条支脉，斜入内踝，出而入于胫骨、跗骨相连之处的属部，以及足背，进入大趾之间，再进入诸络脉之中，发挥温养胫部和足部的作用，这就是足少阴经脉独动不休的原因。

【原文】

黄帝曰：营卫之行也，上下相贯，如环之无端，今有其卒然遇邪气，及逢大寒，手足懈惰，其脉阴阳之道，相输之会，行相失出。气何由还？岐伯曰：夫四末阴阳之会者，此气之大络也，四街者，气之径路也。故络绝则径通，四末解则气从合，相输如环。黄帝曰：善。此所谓如环无端，莫知其纪，终而复始，此之谓也。

【语译】

黄帝说：营气和卫气的运行，是上下互相贯通，如环一样的无端，而循环不息，现在突然遇到邪气的侵袭，或遭到了严寒的刺激，外邪留居四肢，则手足懈惰无力，营卫在经脉内外运行，阴阳有度，若邪气居之，则其运行之道路及运输会合之处，都因外邪的影响而阻滞不通，运行失常，在这样的情况下，营卫之气是怎样往返循环的呢？岐伯说：四肢末端是阴阳会合的地方，也是营卫之气通行的经络，头、胸、腹、胫四部的气街，是营卫之气循行必经之路，故邪气阻塞了小的络脉后，则象四街这样的一些径路就能开通，使之运行如常，当四末的邪气得以解除后，则络脉又沟通，气又从这里输运会合，如环之无端，周而复始，运动不息。黄帝说：好。有了这种络绝则径通的协调配合作用，才能保持营卫之气环周运输，往来不息，道理就在于此。

五味论第六十三

【题解】

本篇主要论述了五味各有所走，五味偏嗜、太过所出现的病理变化，以及因此引起的各种病证，故篇名为“五味”。

【原文】

黄帝问于少俞曰：五味入于口也，各有所走，各有所病。酸走筋，多食之，令人癃；咸走血，多食之，令人渴，辛走气，多食之，令人洞心；苦走骨，多食之，令人变呕；甘走肉，多食之，令人悗心。余知其然也，不知其何由，愿闻其故。

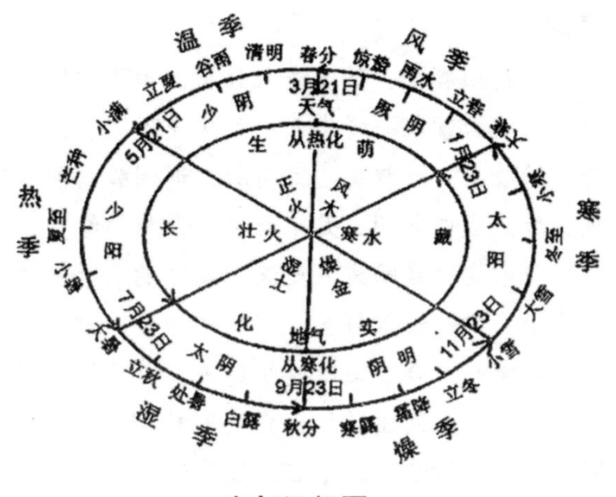

岁气运行图

少俞答曰：酸入于胃，其气涩以收，上之两焦，弗能出入也，不出即留于胃中，胃中和温，则下注膀胱，膀胱之胞[①]薄以懦，得酸则缩绻，约而不通，水道不行，故癃。阴者，积筋之所终也，故酸入而走筋矣。

黄帝曰：咸走血，多食之，令人渴，何也？少俞曰：咸入于胃，其气上走中焦，注于脉，则血气走之，血与咸相得则凝，凝则胃中汁注之，注之则胃中渴，竭则咽路[②]焦，故舌本干而善渴。血脉者，中焦之道也，故咸入而走血矣。

黄帝曰：辛走气，多食之，令人洞心，何也？少俞曰：辛入于胃，其气走于上焦，上焦者，受气而营诸阳者也，姜韭之气熏之，营卫之气不时受之，久留心下，故洞心。辛与气俱行，故辛入而与汗俱出。

黄帝曰：苦走骨，多食之，令人变呕，何也？少俞曰：苦入于胃，五谷之气，皆不能胜苦，苦入下脘，三焦之道皆闭而不通，故变呕。齿者，骨之所终也。故苦入而走骨，故入而复出，知其走骨也。

黄帝曰：甘走肉，多食之，令人悗心，何也？少俞曰：甘入于胃，其气弱小，不能上至于上焦，而与谷留于胃中者，令人柔润也，胃柔则缓，缓则虫动，虫动则令人悗心。其气外通于肉，故甘走肉。

【注释】

①胞：皮的意思。

②咽路：即咽道。

【语译】

黄帝问少俞道：五味进入口里，各自有它所进入的脏腑，各自有它引发的疾病。酸味进入筋，酸味的食物吃多了，会使人小便不通。咸味进入血液，咸味的食物吃多了，会使人口喝。辛味进入气，辛味的食物吃多了，会使人心气流泄。苦味进入骨骼，苦味的食物吃多了，会使人发生呕吐。甘味进入肌肉，甘味的食物吃多了，会使人心闷。我知道是如此，但不知道是什么原因，希望听听这原因。

少俞回答说：酸味进入胃里，由于酸性凝涩，起收敛作用，上行至中、上二焦，不能与营气一道出入。酸味流不出去，便停留在胃里，而寒气温热，便下行注入膀胱里。膀胱的皮薄而软，遇到酸味便紧缩而不畅通，水道不畅通，因而小便困难。人的前阴，是全身各筋聚积的终点，所以酸味入胃便进入筋里。

黄帝说：咸味进入血液，咸味的食物吃多了，会使入口喝，这是什么原因?少俞说：咸味进入胃里，它的气味上行进入中焦，注入脉里，血气进入成气里，血与咸味相结合，血就凝结起来。血凝结，胃中的津液便流注到血脉里以稀释血液。胃液流注到血脉里，胃液就枯竭。胃液枯竭，咽道就干焦，所以舌根干燥，容易口喝。脉是输送中焦津液的通道，所以咸味入胃，便进入血液里。

黄帝问：辛味进入气，辛味的食物吃多了，会使人心气流泄，为什么？少俞说：辛味进入胃里，它的气味进入胃上口，胃上口是秉承卫气而于脉外运行至腠理有。如果姜和韭菜之类的辛辣的气味薰蒸上焦，营气卫气不断受纳辛辣的气味，辛辣气味长时间停留在心下，所以心气流泄，辛辣与卫气一道运行，所以辛味入胃，便使腠理开张，而与汗一起散发。

黄帝问：苦味进入骨骼，苦味的食物吃多了，会使人发生呕吐。为什么？少俞说：苦味进入胃里，五谷的气味，都不能胜过苦味，苦味进入胃下脘，三焦的道路都闭塞不通，所以发生呕吐。牙齿是骨骼的终端，所以苦味入胃后进入骨骼，也进入牙齿。因为苦味进入胃里，又从胃里吐出，所以知道苦味入骨。

黄帝问：甘味进入胃里，它的气味微弱，不能向上运行到达上焦，而与谷物一起停留在胃里，会使人觉得柔和滋溢。胃柔润，胃就松驰；胃松驰，寄生虫就蠢动；寄生虫蠢动，就会使人心闷。甘味的气外通肌肉，所以叫做甘走入肉。

阴阳二十五人第六十四

【题解】

本篇运用阴阳五行学说的理论，按照人体的肤色、体形、禀性、态度和对自然界变化的适应能力等方面的特征，归纳总结出木、火、土、金、水五种不同的体质类型。再根据五音、阴阳属性、体态和生理特征等方面，又将每一类型划分为五类，即成为二十五种体质类型。在分型的基础上，进一步阐述了不同类型的个体在生理、病理和治疗上的特异性，故篇名为“阴阳二十五人”。

【原文】

黄帝曰：余闻阴阳之人，何如？伯高曰：天地之间，六合之内，不离于五，人亦应之。故五五二十五人之政，而阴阳之人不与焉。其态又不合于众者五，余已知之矣。愿闻二十五人之形，血气之所生，别而以侯，从外知内，何如？岐伯曰：悉乎哉问也！此先师之秘也，虽伯高犹不能明之也。黄帝避席遵循而却[①]曰：余闻之，得其人弗教，是谓重失，得而泄之，天将厌之。余愿得而明之，金柜藏之，不敢扬之。岐伯曰：先立五形金木水火土，别其五色，异其五形之人[②]，而二十五人具矣。

黄帝曰：愿卒闻之。岐伯曰：慎之慎之，臣请言之。木形之人，比于上角[③]，似于苍帝。其为人苍色，小头，长面，大肩背，直身，小手足，好有才，劳心，少力，多忧劳于事，能春夏不能秋冬，感而病生，足厥阴佗佗然。大角之人，比于左足少阳，少阳之上[④]遗遗然。左角之人，比于右足少阳，少阳之下随随然。钛角之人，比于右足少阳，少阳之上推推然。判角之人，比于右足少阳，少阳之下栝栝然。

火形之人，比于上徵[⑤]，似于赤帝。其为人赤色，广剧[⑥]，锐面小头，好肩背髀腹，小手足，行安地，疾行摇，肩背肉满，有气轻财，少信多虑，见事明，好颜，急心，不寿暴死。能春夏不能秋冬，秋冬感而病生，手少阴核核然。质徵之人，比于左手太阳，太阳之上肌肌然。少徵之人，比于右手太阳，太阳之下慆慆然。右徵之人，比于右手太阳，太阳之上鲛鲛然。质判之人，比于左手太阳，太阳之下支支颐颐然[⑦]。

土形之人，比于上宫，似于上古黄帝，其为人黄色，圆面，大头，美肩背，大腹，美股胫，小手足，多肉，上下相称，行安地，举足浮，安心，好利人，不喜权势，善附人也。能秋冬不能春夏，春夏感而病生，足太阴敦敦然。大宫之人，比于左足阳明，阳明之上婉婉然。加宫之人，比于左足阳明，阳明之下坎坎然。少宫之人，比于右足阳明，阳明之上枢枢然。少宫之人，比于右足阳明，阳明之上枢枢然。左宫之人，经于右足阳明，阳明之下兀兀然。

金形之人，比于上商，似于白帝。其为人方面，白色，小头，小肩背，小腹，小手足，如骨发踵外，骨轻，身清廉，急心，静焊，善为吏。能秋冬不能春夏，春夏感而病生，手太阴敦敦然。钛商之人，比于左手阳明，阳明之上廉廉然，右商之人，比于左手阳明，阳明之下脱脱然。大商之人，比于右手阳明，阳明之上监监然，少商之人，比于右手阳明，阳明之下严严然。

水形之人，比于上羽，似于黑帝。其为人黑色，面不平，大头，廉颐，小肩，大腹，动手足，发行摇身，下尻长，背延延然，不敬畏，善欺绐人，戮死。能秋冬不能春夏，春夏感而病生，足少阴汗汗然。大羽之人，比于右足太阳，太阳之上颊颊然，少羽之人，比于左足太阳，太阳之下纡纡然。众之为人，比于右足太阳，太阳之下洁洁然，桎之为人，比于左足太阳，太阳之上安安然。是故五形之人二十五变者，众之所以相欺者是也。

黄帝曰：得其形，不得其色，何如？岐伯曰：形胜色，色胜形者，至其胜时年加[11]，感则病行，失则忧矣，形色相得者，富贵大乐。黄帝曰：其形色相胜之时，年加可知乎？岐伯曰：凡年忌下上之人大忌常加。七岁，十六岁、二十五岁、三十四岁、四十三岁、五十二岁、六十一岁，皆人之大忌，不可不自安也，感则病行，失则忧矣。当此之时，无为奸事。是谓年忌。

黄帝曰：夫子之言，脉之上下，血气之候，以知形气奈何？岐伯曰：足阳明之上，血气盛则髯美长；血少气多则髯短，故气少血多则髯少；血气皆少则无髯，两吻多画[12]。足阳明之下，血气盛则下毛美长至胸；血多气少则下毛美短至脐，行则善高举足，足指少肉，足善寒；血少气多则肉而善瘃[13]；血气皆少则无毛，有则稀枯悴，善痿厥足痹。

足少阳之上，气血盛则通髯美长，血多气少则通髯美短；血少气多则少髯；血气皆少则无须，感于寒湿，则善痹、骨痛、爪枯也。足少阳之下，血气盛则胫毛美长，外踝肥；血多气少则胫毛美短，外踝皮坚而厚；血少气多则胻毛少，外踝皮薄而软；血气皆少则无毛，外踝瘦无肉。

足太阴之上，血气盛则美眉，眉有毫毛[14]；血多气少则恶眉，面多少理；血少气多则面多肉；血气和则美色。足太阳之下，血气盛则跟肉满，踵坚；气少血多则瘦，跟空；血气皆少则喜转筋，踵下痛。

手阳明之上，血气盛则髭美；血少气多则髭恶；血气皆少则无髭。手阳明之下，血气盛则腋下毛美，手鱼肉以温；气血皆少则手瘦以寒。手少阳之上，血气盛则眉美以长，耳色美；血气皆少则耳焦恶色。手少阳之下，血气盛则手卷多肉以温；血气皆少则寒以瘦；气少血多则瘦以多脉。手太阳之上，血气盛则有多须，面多肉以平；血气皆少则面瘦恶色。手太阳之下。血气盛则掌内充满；血气皆少则掌瘦以寒。

黄帝曰：二十五人者，刺之有约乎？岐伯日；美眉者，足太阳之脉，气血多；恶眉者，血气少；其肥而泽者，血气有余；肥而不泽者，气有余，血不足；瘦而无泽者，气血俱不足。审察其形气有余不足而调之，可以知逆顺矣。黄帝曰：刺其诸阴阳奈何？岐伯曰：按其寸口人迎，此调阴阳，切循其经络之凝涩，结而不通者，此于身皆为痛痹，甚则不行，故凝涩。凝涩者，致气以温之，血和乃止。其结络者，脉结血不和，决之乃行。故曰：气有余于上者，导而下之；气不足于上者，推而休之；其稽留不至者，因而迎之。必明于经隧，乃能持之。寒与热争者，导而行之，其宛陈血不结者，则而予之。必先明知二十五人，则血气之所在，左右上下，刺约毕也。

【注释】

①遵循而却：却步而不敢向前，表示非常恭敬的样子。

②先立五形金木水火土，别其五色，异其五行之人：即根据五行与五色相对应的关系；区别五种形态的人：木形人色苍，火形人色赤，土形人色黄，金形人色白，水形人色黑。

③上角：角为五音之一，上角是角音的一种变化。中国古代用角、徵、宫、商、羽代表五种音阶。音调在清浊高下之间为角，次高次清为徵，最下最浊为宫，音调的清浊高低是以黄钟的宫音增损长短为依据制成十二律。五音的变化很多，如在角音中，有正、偏和太、少的区别，可分为上角、左角、大角、钛角、判角等音调。

④少阳之上：与少阳之下相对而言。指性格类属于少阳经的人可分为上、下两种不同情况。

⑤上徵：徵（zhì），五音之一，又分为上徵、质徵、少徵、右徵、质判等。

⑥广剧（yǐn 引）：指背脊部肌肉宽厚。

⑦支支颐颐然：形容怡然自得而无忧虑的样子。

⑧上宫：五音之一，属土，又有上宫、大宫、加宫、少宫、左宫五类。

⑨上商：五音之一，属金，又有上商、钛商、大商、少商、右商、五类。

⑩上羽：五音之一，属水，又有上羽、大羽、少羽、轻羽、众羽五类。

⑪至其胜时年加：年加，应作年忌，就是不利于其人的年龄。至其胜时年加：指当形色相胜之时，值有年忌相加，这样的年龄易患病。

⑫两吻多画：吻，即口角。画，指口角的纹理。两吻多画指口角两旁的纹理很多。

⑬瘃（zhú 竹）：冻疮。

⑭眉有毫毛：毫毛，即眉毛中的长毛。眉中出现毫毛乃血气盛所致。

【语译】

黄帝说：我听说人有阴阳属性的不同，他们是如何区别的呢？伯高说：天地之间，宇宙之内，一切事物之理都离不开五行，人也与五行相应。所以五五二十五种人形态的分类方法，与阴阳区别人属性的方法不同。这二十五种类型的人与阴阳之人的五种形态也不同。我已知道这种情况，希望知道二十五种人的形态、血气生成的情况，分别进行诊察时如何从外部表现测知体内的变化？岐伯说：你问得真洋细啊！这是先师的秘密，即使伯高也不能明白它的道理。黄帝离开坐位后退几步很恭敬地说：我听说，遇到可以传授的人而不教给他，这是很大的损失，得到了知识而又轻易泄漏出去，上天将厌弃他。我期望得到并且明白上述的知识，并把它保存在金匮里，不敢随便宣扬。岐伯说：先要明确金、木、水、火、土五种类型的人，然后再根据五色的不同，区别五种形态的人，这样二十五种人的形态就清楚了。

黄帝说：希望详尽地听你讲讲。岐伯说：请让我慎重地讲给你听。木形的人，如木音中的上角，像东方地区的人，他们的皮肤青色，头小、面长、肩背宽大，身直，手脚较小，有才智，多操心，体力弱，多忧劳于世事。耐受春夏，不能耐受秋冬，容易感受病邪而发病，性格特征类属于足厥阴肝经，常表现一种雍容自得的样子。在木音中属于钛角一类的人，性格类属于左足少阳经之上，右足少阳经之下的性格特征是谦和不易向前。在木音中属于左角一类的人，性格类属于右足少阳经之下，右足少阳经之下的性格特征是随和、顺从。在木音中属于钛角一类的人，性格类属于右足少阳经之上，右足少阳之上的性格特征是勇于向前。在木音中属于判角一类的人，性格类属于左足少阳经之下，左足少阳经之下的性格特征是刚直不阿。

火形的人，如火音中的上徵，像南方地区的人。他们的肤色发红，背脊宽广，面瘦、头小、肩背、髀、腹各部的发育都很匀称，手脚较小，步履稳重，思维敏捷，行路时两肩摇摆，背部肌肉丰满，有气魄，轻财，缺少信心，顾虑较多，明白事理，喜爱漂亮，心急，不能享受高寿而易暴病死亡。耐受春夏，不耐受秋冬，秋冬季节易感受外邪而生病，性格特征类属于手少阴心经，常表现出一种诚实的样子。在火音中属于质徵一类的人，性格类属于左手太阳之上，左手太阳之上的性格特征是见识较浅。在火音中属于少徵一类的人，性格类属于右手太阳经之下，右手太阳经之下的性格特征是多疑。在火音中属于右徵一类的人，性格类属于右手太阳之上，右手太阳之上的性格特征是踊跃向上。在火音中属于质判一类的人，性格类属于左手太阳之下。左手太阳之下的性格特征是怡然自得，无忧无愁。

土形的人，如土音中的上宫，像中央地区的人。他们的皮肤发黄，面圆，头大，肩背健美，腹部肥大，手脚较小，股肉丰满，全身上下均匀相称，步履稳重，心情安定，好帮助别人，愿为人做好事，不喜欢权势，善于团结人。耐受秋冬，不能耐受春夏，春夏容易感受外邪而生病，性格类属于足太阴脾经，常表现出一种诚实忠厚的样子。在土音中属于大宫一类的人，性格特征类属于左足阳明经之上，左足阳明经之上的性格特征是和平、柔顺。在土音中属于加宫一类的人，性格类属于左足阳明之下，左足阳明之下的性格特征是端庄持重。在土音中属于少宫一类的人，性格类属于右足阳明之上，右足阳明之上的性格特征是圆滑婉转。在土音中属于左宫一类的人，性格类属于右足阳明之下，右足阳明之下的性格特征是做事勤奋。

金形的人，如金音中的上商，像西方地区的人。他们的颜面方正，皮肤发白，头小、小肩背、小腹、小手脚、足跟坚实，如骨骼长在足跟外面一样，骨骼有力运行轻快，禀性廉洁，性情急躁，静则安，动则凶猛，适合于做官吏。耐受秋冬，不能耐受春夏，春夏易感受外邪而生病，性格特征类属于左手太阴肺经，常表现出一种坚强不屈的样子。在金音中属于钛商一类的人，性格类属于左手阳明经之上，左手阳明经之上的性格特征是廉洁自守。在金音中属于左商一类的人，性格类属于右手阳明经之下，右手阳明经之下的性格特征是行动萧洒。在金音中属于大商的人，性格类属于右手阳明之上，右手阳明之上的性格特征是善于观察事物。在金音中属于少商的人，性格类属于右手阳明之下，右手阳明之下的性格特征是严肃庄重。

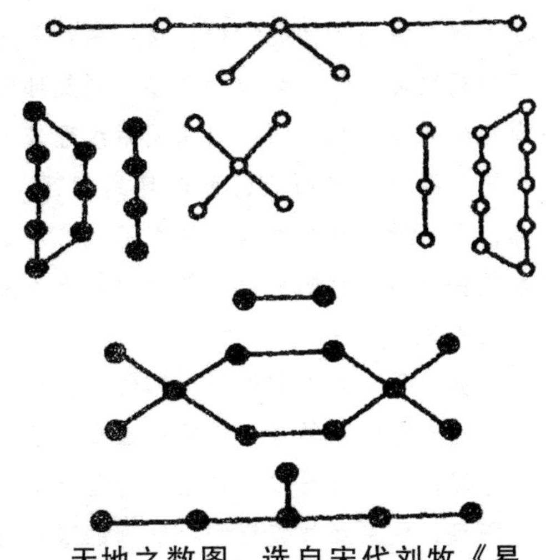

天地之数图，选自宋代刘牧《易数钓隐图》

水形的人，如水音中的上羽，像北方地区的人。他们的皮肤发黑，颜面多皱纹，大头，颐部清瘦，肩小，腹部宽大，手脚好动，行路时身体摇动，尻骨较长，背亦较长，不恭维也不怕人，善于欺骗别人，易受杀戮而死。耐秋冬，不能耐春夏，春夏易感邪而生病，性格类属于足少阳肾经，常表现出一种心胸宽广的样子。在水音中属于大羽一类的人，性格类属于右足太阳经之上，左足太阳经之上的发生性格特征是容易洋洋自得。在水音中属于少羽一类的人，性格类属于左足太阳经之下，左足太阳经之下的性格特征是为人圆滑。在水音中属于众羽一类的人，性格类属于右足太阳经之下，右足太阳经之下的性格特征是文静清白。在水音中属于桎羽一类的人，性格类属于左足太阳经之上，右足太阳经之上的性格特征是心境安定。所以五种形态的人又有二十五种不同的变化，这是一般人易于混淆而辨别不清的原因。

黄帝问：人已具备某一类型的形体，但并不显现相应的肤色，这是什么原因？岐伯说：形体的五形属性克制肤色的五行属性，或肤色的五行属性克制形体的五形属性，有这些情况出现加上遇到年忌，再感受病邪就会发病，治疗不当就会有性命之忧。如果形体与肤色相应，则身体健康快乐。黄帝问：在他们形色相互克制时，禁忌的年龄可以计算吗？岐伯说；二十五种人年忌的计算，七岁是大忌之年，依次相加九年，则十六岁，六十一岁，都是人的大忌之年，不可以妄自行动，否则容易感受病邪，如得病后失治就会有性命之忧，在大忌的年份，不要做不正当的事，这就是年忌。

黄帝说：先生说，经脉循行于人体的上部和下部，如何根据经脉中气血的情况了解人体的形体呢？岐伯说：循行于人体上部的足阳明经，如气血充足，则颊部的胡须美而长。如血少气多，则颊部的胡须短，而气少血多则颊部胡须少，气血都少则颊部无胡须，口角两帝纹理较多。循行于人体下部的足阳明经脉，如气血充足则阴毛美而长，可以延到胸部；血多气少则阴毛美但短，只能延伸到脐部，走路时喜高抬两脚，脚趾肌肉较少，脚部常感寒冷；血少气多则易生冻疮，血气皆少则没有阴毛，即使有也是很少且枯槁憔悴，容易患痿症、厥证、脚部的痹证等病。

循行于人体上部的足少阳经脉，如气血充盛则连鬓的胡须美而长；如血多气少，则连鬓的胡须虽美但短；血少气多则胡须少；气血都少则没有胡须，若感受了寒湿之邪则容易发生痹证，骨骼疼痛，爪甲枯萎等病证。循行于人体下部的足少阳经，如果血气充盛则小腿部的毫毛美而长，外踝肌肉丰满；血多气少则小腿部的毫毛虽美但短，外踝处的皮肤坚韧而厚实；血少气多则小腿前部的毫毛稀少，外踝处的皮薄松软，血气都少则小腿无毛，外踝瘦小而没有肌肉。

循行于人体上部的足太阳经脉，如血气充盛则双眉美丽，眉毛中有较长的毫毛；血多气少则眉毛较丑，面部多有细小皱纹；血少气多则面部肌肉丰满；气血调和则面色秀美。循行于人体下部的足太阳经，如血气充盛则足跟部肌肉丰满、坚实；气少血多则足跟部肌肉消瘦，空软无力；气血都少则容易发生转筋，足跟疼痛等症。

循行于人体上部的手阳明经，如气血充盛则口上的胡须清秀，血少气多则口脾的胡须粗短难看，血气皆少则口上无胡须。循行于人体下部的手阳明经，如血气弃盛则腋下的腋毛秀美，手的鱼部肌肉温暖；气血皆少则两手皮肉瘦薄而寒冷。循行于人体上部的手少阳经，如血气充盛则眉毛清秀而长，耳部红润；血气皆少则轮枯萎，色晦暗。循行于人体下部的手少阳经，如血气弃盛则手腕部肌肉丰满而较温暖；气血皆少则手腕部肌肉消瘦而较寒冷；气少血多则手腕部肌肉消瘦，脉络暴露。循行于人体上部的手太阳经脉，如气血充盛则胡须多，面部肌肉丰满平整。气血皆少则面部消瘦无华，循行于人体下部的手太阳经脉，如气血充盛，则手掌肌肉丰满；气血皆少，则手掌肌肉消瘦而寒凉。

黄帝说：对于这二十五种类型的人，在针刺治疗时有一定的原则吗？岐伯说：眉毛秀美的人，足太阳经的气血充盛，眉毛难看的人是气血都少；那些肥胖、肌肤润泽的人，是气血过多；身体肥胖、肌肤干枯的人，是气有余而血不足；身体消瘦而皮肤无光泽的人，是气血两亏。根据病人的形体特征诊察病人体内气血的有余、不足而进行治疗，就可以知道病势的逆顺而恰当治疗。黄帝问：如何针刺各条阴经、阳经的病变呢？岐伯说：按病人的人迎、寸口脉，可以了解病人阴阳的情况。切摸经络有无气血凝滞，如有郁结致经脉不通，这种情况在人体可表现为痛痹，病情严重气血不能通行，将出现气血凝滞的现象。有气血凝滞的人，应当针刺温通气机，待气血调和后停止治疗。如果络脉气血郁结，刺出瘀血则气血就可正常运行了。所以说：邪气郁结于上部，应当针刺下部的俞穴，以引导病气下行；上部正气虚的病人，应当取上部的俞穴，推而扬之，以催其气上行；如因邪气阴滞导致经气中途滞留的情况，可用针迎着经气的来路针刺引导气至。必须明嚓经脉的循行道路，然后才能针刺。如果出现寒热交争的情况，可根据寒热偏胜的情况引邪外出。如果脉中有气血郁结但血尚未瘀结的情况，可根据气血郁结的程度针刺。总之，必须先了解二十五种人的不同特点，以及气血盛衰和气血郁滞在何部位，针刺的原则也就掌握了。

卷之十

五音五味[①]第六十五

【题解】

五音，代表五音所属的各种类型的人。五味，指饮食五味。本篇主要论述了以五音代表的二十五种人应调治的部位和分区，以及五味调养五脏的方法，故篇名为“五音五味”。

【原文】

右徵与少徵，调右手太阳上。左商与左徵，调左手阳明上。少徵与大宫，调左手阳明上。左角与大角，调右足少阳下。大徵与少徵，调左手太阳上，众羽与少羽，调右足太阳下。少商与右商，调右手太阳下。桎羽与众羽，调右足太阳下。少宫与大宫，调右足阳明下。判角与下角，调右足少阳下。钛商与上商，调右足阳明下。钛商与上角，调左足太阳下。

上徵与右徵同，谷麦、畜羊、果杏，手少阴，藏心，色赤，味苦，时夏。上羽与大羽同，谷大豆，畜彘，果栗，足少阴，藏肾，色黑，味咸，时冬。上宫与大宫同，谷稷，畜牛，果枣，足太阴，藏脾，色黄，味甘，时季夏。上商与右商同，谷黍，畜鸡，果桃，手太阴，藏肺，色白，味辛，时秋。上角与大角同，谷麻，畜犬，果李，足厥阴，藏肝，色青，味酸，时春。大宫与上角，同右足阳明上。左角与大角，同左足阳明上。少羽与大羽，同右足太阳下。左商与右商，同左手阳明上。加宫与大宫，同左足少阳上。质判当大宫，同左手太阳下。判角与大角，同左足少阳下。大羽与大角，同右足太阳上。大角与大宫，同右足少阳上。右徵、少徵、质徵、上徵、判徵。右角、钛角、上角、大角、判角。右商、少商、钛商、上商、左商。少宫、上宫、大宫、加宫、左角宫。众羽、桎羽、上羽、大羽、少羽。

黄帝曰：妇人无须者，无血气乎？岐伯曰：冲脉、任脉，皆起于胞中，上循背里，为经络之海。其浮而外者，循腹右上行，会于咽喉，别而络唇口。血气盛则充肤热血，血独盛则澹渗皮肤，生毫毛。今妇人之生，有余于气，不足于血，以其数脱血也，冲任之脉，不荣口唇，故须不生焉。

黄帝曰：士人有伤于阴，阴气绝而不起，阴不用，然其须不去，其故何也？宦者[①]独去何也？愿闻其故，岐伯曰：宦者去其宗筋[②]，伤其冲脉，血泻不复，皮肤内结，唇口不荣，胡须不生。黄帝曰：其有天宦[③]者，未尝疲伤，不脱于血，然其须不生，其故何也？岐伯曰：此天之所不足也，其住冲不盛，宗筋不成，有气无血，唇口不荣，故须不生。

黄帝曰：善乎哉！圣人之通万物也，若日月之光影，音声鼓响，闻其声而知其形，其非夫子，孰能明万物之精？是故圣人视其颜色，黄赤者多热气，青白者少热气，黑色者多血少气。美眉者太阳多血，通髯极者少阳多血；美须者阳明多血。此其时然也。夫人之常数：太阳常多血少气，少阳常多气少血，阳明常多血多气，厥阴常多气少血，少阴常多血少气，太阴常多血少气。此天之常数也。

【注释】

①宦者：即太监。

②宗筋：指男子的生殖器。

③天宦：即先天性生殖器官发育不合的人。

【语译】

从音乐与人体对应的角度来看，凡右徵、少徵之属的人，应调治右侧手太阳上部；属左商及左徵一类的人，应调治左侧手阳明经的上部；少徵与大宫一类的人，应调治左侧手阳明经上部：右角和大角之类的人，应调治右侧足少阳经下部；右角和大象之类的人，应调治右足少阳经下部；大徵和少徵之类的人，应调治左手太阳经上部；众羽、少羽之类的人，应调治右足侧太阳经下部；少商、右商之类的人，应调治右侧手太阳经下部。桎羽和众羽之类的人，应调治右侧足太阳经下部。少宫、大宫之类的人，调治右侧足阳明经下部；判角与少角之属，调治右侧足阳明经下部；商与上角之属，则应调治左侧足太阳经下部。

上徵、右徵之类的人，对应于五谷中的麦、五畜中的羊、五果中的杏、经脉中的手少阴、五脏中的心，五色中的赤，五味中的苦、五时中的夏。（据五行学说，五音中的上徵，右徵皆属“火”，麦、羊、杏、心等也皆属“火”，故为同类相应。又：古人分四季为春、夏、长夏、秋、冬；故为五时。——译注）。上羽和大羽之类的人，相应于五谷中的大豆，五畜中的猪，五果中的栗、经脉中的足少阴、五脏中的肾，五色中的黑，五味中的咸，己时中的冬。上宫与大宫之类的人，相应于五谷中的稷、五畜中的牛、五果中的枣、经脉中的足太阴、五藏中的脾、五色已对中的黄，五味中的甘，己时中的长夏。上商与右商之类的人，相应于五谷中的黍，五畜中的鸡，五果中的桃，经脉中的手太阴，五脏中的肺、五色中的白，五味中的辛，五时中的秋。上角和大角之类的人，相应于五谷中的黍，五畜中的狗，五果中的李，经脉中的足厥阴，五脏中的肝，五色中的青，五味中的酸，己时中的秦。

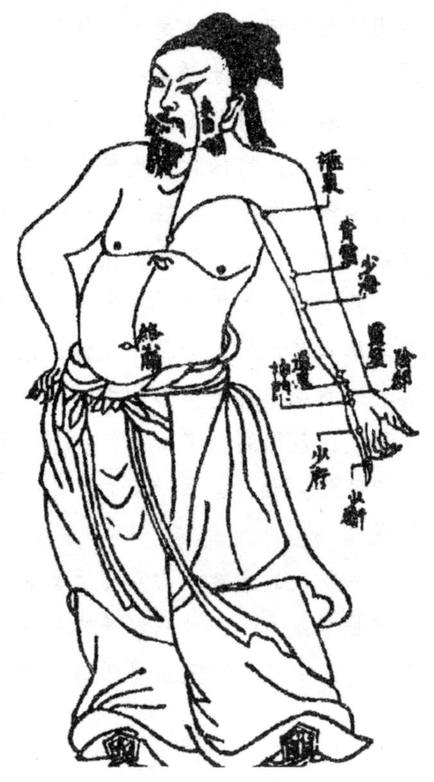

《十四经发挥》图中的手少阴心经之图

大官与上角之类的人，求同而调治于右侧足阳明经上部。左角与大角之类的人，求同而调治于左侧足阳明经上部。少羽与大羽之类的人，求同而调治于右侧足太阳经的下部。左商与右商之类的人，求同而调治于左侧手阳明经的上部。加官与大官之类的入，求同而调治于左侧足少阳经上部。质判和大官类型的人，求同而调治于左侧足少阳经下部。判角与大角之类的人，求同而调治于左侧足少阳经下部。大羽和大角之类的人，求同而调治于右侧足太阳经上部。大角和大宫之类的人，求同而调治于右侧足少阳经上部。（右徵、少徵、质徵、上徵、判徵；右角、角、上角、大角、判角；右商、少商、商、上商、左商；少宫、上宫、大宫、加宫、左宫；众羽、桎羽、上羽、大羽、少羽，徵、角、商、宫、羽五音，分别对应于五行中的火、木、金、土、水。——译注）。

黄帝说：妇人无胡须，是没有血气的缘故吗？岐伯说：冲、任二脉，皆发端于胞中，向上循行于脊背，形成经络之海。其中浮现在体表的，沿腹部右侧上行，交会于咽喉，逸出一条分支，环络口唇周围。血气俱旺，则能充肤，温肉。血分特别旺盛丰澹，则将渗透皮肤，滋生毫毛。妇人存在着气有余而血不足的生理特征，是因其屡排经血的缘故！使得冲、任脉之血，不足营养口唇，所以胡须不得生成。

黄帝说：士人中有损伤了生殖器，阴气竭尽而不能勃起、丧失性功能的，可他胡须并不曾失，这是什么缘故呢？宦官又为什么就丧失掉了呢？希望了解其原因。宦官阉割外生殖器，使得冲脉受伤，血既泻泄，不能恢复，皮肤便不得充盈，口唇也不得营卫，所以不生胡须。

黄帝说：有的人天生性器不全，并不曾受伤，也不曾失血，却也不生胡须，这又是什么原因呢？岐伯说：这是天赋的不足，这种人冲、任二脉不充盛，外生殖器不健全，虽有气但无血，口唇不得营卫，所以胡须不生。

黄帝说：妙极了！圣人之能洞察万事万物，就像日月之有光彩，听到鼓鸣，就能想知其形状，除了先生你，谁能明了万事万物的博大精深！所以圣人通过观察人的颜色，就能推知体内的情况，色黄赤的，体内金盛多气；色青白的，体内少热气；色黑的，多血少气；眉毛舒美的，太阳经脉多血；须髯与耳鬓相连的，少阳经脉多血；胡须美好的，阳明经脉多血。这些与不同时气的物候特征同理相通。

一般人的常数：太阳经通常是多血少气；少阳经脉通常是多气少血；阳明经通常是多血多气；厥阴经通常是多气少血，少阴经脉通常是多血少气；太阴脉通常是多血少气。这又正是天道运行的常数啊！

百病始生第六十六

【题解】

百病，泛指一切疾病。始生，指引起人体发生疾病的初始原因。因本篇主要论述了疾病的病因分类、外感病发生的机理及传变层次，所以篇名为“百病始生”。

【原文】

黄帝问于岐伯曰：夫百病之始生也，皆生于风雨寒暑，清[①]湿喜怒。喜怒不节则伤脏，风雨则伤上，清湿则伤下。三部之气，所伤异类，愿闻其会。岐伯曰：三部之气各不同，或起于阴，或起于阳，请言其方。喜怒不节，则伤脏，脏伤则病起于阴也；清湿袭虚，则病起于下；风雨袭虚，则病起于上，是谓三部。至于其淫泆，不可胜数。

【注释】

①清：即凉的意思。《庄子》人间世释文：“清，凉也。”

②会：即会通的意思。《太素》卷二十七邪传注：“所伤之类不同，望请会通之也。”

【语译】

黄帝向岐伯问道：各种疾病的发生，都因于风、雨、寒、暑、凉、湿等外邪的侵袭，及喜、怒等情志内伤。若喜、怒不加节制，则使内脏受伤；风雨之邪，伤人体的上部；清、湿之邪，伤人体的下部。上中下三部所伤之邪气不同，我愿意知道其中的道理。岐伯说："喜怒，风雨、清湿，这三种气的性质不同，或病先发生于阴分，或病先发生于阳分，请允许我讲一下其中的道理。凡喜怒过度的，则内伤五脏，五脏为阴，所以说脏伤则病起于阴。清湿之邪善于乘虚侵袭人体下部虚弱之处，所以说病起于下。风雨之邪善于乘虚侵袭人体上部，所以说病起于上。这就是邪气容易侵犯的三个部位。至于邪气在体内浸淫，发展变化泛滥传布，就更加复杂难以数计了。

【原文】

黄帝曰：余固不能数，故问先师，愿卒闻其道。岐伯曰：风雨寒热，不得虚，邪不能独伤人。卒然逢疾风暴雨而不病者，盖无虚，故邪不能独伤人。此必因虚邪之风，与其身形，两虚相得①，乃客其形，两实相逢②，众人肉坚。其中于虚邪也，因于天时，与其身形，参以虚实，大病乃成，气有定舍，因处为名③，上下中外，分为三员④。是故虚邪之中人也，始于皮肤，皮肤缓则腠理开，开则邪从毛发入，人则抵深，深则毛发立，毛发立则淅然，故皮肤痛。留而不去，则传舍于络脉，在络之时，痛于肌肉，其病时痛时息，大经乃代⑤。留而不去，传舍于经，在经之时，洒淅喜惊。留而不去，传舍于输，在输之时，六经不通，四肢则肢节痛，腰脊乃强。留而不去，传舍于伏冲之脉⑥，在伏冲之时，体重身痛。留而不去，传舍于肠胃，在肠胃之时，贲响腹胀，多寒则肠鸣飧泄，食不化，多热则溏出麋⑦。留而不去，传舍于肠胃之外、募原之间，留著于脉，

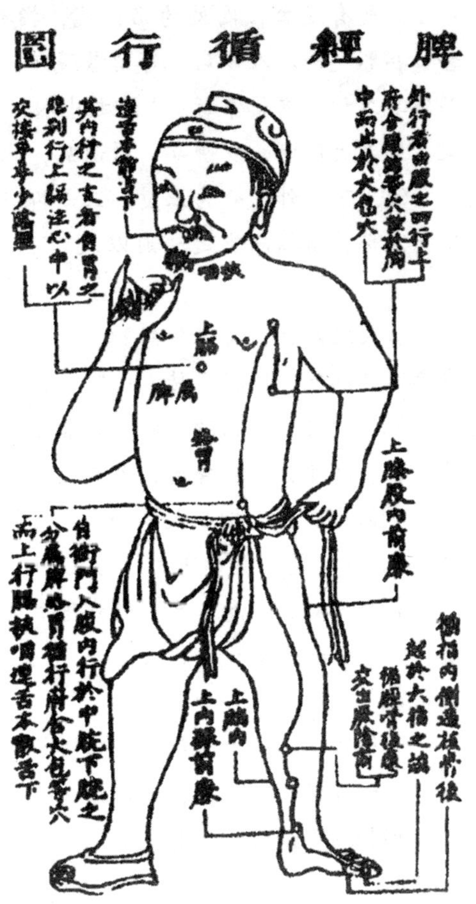

清代陈惠畴《经脉图考》经脉图中的脾经循行图

稽留而不去，息而成积[⑧]。或著孙脉，或著络脉，或著经脉，或著输脉[⑨]，或著于伏冲之脉，或著于膂筋[⑩]，或著于肠胃之募原，上连于缓筋[⑪]，邪气淫泆，不可胜论。

【注释】

①两虚相得：即指天之虚邪（外界致病因素）与人体内在的虚弱结合起来，相互影响而发生疾病。马莳："然此诸外感者，不得天之虚邪，则不能伤人，又不得人之本虚，亦不能伤人，此以天之虚，人身形之虚，两虚相得，所以诸邪得以客其形耳。"

②两实相逢：即指天之四时正气与人之壮健的身体相遇，这样就不会发生疾病。《太素》卷二十七邪传注："风雨寒暑四时正气，为实风也。众人肉坚，为实形也。两实相逢，无邪客病也。"

③气有定舍，因处为名：气，指邪气而言；舍，寄留潜藏之处所。气有定舍，指邪气侵入人体后，寄留潜藏在一定的处所。根据其潜伏部位、处所的不同而定其名称。内藤希哲："邪之中人，在表，则名太阳病、阳明病、少阳病；在里，则名太阴病，少阴病，厥阴病，此因处为名也。"

④上下中外，分为三员：三员即三部的意思。人体自纵而分，则以上、中、下为三部，自横而言之，则以表、里、半表半里为三部，故谓上下中外，分为三员。

⑤大经乃代：大经指经脉，对络而言。代是替代，大经乃代，指邪气深入，在络脉的邪气，现在已传入经脉，由经脉代其承受邪气了。

⑥伏冲之脉：指冲脉之循行靠近脊柱里面者。《类经》十三卷第二注："伏冲之脉，即冲脉之在脊者，以其最深，故曰伏冲。"

⑦溏出麋：泛指泄或痢而言。《太素》卷二十七邪传注："麋，黄如麋也。"丹波元简："麋、糜古通用，乃糜烂也。溏出麋，盖谓肠垢赤白滞下之属。"

⑧息而成积：息，生长的意思。言虚邪滞留于脉，逐渐长大而成积病。孙鼎宜："《孟子》告子上赵注：'息，长也。'言虚邪留著于脉，生长则为积，此积之由也。"

⑨输脉：指足太阳经脉而言。《太素》卷二十七邪传注："输脉者，足太阳脉，以管五脏六腑之输，故曰输脉。"

⑩膂筋：谓附于脊膂之筋。《太素》卷二十七邪传注："膂筋，谓肠后脊膂之筋也。"

⑪缓筋：泛指足阳明筋。《太素》卷二十七邪传注："缓筋，谓足阳明筋，以阳明之气主缓。"一指宗筋而言。丹渡元简："缓筋即宗筋也。王氏痿论注云：

横骨上下齐两旁竖筋，正宗筋也。此可以证下文云：其著于缓筋也，似阳明之积。乃与瘘论冲脉者，经脉之海也，主渗灌溪谷，与阳明合于经筋相符。”

【语译】

黄帝说：我对千变万化的病变不能尽数说出来，所以才请教你，我愿意彻底明白其中的道理。岐伯说：风雨寒热之邪，如果不是遇到身体虚弱，是不会独自伤害人体而致病的。突然遭遇到疾风暴雨而不生病的，就是因为他的身体健壮而不虚弱，故邪气不能单独伤人致病。凡疾病的发生，必然是身体虚弱，又感受了贼风邪气的侵袭，两虚相互结合，才发生疾病。如果身体壮健，肌肉坚实，四时之气正常，就不易发生疾病。所以说凡是疾病的发生，决定于四时之气是否正常，以及身体是否虚弱。若正虚邪实，就会发生疾病。邪气一般都根据其性质不同侵袭人体的一定部位，或潜伏寄留在一定的部位上，随其部位、处所的不同，而命以不同的名称。纵的分为上、中、下三部，横的分为表、里、半表半里三部。所以虚邪贼风之侵害人体，首先侵犯皮肤，若皮肤无力，不能收紧，则腠理开泄，腠理开则邪从毛孔而入，继而逐渐向深处侵犯，这时会出现寒栗，故毛发竖起，皮肤亦可出现疼痛。若邪气滞留不散，则渐渐传入到络脉，邪在络脉的时候，肌肉可出现疼痛。若疼痛时作时止，是邪气将由络脉传到经脉。邪气滞留在经脉之时，就会出现洒淅恶寒和常常惊恐的现象。邪气滞留不散，可传入并伏藏在输脉，当邪气留滞在输脉的时候，因六经之俞穴均在足太阳经，故六经之气因被邪气阻滞而不能通达四肢，因而四肢关节疼痛，腰脊也强硬不适。若邪气滞留不能祛除，则传入在脊里的冲脉，邪气侵犯到伏冲之脉时，则出现体重身痛的症状。若邪气滞留不能祛除，则进一步传入并伏藏在肠胃，在肠胃的时候，则出现肠鸣腹胀的症状。寒邪盛则肠鸣而泄下不消化食物，食不消化，热邪盛则可发生泄痢等病。若邪气滞留而不能祛除，则传到肠胃外面的膜原之间，留著于血脉之中，滞留不去，邪气就与气血相互凝结，生长结聚为积块。总之，邪气侵犯到人体后，或留着于小的孙脉，或留着于络脉，或留着于经脉，或留着于输脉，或留着于伏冲之脉。或留着于膂筋，或留着于肠胃的膜原，或留着于缓筋，邪气浸淫泛滥，是说不尽的。

【原文】

黄帝曰：愿尽闻其所由然。岐伯曰：其著孙络之脉而成积者，其积往来上下，臂手孙络之居也，浮而缓，不能句积而止之，故往来移行肠胃之间，水凑渗注灌，濯濯[①]有音，有寒则䐜䐜满雷引，故时切痛。其著于阳明之经，则挟脐而居，饱食则益大，饥则益小。其著于缓筋也，似阳明之积，饱食则痛，饥则安。其著于肠胃之募原也，痛而外连于缓筋，饱食则安，饥则痛。其著于伏冲之脉者，揣揣应手而动，发手[②]则热气下于两股，如汤沃[③]之状。其著于膂筋，在肠后者，饥则积见，饱则积不见，按之不得。其著于输之脉者，闭塞不通，津液不下，孔窍干壅，此邪气之从外入内，从上下也。

【注释】

①濯濯（zhuó zhuó 浊浊）：水声。

②发手：即举手、抬手的意思。《广雅》释诂一："发，举也。"

③沃：即灌的意思。

【语译】

黄帝说：我希望你将其始末原由讲给我听。岐伯说：邪气留著在孙络而成积的，能够上下往来活动，这是积聚著于孙络之处，孙络之积的特点。因孙络浮浅而松弛，不能拘束其积使之固定不移，所以可以在肠胃间往来活动。若有水出现，则发生濯濯的水声；有寒则腹部胀满雷鸣，并出现象刀割一样的疼痛症状。如果邪气留著阳明经脉而成积的，其积则位于脐的两旁，饱食时则积块显大，饥时则显小。如果邪气留著在缓筋而成积的，其形状表现和阳明经脉之积相似，饱食则出现疼痛，饥时则不痛。其邪气留著在肠胃之膜原而成积的，疼痛时向外牵连到缓筋亦随之作痛，饱食时则不痛，饥饿时则疼痛。其邪气留著在伏冲之脉而成积的，其积应手跳动，举手时则觉有一股热气下行于两股部之间，就好象用热汤浇灌一样的难以忍受。其邪气留著在膂筋而成积的，饥饿时肠胃空虚，积形可以见到，饱食后肠胃充满就见不到，也摸不到。其邪气留著在输脉而成积的，会使脉道闭塞不通，津液不能上下流通，致使毛窍干涩壅塞不通，这些都是邪气从外部侵犯到内部，从上部而传变到下部的临床表现。

【原文】

黄帝曰：积之始生，至其已成奈何？岐伯曰：积之始生，得寒乃生，厥乃成积也。黄帝曰：其成积奈何？岐伯曰：厥气生足悗[①]，悦生胫寒，胫寒则血脉凝涩，血脉凝涩则寒气上入于肠胃，入于肠胃则䐜胀，䐜胀则肠外之汁沫迫聚不得散，日以成积。卒然多食饮，则脉满，起居不节，用力过度，则络脉伤，阳络伤则血外溢，血外溢则衄血，阴络伤则血内溢，血内溢则后血，肠胃之络伤，则血溢于肠外，肠外有寒，汁沫与血相抟，则并合凝聚不得散而积成矣。卒然外中于寒，若内伤于忧怒，则气上逆，气上逆则六输不通，温气不行，凝血蕴裹而不散，津液涩渗，著而不去，而积皆成矣。

【注释】

①厥气生足悗：厥气，指厥逆之气，即从下逆上之气。足悗，是足部痛滞，

行动不便的意思。厥气生足悗，是说寒气从下部侵犯后，逆行向上，致使足部痛滞，行动不利《类经》十三卷第二注："寒逆于下，故生足悗，谓肢节痛滞，不便利也。"

②六输不通：指六经之输脉不通。

【语译】

黄帝说：积病的开始发生，一直到它的长成，情况怎样呢？岐伯说：积病的开始发生，是受到寒邪的侵犯而产生的，寒邪由下厥逆而上行，遂产生积病。黄帝说：寒邪造成积病的病理过程是怎样的呢？岐伯说：寒邪造成的厥逆之气，首先使足部痛滞不利，继而由足部的痛滞而发展到胫部亦寒凉，足胫发生寒凉后，就使得血脉凝涩，血脉凝涩不通则寒气进而向上侵犯到肠胃，肠胃受寒则发生胀满，肠胃胀满就迫使肠胃之外的汁沫聚留不能消散，这样积以时日，就逐渐发展形成积病。又因突然的暴饮暴食，使肠胃过于充满，或因生活起居不能节慎，或因用力过度，均可使细小的络脉损伤。如果阳络受到损伤，则血在伤处外溢，而出现衄血。若阴络受到损伤则血在伤处内溢，而出现便血。若肠外之络脉受到损伤，则血流散于肠外，适逢肠外有寒邪，则肠外的汁沫与外溢之血相抟聚，两者合在一起，凝集不能消散而发展成为积病。如果在外突然感受了寒邪，在内又被情志如忧思、郁怒所伤，则气机上逆，致使六经的气血运行不畅，阳气温煦的作用受到影响，血液得不到阳气的温煦而形成凝血，凝血蕴裹不得消散，津液亦干涩不能渗灌，留著而不得消散，于是积聚病就形成了。

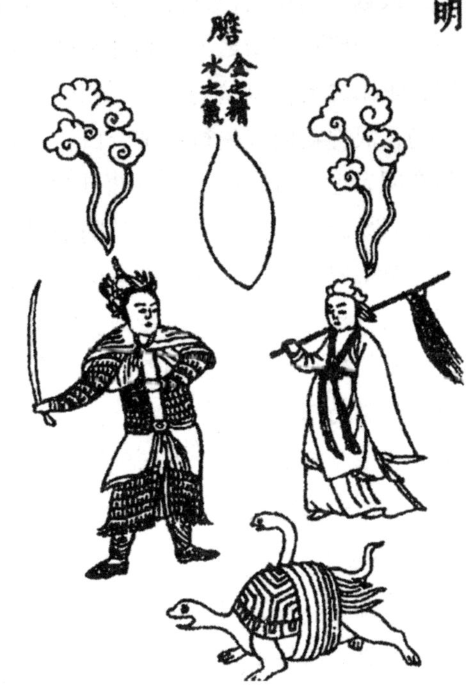

唐代胡愔《黄帝内经五脏六腑图》之胆图

【原文】

黄帝曰：其生于阴者奈何？岐伯曰：忧思伤心；重寒伤肺；忿怒伤肝；醉以入房，汗出当风伤脾；用力过度，若入房汗出浴，则伤肾。此内外三部之所生病者也。黄帝曰：善。治之奈何？岐伯答曰：察其所痛，以知其应，有余不足，当补则补，当泻则泻，毋逆天时，是谓至治。

【语译】

黄帝说：病发生在阴脏的又是什么原因造成的呢？岐伯说：忧愁思虑过度则心

脏受伤；体表受寒再加寒冷饮食的刺激，这双重的寒邪会使肺脏受伤；忿恨恼怒过度则肝脏受伤；酒醉后行房，汗出而又受风，则脾脏受伤；用力过度或行房后汗出浴于水中，则肾脏受伤。以上就是内外三部发生疾病的一般情况。黄帝说：你说的很好。怎样治疗呢？岐伯答道：审察其疼痛的部位，可以知道病变所在，根据其虚实具体表现，当补的就补，当泻的就泻。但同时也不要违背四时气候和脏腑的关系，这就是正确的治疗原则。

行针第六十七

【题解】

行针，一是指针刺治疗的全过程，二是指针刺后运针。因为本篇主要论述了由于人的体质不同，针刺后的反应也不同，以及针刺操作正确与否同疗效的关系等针刺有关问题，故篇名为“行针”。

【原文】

黄帝问于岐伯曰：余闻九针于夫子，而行之于百姓，百姓之血气各不同形，或神动而气先针行；或气与针相逢；或针已出气独行；或数刺乃知；或发针而气逆，或数刺病益剧，凡此六者，各不同形，愿闻其方。

岐伯曰：重阳之人，其神易动，其气易往也。黄帝曰：何谓重阳之人？岐伯曰：重阳之人，熇熇高高[①]，言语善疾，举足善高，心肺之藏气有余，阳气滑盛而扬，故神动而气先行。黄帝曰：重阳之人而神不先行者，何也？岐伯曰，此人颇有阴者也。黄帝曰：何以知其颇有阴也？岐伯曰：多阳者多喜，多阴者多怒，数怒者易解，故曰颇有阴，其阴阳之离合难，故其神不能先行也。

黄帝曰：其气与针相逢奈何？岐伯曰：阴阳和调，而血气淖泽滑利，故针入而气出，疾而相逢也。黄帝曰：针已出而气独行者，何气使然？岐伯曰：其阴气多而阳气少，阴气沉而阳气浮者内藏，故针已出，气乃随其后，故独行也。黄帝曰：数刺乃知，何气使然？岐伯曰：此人之多阴而少阳，其气沉而气往难，故数刺乃知也。黄帝曰：针入而气逆者，何气使然？岐伯曰：其气逆与其数刺病益甚者，非阴阳之气，浮沉之势也，此皆粗之所败，上之所失，其形气无过焉。

【注释】

①熇熇（hè）高高：熇熇：火热炽盛之意。高高：应为蒿蒿。熇熇蒿蒿，形容阳气炽盛的样子。

【语译】

黄帝问岐伯说：我从先生这里听了九针的道理，用九针的技术给百姓治病，发现百姓的气血有盛有衰互不相同，有的人情绪易激动，尚未进针局部已有得气的感觉；有的人一进针即有得气的感觉；有的人出针后才得气；有的人针刺几次后才有感应；有的人针刺后出现气机逆乱；有的人经过多次针刺后病情加重，以上六种情况，人体的反应各不相同，希望听听其中的道理。

岐伯说：重阳之人，情绪易激动，经气容易到达针刺的部位。黄帝问：什么叫重阳之人？岐伯说：重阳之人，其气就像火热一样炽盛，讲话流利，趾高气扬，心肺二脏阳气充盛，阳气滑利旺盛容易宣发，所以情绪易激动，尚未进针局部已有感应。黄帝说：重阳之人，有的尚未进针但局部已有感应，是什么原因呢？岐伯说：这类人阴气也较多。黄帝问：怎么知道这类人阴气也较多呢？岐伯说：阳气多的人精神愉快，阴气重的人容易发怒，如果病人好发脾气，但又很容易缓解，就是所说的阳气盛，阴气也较多的人。阴阳俱盛，阴阳离合困难，情绪不易激动，所以神气不能先行。

黄帝说：有的人一进针即有得气的感觉这是什么原因呢？岐伯说，这种人阴阳协调，气血运行润泽流利，所以针刺后很快出现得气的感觉。黄帝说：有的人出针后才得气，这是什么原因呢？岐伯说：这种人阴气充盛而阳气较弱，因阴主沉、阳主浮，阴胜则阳气内藏，所以感应较迟，出针之后，经气才能随后单独而至。黄帝说，有的人针刺几次后才有感应，这是什么原因？岐伯说：这种人阴气充盛而阳气虚弱，阴气沉敛，阳气运行困难，所以需要针刺几次后才有感觉。黄帝说：有的人针刺后出现气机逆乱，这是什么原因呢？岐伯说：针刺后气机逆乱和针刺几次后病情加重的情况，不是由于人体内阴阳二气的盛衰，以及经气的浮沉所造成的，而是由于医生的草率，或者医生治疗的错误，与病人的体形、气机无关。

上膈第六十八

【题解】

上，是逆而上行；膈，为饮食不下。主要论述了膈食证的病因、病理、征候表现和治疗方法，因文章以“气为上膈”名篇，所以名为“上膈”。

【原文】

黄帝曰：气为上膈[①]者，食饮入而还出，余已知之矣；虫为下膈[②]，下膈者，食晬时[③]乃出，余未得其意，愿卒闻之。

岐伯曰：喜怒不适，食饮不节，寒温不时，则寒汁流于肠中，流于肠中则虫寒，虫寒则积聚，守于下管[④]，则肠胃充郭，卫气不营[⑤]，邪气居之。人食则虫上食，虫上食则下管虚，下管虚则邪气胜之，积聚以留，留则痈成，痈成则下管约。其痈在管内者，即而痛深；其痈在外者，则痈外而痛浮，痈上皮热。

【注释】

①上膈：食后即吐的噎膈症，俗称膈食。膈，指膈膜上下，壅塞不通。《太素》卷二十六虫痈注："鬲（膈），痈也。气之在于上管（脘），痈而不通，食入还即吐出"。

②下膈：食后经一定时间，仍复吐出的病症，属于反胃之类，但这里是指虫痈为主因的一种膈症。

③晬（zuì 醉）时：即一周时，即二十四小时。

④守于下管：指虫积盘据在下脘部。管同脘。

⑤卫气不营：卫气，指脾胃的阳气。《类经》卷二十二第四十八注："气，脾气也。脾气不能营运，故邪得聚而居之。"

【语译】

黄帝问：对于由于气机在上部郁结，导致食后就出现呕吐现象的上膈症，我已经对它很清楚了。关于因为虫在下部积聚而形成的下膈症，呕吐现象在食后一天左右才出现，我还不太了解其中的原因，希望你详细地讲给我听。岐伯回答说：由于无法对情绪进行自如的调控，暴饮暴食，对气候的寒温变化很不适应，导致脾胃消化功能失常是，肠道中注入不敷出寒汁。寒冷促使肠道中的寄生虫汇集在一起，虫在下脘聚积，扩张了肠胃，致使卫气的运输无法正常进行，邪气也在此停留下来。进餐时，寄生虫捕捉到气味，便上行寻找食物，下脘就处于宽虚的状态，于是被邪气乘虚而入滞留下来，时间久了，就形成了痈肿。肠管因为内部痈肿而变得狭窄，并无法顺畅地传化，因此食后一天后，仍会吐出。假如痈肿是在下脘内发生的，则疼痛的部位很深；假如是在下脘外发生的，则疼痛的部位较浅，同时发生痈的部位的皮肤会发热。

【原文】

黄帝曰：刺之奈何？岐伯曰：微按其痈，视气所行[①]，先浅刺其傍，稍内[②]益深，还而刺之，毋过三行，察其浮沉[③]，以为浅深，已刺必熨，令热入中，日使热内[④]，邪气益衰，大痈乃溃。伍以参禁，以除其内[⑤]；恬憺[⑥]无为，乃能行气。后以咸苦，化谷乃下[⑦]矣。

【注释】

①视气所行：指通过按诊，以观察病气发展的动向。《太素》卷二十六虫痈注："以手轻按痈上以候其气，取知痈气所行有三：一欲知其痈气之盛衰；二欲知其痈之浅深；三欲知其刺处之要，故按以视也。"

②内：同纳。《说文》入部：“内，入也。”

③浮沉：指浅深。《太素》卷二十六虫痈注：“沉浮，浅深也。察痈之浅深，以行针也。”

④热内：即“热入”。内，义见注②。

⑤伍以参禁以除其内：伍，配伍。参，参合。互相配合参考，通称“参伍”。《太素》卷二十六虫痈注：“参伍，揣量也。”“伍以参禁，以除其内”，是指治疗应与护理互相配合，使饮食起居调养得宜，勿犯禁忌，以免致病因素再伤内脏。《类经》卷二十二第四十八注：“三相参为参，五相伍为伍。凡食息起居，必参伍宜否，守其禁以除内之再伤。”

⑥恬憺（tián dàn 甜淡）：心情安静。

⑦后以咸苦，化谷乃下：《类经》卷二十二第四十八注：“咸从水化，可以润下软坚；苦从火化，可以温胃，故皆能下谷也。”

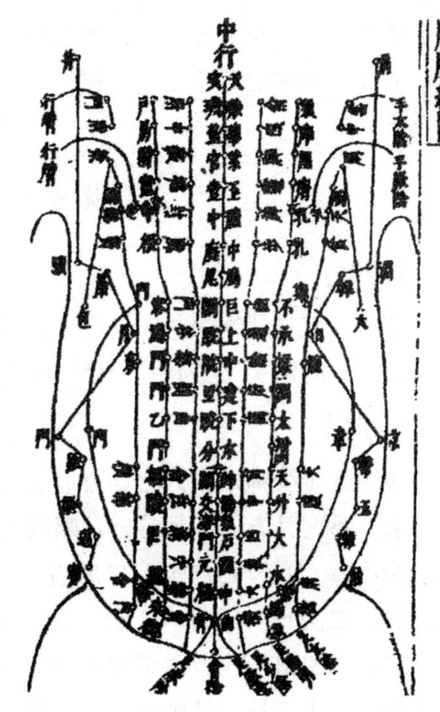

明张介宾《类经图翼》中的胸腹总图

【语译】

黄帝问：气在上管，壅塞不通，饮食下肚又吐出来，这我已经知道了；虫在下管，壅塞不通，食物需经一昼夜才吐出，我还不懂是怎么回事，希望听个究竟。

岐伯说：喜怒不适度，饮食不节制，冷热不及时调节，寒汗下流到肠里。虫就寒冷。虫寒冷就聚积一团，守住下管，因而肠胃扩张，脾胃的阳气不能运行，邪气留驻。人进食，虫就上行吸食，虫上行吸食，下管就空虚。下管空虚，邪气就占优势，聚积并停留在下管，邪气停留在下管，痈就形成了。痈形成，下管就很狭窄，疽在管内的，痛在深处；疽在管外的，痛在浅表。当痈的部位，皮肤是热的。

黄帝问：怎么刺治？岐伯说：用手轻轻按在疽上，以观测疽气的运行情况。先用浅针法刺疽的旁边，然后逐渐向深处针刺，回刺后再次，用针不超过三次。注意观察痈气的深浅，决定采用深针疗法或者浅针疗法。刺后必须熨烫，务使热气进入疽里，天天都要使疽里保持一定的热量。这样，寒邪便会逐渐微弱，大痈便会逐渐消散。应配合禁忌，调养得宜，以免内脏再次受伤。忘情遗怀，恬淡无为，营卫之气才能正常运行。配合吃些温性的咸味和苦味食物，便能使谷物消化而正常排泄。

忧恚无言第六十九

【题解】

忧恚，就是忧恨愤怒。无言，是指失音证。因为本篇主要论述了由情志内伤所导致的一时性失音证及其治疗，所以篇名为“忧恚无言”。

【原文】

黄帝问于少师曰：人之卒然忧恚[1]而无言音者，何道之塞，何气出行[2]，使音不彰？愿闻其方。少师答曰：咽喉者，水谷之道也。喉咙者，气之所以上下者也。会厌者，音声之户也。口唇者，音声之扇也，舌者，音声之机也。悬雍垂者，音声之关也。颃颡者，分气之所泄也。横骨者，神气所使，主发舌[3]者也。故人之鼻洞涕出不收者，颃颡不开，分气失泄。是故厌小而疾薄，则发气疾，其开阖利，其出气易；其厌大而厚，则开阖难，其气出迟，故重言也。人卒然无音者。寒气客于厌，则厌不能发，发不能下，至其开阖不致，故无音。

黄帝曰：刺之奈何？歧伯曰：足少阴之脉，上系于舌，络于横骨，终于会厌。两泻其血脉，浊气乃辟。会厌之脉，上络任脉，取之天突，其厌乃发也。

【注释】

①恚：怒恨之意。

②出行：《甲乙》卷十二第二作“不行”。

③横骨者，神气所使，主发舌：横骨，指舌骨。本句指附于舌根的舌骨，受意识支配控制舌的运动。

【语译】

黄帝问少师说：有的人因突然忧愁忿怒引起说话不能发音的，是哪一条经脉闭塞，哪一种气运行不畅，使声音不响亮呢？希望听听其中的道理。少师回答说：咽喉是水谷运行的通路。喉咙是呼吸之气出入的通道。会厌是声音的门户。口唇是言语声音的门扇。舌头是帮助发音的器官；悬雍垂是声音发出的必经之路。颃颡是口鼻相互通气的窍孔、清阳之气与外相通的处所，舌骨受意识的支配控制舌的运行。所以人的鼻腔流涕不止是颃颡不利，清阳之气不能温煦所致。凡会厌小且薄的人，呼气较快，会厌开合流利，所以发声容易；如会厌大且厚的人，会厌开合困难，所以发声较困难，说话容易言语蹇涩。突然失音的人常由于寒邪侵犯会厌，声音不能从会厌发生，即使发出声音也不能向外传出，如果会厌开阖失常，就没有声音了。

黄帝说：怎样针刺治疗呢？岐伯说：足少阴肾经的经脉，自足上行系于舌根部的舌骨，终止于会厌。必须用泻法多次针刺足少阴上连会厌的血脉，浊气才能排尽。足少阴肾经在会厌的络脉和任脉相络属，因而再取任脉的天突穴针刺，就会使会厌恢复发音的功能了。

寒热第七十

【题解】

寒热，指寒热毒气及由此形成的发冷发热的表现。本篇主要论述瘰疬的病因、病机和预后等。因瘰疬的形成主要是由于寒热毒气留于经脉之间造成的，所以篇名为“寒热”。

【原文】

黄帝问于岐伯曰：寒热瘰疬①在于颈腋者，皆何气使生？岐伯曰：此皆鼠瘘②寒热之毒气③也，留于脉而不去者也。

【注释】

①瘰疬：是一种顽固性的外科疾患，多生于颈部或腋下，状如硬核，推之不动，小者为“瘰”，大者为“疬”，可由少增多，由小渐大，溃后即成鼠瘘，症多伴发寒热。目前多认为属于淋巴结核一类的疾病。

②鼠瘘：《说文》：“瘘，颈肿也。”瘰疬破溃后，流脓稀薄，久不收口，即成鼠瘘。《类经》十八卷第九十注：“瘰疬者，其状累然，而历贯上下也，故于颈腋之间皆能有之，因其形如鼠穴，塞其一，复穿其一，故又名为鼠瘘。”又莫文泉《研经言》卷三：“鼠性善窜……瘘之称鼠，亦取窜通经络为义。……此病初起曰瘰疬……已成曰鼠瘘。经称‘寒热瘰疬’及‘寒热鼠瘘’，别之以此。”

③毒气：指邪恶之气。古人对足以致病的不正之气，常称为毒气，如风毒、寒毒、热毒之类。

【语译】

黄帝向岐伯问道：时发寒热的瘰疬病，多生在颈部和腋下，这是什么原因造成的？岐伯说：这都是鼠瘘病寒热的毒气，稽留在经脉中不能消除的结果。

【原文】

黄帝曰：去之奈何？岐伯曰：鼠瘘之本，皆在于脏，其末上出于颈腋之间，其浮于脉中，而未内著于肌肉，而外为脓血者，易去也。

【语译】

黄帝说：能否消除呢？岐伯说：鼠瘘的病根，都在内脏，它所标志的症状，却上出于颈腋之间，如果毒气仅是浅浮在脉中，还没有内伤肌肉腐化为脓血的，较容易治愈。

【原文】

黄帝曰：去之奈何？岐伯曰：请从其本引其末①，可使衰去而绝其寒热。审按其道以予之，徐往徐来②以去之，其小如麦者，一刺知③，三刺而已④。

【注释】

①从其本引其末：本，指发病根源，即内脏。末，指标志于外的症状。即瘰疬患处。《太素》卷二十六寒热瘰疬注："本，谓脏也，末，谓瘘处也。"从本引末，就是从病源着手治疗，以引导患部的邪毒，使之消散。

②徐往徐来：徐，缓慢。指刺治补泻手法，用针出入宜缓。《类经》十八卷第九十注："徐往徐来，即补泻之法。"

③知：指见效，少愈。

④已：指痊愈。《广雅》释诂："已，愈也。"

【语译】

黄帝说：怎样治疗呢？岐伯说：应从致病的根源着手，去治疗瘰疬，可以使毒气衰退，停止寒热的发作，要察明主病的脏腑经脉，以便循经取穴，给予刺治，用针缓入缓出，使补泻得当，以达到扶正祛邪的目的，若瘰疬初起，形小如麦粒的，针一次就能见效，针三次就可以痊愈。

【原文】

黄帝曰：决其生死奈何？岐伯曰：反其目视之，其中有赤脉，上下贯瞳子，见一脉，一岁死；见一脉半，一岁半死；见二脉，二岁死；见二脉半，二岁半死；见三脉，三岁而死，见赤脉不下贯瞳子，可治也。

【语译】

黄帝说：诊断这种病，怎样予断患者的生死呢？岐伯说：诊断的方法，可以翻开眼皮进行观察，如果眼中有赤脉，从上下贯瞳子的，是病情恶化的征兆，出现一条赤脉的，死期当在一年；出现一条半赤脉的，死期当在一年半；出现二条赤脉的，死期当在二年；出现二条半赤脉的，死期当在二年半；出现三条赤脉的，死期当在三年。如果出现赤脉并没有下贯瞳子，还可以医治。

邪客第七十一

【题解】

本篇首先以邪气侵犯人体能使人出现目不瞑之证，来说明卫气、营气、宗气的运行和功能，并提出治疗目不瞑之证的有效方剂，此外还说明了人之肢节如何与天地相应的道理以及针刺的技巧。

【原文】

黄帝问于伯高曰：夫邪气之客人也，或令人目不瞑不卧出者，何气使然？伯高曰：五谷入于胃也，其糟粕、津液、宗气分为三隧①，故宗气积于胸中②，出于喉咙，以贯心肺，而行呼吸焉。营气者，泌其津液，注之于脉，化以为血，以荣四末，内注五脏六腑，以应刻数③焉。卫气者，出其悍气之慓疾，而先行于四末、分肉、皮肤之间，而不休者也，昼日行于阳④，夜行于阴，常从足少阴之分间⑤，行于五脏六腑，今厥气客于五脏六腑则卫气独卫其外，行于阳，不得入于阴。行于阳则阳气盛，阳气盛则阳跻满，不得入于阴，阴虚，故目不瞑。

【注释】

①隧：地面以下的暗道。《类经》十八卷第八十三注："隧，道也。糟粕之道，出于下焦；津液之道，出于中焦；宗气之道出于上焦。故分为三隧。"

②胸中：此指膻中，为上气海。

③刻数：古代一个昼夜，分做一百刻，用以计算时间，从明代以后才有二十四时的分法。一小时约四刻强。营气循行于周身，一昼夜为五十周次，恰与百刻之数相应。详见本书五十营篇。

④昼日行于阳：卫气昼行于阳分．以足太阳膀胱经开始。

⑤夜行于阴，常从足少阴之分间：卫气夜行于阴分，以足少阴肾经为起点。义详本书卫气行篇。

【语译】

黄帝问伯高：邪气侵犯人体，有时使人不能闭目安眠，是什么气的变化造成的？

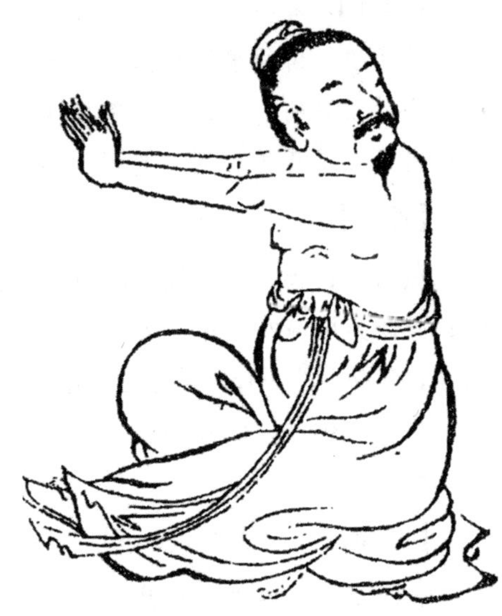

明代高濂《遵生八笺》陈希夷导引坐功图中的春分二月坐功图

伯高说：饮食物进到胃中，经过消化，其中的糟粕出于下焦；津液出于中焦；宗气出于上焦，共分三条隧道。上焦的宗气积聚在胸中，出于喉咙，贯通心肺，而行呼吸，中焦化生营气。分泌津液，渗注脉中，化为血液，外而营养四肢，内而灌注脏腑，循行于周身，与昼夜刻数按时相应，卫气，是水谷所化的悍气，流动迅猛滑利，首先行于四肢、分肉、皮肤之间，白天出表，从足太阳膀胱经开始，行于阳分，夜间入里，常以足少阴肾经为起点，行于阴分，就这样日夜不停地循行于周身。今就病理来说，若有厥逆之气留于脏腑，就会迫使卫气只能行于阳分，而不得入于阴分，由于卫气仅行于阳分，便使在表的阳气偏盛，阳气偏盛，使阳跻脉气充满，卫气不得入通于阴分外盛内衰而形成阴虚，所以不能合目，导致失眠。

【原文】

黄帝曰：善。治之奈何？伯高曰：补其不足，泻其有余[①]，调其虚实，以通其道[②]，而去其邪；饮以半夏汤一剂，阴阳已通，其卧立至。

【注释】

①补其不足，泻其有余：《类经》十八卷第八十三注："此针治之补泻也。补其不足，即阴跻所出足少阴之照海也；泻其有余，即阳跻所出足太阳之申脉也。若阴盛阳虚而多卧者，自当补阳泻阴矣。"

②以通其道：沟通阴阳经交会的道路。

【语译】

黄帝说：讲得很好。怎样治疗呢？伯高说：应当用针刺疗法，补其阴分的不足，泻其阳分的有余，以调理虚实，沟通阴阳经交会的道路，从而消除厥逆的邪气；再给服半夏汤一剂，使阴阳经气通调，便可立即安卧入睡。

【原文】

黄帝曰：善。此所谓决渎壅塞，经络大通，阴阳得和者也，愿闻其方。伯高曰：其汤方以流水千里以外者八升，扬之万遍[①]，取其清五升煮之，炊以苇薪[②]，火沸，置秫米[③]一升，治半夏[④]五合，徐炊，令竭为一升半，去其滓[⑤]，饮汁一小杯，日三，稍益，以知为度。故其病新发者，复杯则卧@，汗出则已矣；久者，三饮而已也。

【注释】

①流水千里以外者八升，扬之万遍：后世称此为千里水或长流水，取其源远流长，性能荡涤邪秽，疏通下达。"扬之万遍"，煮常流水，用杓高扬千、万遍，使水珠翻滚，名甘澜水，古人认为取此煎药，可以调和阴阳。

②炊以苇薪：用芦苇作燃料，取其火烈。

③秫米：《类经》十八卷第八十三注："秫米，糯小米也，即黍米之类，而粒小如黍，可以作酒，北人呼为小黄米，其性味甘粘微凉，能养营补阴。"李时珍说："秫，治阳盛阴虚，夜不得眠，半夏汤中用之，取其益阴气而利大肠也，大肠利则阳不盛矣。"（见《本草纲目》卷二十三谷部）

④治半夏：即经过炮制的半夏。

⑤滓（zǐ子）：指药渣。

⑥复杯则卧：将空杯口朝下放置，称为复杯，用以形容刚刚服药后，立即安卧入睡，病愈甚速。

【语译】

黄帝说：讲得好，这种针药并用的治法，可以说好象决开水道，排除瘀塞一样，使经络畅通，阴阳得到调和。希望把半夏汤方告诉我。伯高说：半夏汤方，是用千里长流水八升，先煮此水，用杓扬之千、万遍，取其轻浮在上的清水五升，以苇薪作燃料，用急火煮沸后，放入秫米一升，制半夏五合，继续用苇火慢慢地煎熬，煎至药汤浓缩到一升半时，去掉药渣，每次饮服一小杯，一日服三次，逐次稍为加量，以见效为度。如果病是新发的，服药后很快能够安眠，出了汗病就好了；病程较久的，须服至三剂才能痊愈。

【原文】

黄帝问于伯高曰：愿闻人之肢节，以应天地奈何？伯高答曰：天圆地方，人头园足方以应之，天有日月，人有两目；地有九州[①]，人有九窍[②]，天有风雨，人有喜怒；天有雷电，人有音声；天有四时，人有四肢；天有五音，人有五脏；天有六律[③]，人有六腑；天有冬夏，人有寒热；天有十日④人有手十指；辰有十二，人有足十指，茎垂[⑤]以应之，女子不足二节，以抱人形[⑥]；天有阴阳，人有夫妻；岁有三百六十五日，人有三百六十五节；地有高山，人有肩膝；地有深谷，人有腋腘；地有十二经水，人有十二经脉；地有泉脉，人有卫气；地有草蓂[⑦]，人有毫毛；天有昼夜，人有卧起；天有列星，人有牙齿；地有小山，人有小节；地有山石，人有高骨；地有林木，人有募筋；地有聚邑[⑧]，人有腘肉；岁有十二月，人有十二节[⑨]；地有四时不生草，人有无子。此人与天地相应者也。

【注释】

①九州：古代划分的区域总称，如冀、衮、青、徐、扬、荆、豫、梁、雍，为夏制九州。

②九窍：耳、目、口、鼻七窍、合前阴、后阴统称九窍。

③六律：古代六种属阳声的音律（黄钟、太簇、姑洗、蕤宾、夷则、无

射），称为六律。

④十曰：指十天干，即甲、乙、丙、丁、戊、己、庚、辛、壬、癸。

⑤茎垂：茎，男子阴茎；垂，睾丸。

⑥以抱人形：《类经》卷三第十六注："抱者，怀胎之义。"

⑦草蓂（mì 觅）：遍地丛生的野草。丹波元简《灵枢识》："草蓂，乃对下文'林木'，谓地上众草也。"

⑧聚邑：人群聚集的地方。

⑨十二节：左右腕、肘、肩、髀、膝、踝关节的总称。《类经》卷三第十六注："四肢各三节，是为十二节。"

【语译】

黄帝问伯高说：人的肢体怎样和天地自然的现象相应呢？希望告诉我。伯高回答说：天是圆的，地面是方的，人体头圆足方和天地上下相应；天有日月，人有两目；大地有九州，人身有九窍；天有风雨的气候变化；人有喜怒的情志活动；天有雷电，人有声音；天有四季，人有四肢；天有五音，人有五脏；天有六律，人有六腑；天有冬夏相对的变迁；人有寒热不同的表现；天有十干，人有手十指；地有十二辰，人有足十趾，加上阴茎、睾丸也是十二，女子除十趾之外，虽有不同，但能够怀孕；天有阴阳相交，人有夫妻配偶：一年有三百六十五天，人有三百六十五个关节；地有高山，人有肩、膝；地有深谷，人有腋窝和腿窝；地面上有十二条较大的河流，人体有十二条主要的经脉；地下有腺脉流通，人体有卫气运行；地上生丛草，人身有毫毛；天有昼夜，人有起卧；天有列星，人有牙齿；地上有小山，人体有小关节；地有山石，人有高骨；地面上有树木成林，人体内有筋膜密布；地上有人群会集的城镇，人体有肌肉隆起的所在；一年有十二个月，人的四肢共有十二关节；大地有四时不生草木的，人也有终身不生育女子的。这些，就是人体和自然界相应的现象。

【原文】

黄帝问于岐伯曰：余愿闻持针之数，内针之理，纵舍[①]之意，扞皮[②]开腠理，奈何？脉之屈折，出入之处，焉至而出，焉至而止，焉至而徐，焉至而疾，焉至而入[③]？六腑之输于身者，余愿尽闻其序，别离之处，离而入阴，别而入阳，此何道而从行？愿尽闻其方。

【注释】

①纵舍：指缓用针和舍针而不用，《类经》二十卷第二十三注："纵，言从缓；舍，言弗用也。"

②扞（gǎn 赶）皮：扞，《集韵》：与擀同，以手伸物也。"扞皮"就是用手

力以伸展肌肤的纹理，并随经取穴浅刺其皮层，使腠理开泄，刺皮而不伤肉的一种针法。马莳："所谓扞皮开腠理者，因其分肉之在何经，而扞分其皮，以开其腠理而入刺之也。"

③焉至而出……焉至而入：出、止、徐、疾、入，是提问五脏经脉腧穴流注的所在。《太素》卷九脉行同异注："举其五义，问五藏脉行处。"

【语译】

黄帝问岐伯说：我希望听你谈谈关于用针的技术，进针的原理，缓用针或不同针的意义，以及扞皮肤、开腠理的刺法等等，究竟是怎样的？又五脏经脉的屈折、出入之处，它们流注的过程，是到那里而出，到那里而止，到那里而慢，到那里而快，到那里而入？又是怎样流注于六腑的腧穴以至全身的？所有这些经脉循序运行的情况，我也都希望得到了解。再如，经脉的支别离合之处，阳经是怎样从腧穴别出走入阴经；阴经又是怎样由腧穴别出走入阳经的？它们之间是通过哪条道理而沟通的？希望你说明这些道理。

【原文】

岐伯曰：帝之所问，针道毕矣。黄帝曰：愿卒闻之，岐伯曰：手太阴之脉，出于大指之端，内屈，循白肉际[①]，至本节[②]之后太渊。留以澹[③]外屈，上于本节下。内屈，与诸阴络会于鱼际，数脉并注，其气滑利，伏行壅骨[④]之下，外屈出于寸口而行，上至于肘内廉，入于大筋之下，内屈上行臑阴[⑤]，入腋下，内屈走肺。此顺行逆数之屈折[⑥]也。

【注释】

①白肉际：际，分界线，手足四肢内、外侧的皮肉有赤白之分。在上肢部，内侧（手掌侧）为阴面，皮色较白，叫作白肉际；外侧（手背侧）为阳面，皮色较深，叫作赤肉际。下肢部相同。《类经》二十卷第二十三注："凡人身经脉阴阳，以紫白肉际为界紫者在外属阳分；白者在内属阴分。大概皆然。"

②本节：即手足指（趾）和掌相连的关节，在手足背部外形隆起处。手足各十个本节。

③留以澹：《类经》二十卷第二十三注："澹，水摇貌，脉至太渊而动故曰留以澹也。"即脉气会聚于太渊穴处，而形成寸口动脉。

④壅骨：《太素》杨注："壅骨，谓手鱼骨也。"沈彤《释骨》："手大指本节后，起骨曰壅骨。"

⑤臑（nào闹）阴：肩部以下，肘部以上的部分，即上膊。《太素》卷九脉行同异注："臑阴，谓手三阴脉行于臑中，故曰臑阴。"

⑥此顺行逆数之屈折：肺经之脉，从脏走手为顺行，从手走肺为逆行。逆数，

指逆行的次序，《太素》卷九脉行同异注："其屈折从手向身，故曰逆数也。"

【语译】

岐伯说：你所提的问题，针法的要理尽在其中了。黄帝说：请你具体地讲讲。岐伯说：手太阴经脉，出于大指的尖端，向内屈折，沿着内侧的白肉际，至大指本节后的太渊穴，经气汇流于此，而形成寸口动脉；然后屈折向外，上行至本节之下，又向内屈行，和诸阴络会合在鱼际部，由于几条阴经之脉都输注于此，其脉气流动滑利，伏行于大指本节后隆起的"壅骨"之下，再由此屈折向外，浮出于寸口部，循经上行，达到肘内侧，进入大筋之下，又向内屈折上行，通过臑部的内侧入腋下，向内屈行走入肺中。这就是手太阴肺经由手向胸逆行屈折出入的次序。

【原文】

心主之脉，出于中指之端[①]，内屈，循中指内廉以上，留于掌中[②]，伏行两骨之间，外屈，出两筋之间，骨肉之际[③]，其气滑利，上行三寸，外屈出行两筋之间，上至肘内廉，入于小筋之下，留两骨之会[④]，上入于胸中，内络于心脉。

【注释】

①中指之端：指中冲，为井穴，五腧之一。《类经》二十卷第二十三注：中指之端，中冲井也。"

②掌中：指劳宫，为荥穴，五腧之一。《类经》二十卷第二十三注："内屈循中指以上掌中，劳宫荥也。"

③骨肉之际：指大陵，为腧穴。五腧之一。《类经》二十卷第二十三注："外屈出两筋之间，骨肉之际，大陵腧也。"

④留两骨之会：指曲泽，为合穴，五腧之一。《类经》二十卷第二十三注："留两骨之会者，曲泽合也。"

【语译】

心主手厥阴经脉，出于中指尖端，由此向内屈折，沿着中指内侧上行，流注到掌中，伏行在两骨之间，又向外屈行出于两筋的中间，骨肉的交界。它的脉气流动滑利，去腕上行三寸后，向外屈折出行于两筋的中间，上到肘内侧，进入小筋之下，流注于两骨的会合处，再沿臂上行入于胸中，内络于心脉。

【原文】

黄帝曰：手少阴之脉独无腧[①]，何也？岐伯曰：少阴，心脉也。心者，五脏六腑之大主也，精神之所舍也，其脏坚固，邪弗能容也，容之则伤心，心伤则神去，神去则死矣。故诸邪之在于心者，皆在于心之包络。包络者，心主之脉[②]

也，故独无腧焉。

【注释】

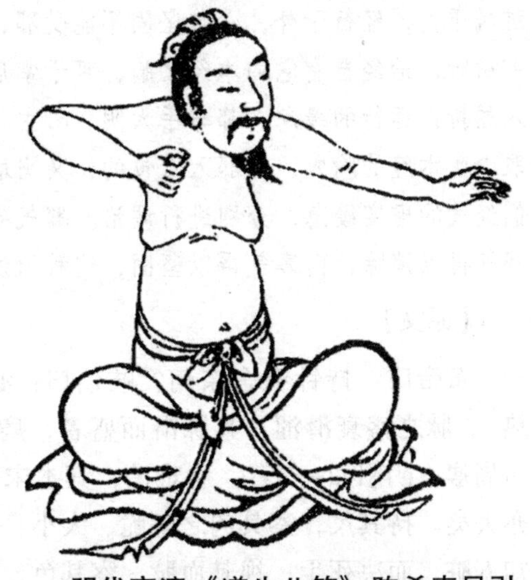

明代高濂《遵生八笺》陈希夷导引坐功图中的清明三月节坐功图

①手少阴之脉，独无腧：十二经脉本来各有特定的腧穴（井、荥、腧、经、合），但据前《本输篇》中记载：心经所取的腧穴，实际是心包络经之所属。因此，这里有“手少阴之脉，独无腧”的提问。《类经》二十卷第二十三注：“手少阴，心经也；手厥阴，心包络经也。经虽分二，藏实一原。凡治病者，但治包络之腧，即所以治心也。故少阴一经，所以独无腧焉。”

②心主之脉：包络为心的外卫，而受心所主宰，所以称包络为心主之脉。

【语译】

黄帝说：手少阴经脉，为什么独没有腧穴呢？岐伯说：手少阴，是心脉，心是五脏六腑的主宰，又是蕴藏精神的中枢，它的器质坚固，是不容邪气侵入的。假使有邪气侵入，就会损伤心脏，以至神气耗散，人即死亡。因此，凡是各种病邪侵犯心脏的，都在心的包络上，因为包络，是心主之脉，能够代心受邪，取其腧穴，可以刺治心病，所以手少阴心经独没有腧穴。

【原文】

黄帝曰：少阴独无腧者，不病乎？岐伯曰：其外经病而脏不病①，故独取其经于掌后锐骨之端②。其余脉出入屈折，其行之徐疾，皆如手太阴心主之脉行也。故本腧者，皆因其气之虚实疾徐以取之，是谓因冲③而泻，因衰而补，如是者，邪气得去，真气坚固，是谓因天之序。

【注释】

①其外经病而脏不病：《类经》二十卷第二十三注：“凡脏腑经络，有是脏则有是经。脏居于内，经行于外，心脏坚固居内，邪弗能容，而经则不能无病。”

②掌后锐骨之端：指手少阴心经的神门穴。

③冲：《太素》卷九脉行同异注：“冲，盛也。”

【语译】

黄帝说：手少阴心经独没有腧穴，难道它不受病吗？岐伯说：脏腑各有经络，脏居于内，经行于外，心脏坚固不能受邪，而外行的经脉不能无病，因此，在心经有病时，治经自有它的本经之腧，可于掌后锐骨之端，独取神门穴。其余经脉的出入屈折，运行的缓急，都与手太阴、心主二脉循行的情况相似，所以病在心经，可取少阴本经的腧穴，而邪入心包的，又当取心主本经的腧穴，治疗时，都要根据他们经气的虚实缓急，分别进行调治。邪气盛的用泻法，正气虚的用补法。这样，使邪气得以消除，而真气得以坚固，这种治法，是符合自然规律的。

【原文】

黄帝曰：持针纵舍奈何？岐伯曰：必先明知十二经脉之本末①，皮肤之寒热②，脉之盛衰滑涩，其脉滑而盛者，病日进；虚而细者，久以持；大以涩者，为痛痹；阴阳如一③者，病难治，其本末④尚热者，病尚在；其热已衰者，其病亦去矣。持其尺，察其肉之坚脆、大小、滑涩、寒温、燥湿。因视目之五色，以知五脏，而决死生；视其血脉，察其色，以知其寒热痛痹⑤。

【注释】

①本末：此指经脉的起止及所过之处。又，《太素》卷二十二刺法注："起处为本，出处为末。"

②皮肤之寒热：指触诊所得之皮肤寒或热。《太素》卷二十二刺法注："皮肤热即血气通，寒即脉气壅也。"

③阴阳如一：《类经》二十卷第二十三注："表里俱伤，血气皆败者，是为阴阳如一，刺之必反甚，当舍而勿针也。"又，马莳："人迎气口若一，则脉为关格，病当难治。"兹从《类经》注。

④本末：这里指胸腹为本，四肢为末。

⑤察其色，以知其寒热痛痹：视察肤色。可以测知寒热痛痹，是古代尺肤诊法之一。如《素问》皮部论："其色多青则痛，多黑则痹，黄赤则热，多白则寒，五色皆见，则寒热也。"

【语译】

黄帝问：持针纵舍是怎样的呢？岐伯说：首先必须明确十二经脉的起止，以及诊察皮肤的寒热，脉象盛衰、滑涩，然后才能决定针刺的方法是否当用，如脉滑而有力的，是病情日趋严重之象；脉细而无力的，是久病气虚；脉大而涩的，是痛痹。以上病例，都难取速效，刺治当从缓。若表里俱伤，气血皆败的，病难治，不宜针刺。凡胸腹和四肢还在发热的，是病邪未除，热退才能病愈，方可停止用针。通过诊尺肤可以观察患者肌肉的坚实或脆弱，脉象的大小、滑涩，皮肤的寒温、燥湿等。观察两目的五色，可以分辨五脏的病变，予断死生；观察血络反映于外部的色泽，可以诊知寒热痛痹等症。

【原文】

黄帝曰：持针纵舍，余未得其意也。岐伯曰：持针之道，欲端以正，安以静，先知虚实，而行疾徐，左手执骨，右手循之，无与肉果[①]，泻欲端以正，补必闭肤，辅针导气，邪得淫泆[②]，真气得居。

【注释】

①无与肉果：指针刺时不可用力过猛，以防止病人感应过激，使肌肤急剧收缩，以致针被肉裹，易于发生弯针、滞针等不良后果。

②淫泆：水满而放滥外溢之意。这里是指邪气溃散。

【语译】

黄帝说：持针纵舍的操作方法，我还不理解。岐伯说：用针的道理，要端正态度，安静心情，先察明病症的虚实，然后再施行缓急补泻的手法，用左手把握骨骼的位置，右手循穴进针，但不可用力过猛，防止针被肉裹，泻法必须垂直下针，补法出针时，必须闭其针孔，并用辅助行针的手法，以导引正气，使邪气溃散，真气得以内守。

【原文】

黄帝曰：扞皮开腠理奈何？岐伯曰：因其分肉，在别其肤[①]，微内[②]而徐端之，适神不散，邪气得去。

【注释】

①在别其肤：《太素》卷二十二刺法注：肤，皮也。以手按得分肉之穴，当穴皮上下针，故曰在别其肤也。”

②内：同纳，指进针刺入的意思。

【语译】

黄帝说：扞皮肤、开腠理的刺法，是怎样来操作呢？岐伯说：以手按得分肉的穴位，在当穴的皮上下针，但要轻微地用力，慢慢地垂直进针，这种刺皮而不伤肉的针法，可以恰使神气不致散乱而又能达到开泄腠理、排除病邪的效果。

【原文】

黄帝问于岐伯曰：“人有八虚[①]，各何以候？岐伯答曰：以候五脏。黄帝曰：候之奈何？岐伯曰：肺心有邪，其气留于两肘[②]；肝有邪，其气流于两腋[③]；脾有邪，其气留于两髀[④]；肾有邪，其气留于两腘[⑤]。凡此八虚者，皆机关之室[⑥]，真气之所过，血络之所游，邪气恶血，固不得住留，住留则伤筋络骨节，机关不得屈伸，故拘挛也。

【注释】

①八虚：两肘、两腋、两髀、两腘虚弱，叫作八虚。《太素》卷二十二刺法注："八虚者，两肘、两腋、两髀、两腘，此之虚，故曰八虚。"

②肺心有邪，其气留于两肘：肺与心的经脉都属于手经，肺经之穴尺泽，心经之穴少海都在肘间，故邪气乘虚而聚，多在两肘。

③肝有邪，其气流于两腋：肝胆经脉行于胁腋，出于期门、渊液等穴，故邪有所聚，多在两腋。

④脾有邪，其气留于两髀：髀即胯部。脾的经脉从胫股上出冲门，故邪气留于髀胯之间，病在脾经。

⑤肾有邪，其气留于两腘：即膝后曲弯处。肾的经脉上行出于膝弯阴谷等穴，故邪气留于两腘，病在肾经。

⑥机关之室：犹言运动的枢纽，气血要会的所在。《类经》十四卷第十五注："机，枢机也；关，要会处也。"

【语译】

黄帝问：人身有八虚，能分别诊察什么疾病呢？岐伯答：可以诊察五脏的病变。黄帝说：怎样诊察呢？岐伯说：肺与心有了邪气，能随着它的经脉流注到左右两肘；肝有了邪气，能随着经脉流注到两腋窝；脾有了邪气，能随着经脉流注到两髀（胯部）；肾有了邪气，能随着经脉流注到两腘（膝窝）。左右肘、腋、髀、腘的部位，叫作八虚，都是四肢关节屈伸的枢纽，也是真气和血络通行会合的要处，因此，不能容让邪气恶血停滞在这些部位，如果有邪气恶血停留，就会损伤经络筋骨，以致关节的枢纽不得屈伸，所以发生拘挛的症状。

通天第七十二

【题解】

天，指先天禀赋。因文中主要论述人体的素质有阴阳气血偏多偏少之分，而这种差异皆出于先天禀赋，所以篇名为"通天"。

【原文】

黄帝问于少师曰：余尝闻人有阴阳，何谓阴人？何谓阳人？少师曰：天地之间，六合之内，不离于五，人亦应之，非徒一阴一阳而已也。而略言耳，口弗能遍明也。

黄帝曰：愿略闻其意，有贤人圣人，心能备而行之乎[①]？少师曰：盖有太阴之人、少阴之人、太阳之人、少阳之人、阴阳和平之人。凡五人者，其态不同，其筋骨气血各不等。

黄帝曰：其不等者，可得闻乎？少师曰：太阴之人，贪而不仁，下齐湛湛[②]，好内而恶出，心和[③]而不发，不务于时，动而后之[④]。此太阴之人也。少阴之人，小贪而贼心，见人有亡，常若有得，好伤好害，见人有荣，乃反愠怒，心疾而无恩[⑤]。此少阴之人也。太阳之人，居处于于[⑥]，好言大事，无能而虚说，志发于四野，举措不顾是非，为事如常自用，事虽败而常无悔。此太阳之人也。少阳之人，禔谛[⑦]好自贵，有小小官，则高自宜，好为外交而不内附。此少阳之人也。阴阳和平之人，居处安静，无为惧惧，无为欣欣，婉然从物，或与不争，与时变化，尊则谦谦，谭而不治[⑧]，是谓至治。

古之善用针艾者，视人五态乃治之，盛者写之，虚者补之。

黄帝曰：治人之五态奈何？少师曰：太阴之人，多阴而无阳，其阴血浊，其卫气涩，阴阳不和，缓筋而厚皮，不乏疾写，不能移之。少阴之人，多阴少阳，小胃而大肠[⑨]，六府不调，其阳明脉小，而太阳脉大，必审调之，其血易脱，其气易败也。太阳之人，多阳而少阴，必谨调之，无脱其阴，而写其阳，阳重脱者易狂[⑩]，阴阳皆脱者，暴死不知人也。少阳之人，多阳少阴，经小而络大，血在中而气外，实阴而虚阳，独写其络脉则强，气脱而疾，中气不足，病不起也。阴阳和平之人，其阴阳之气和，血脉调，谨诊其阴阳，视其邪正，安容仪，审有余不足，盛则泻之，虚则补之，不盛不虚，以经取之。此所以调阴阳，别五态之人也。

黄帝曰：夫五态之人者，相与毋故，卒然新会，未知其行也，何以别之？少师答曰：众人之属，不如五态之人者，故五五二十五人，而五态之人不与焉。五态之人尤不合于众者也。

黄帝曰：别五态之人奈何？少师曰：太阴之人，其状黮黮然[⑪]黑色，念然下意[⑫]，临临然[⑬]长大，腘然未偻[⑭]。此太阴之人也。少阴之人，其状清然窃然[⑮]，固以阴贼，立而躁崄[⑯]，行而似伏。此少阴之人也。太阳之人，其状轩轩储储[⑰]，反身折腘[⑱]。此太阳之人也。少阳之人，其状立则好仰，行则好摇，其两臂两肘则常出于背。此少阳之人

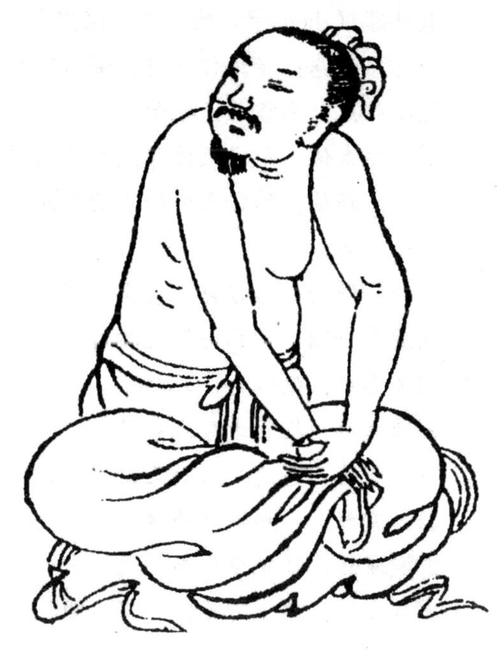

明代高濂《遵生八笺》陈希夷导引坐功图中的立春正月坐功图

也。阴阳和平之人，其状委委然[19]，随随然[20]，颙颙然[21]，愉愉然[22]暶暶然[23]，豆豆然[24]，众人皆曰君子。此阴阳和平之人也。

【注释】

①心能备而行之乎：郭霭春：‘心’应作‘必’，形误。‘行’，应作‘衡’，声误。

②下齐湛湛：下齐，形容谦虚下气，待人周到，伪装正经。湛湛，深貌。这里是形容深藏险恶之心。

③和：《甲乙经》卷一第十六作“抑”。

④不务于时，动而后之：即不识时务，只知利己，行动后发制人。又“之”《甲乙经》卷一第十六作“人”。

⑤心疾而无恩：疾，通嫉。意为对人心怀妒嫉而忘恩负义。

⑥于于：得意自足的样子。

⑦諟谛（shì dì 是帝）：意即反复考察研究，做事精细审慎。

⑧谭而不治：谭同谈，意即用说服的方法感化人，而不是用压服的方法统治人。

⑨小胃而大肠：肠指小肠。

⑩阳重脱者易狂：虚阳浮越，易发狂躁。为阳气欲脱的先兆。

⑪黮黮（zhén 珍）然：黮，深黑色，黮黮然，形容面色阴沉的样子。

⑫念然下意：指故作姿态，谦虚下气。

⑬临临然：形容长大之貌。

⑭腘然未偻：形容故作卑躬屈膝的姿态，并非真有佝偻病。

⑮清然窃然：形容言貌似乎清高而又行动鬼祟，偷偷摸摸。

⑯崄：同险。

⑰轩轩储储：形容自尊自大的样子。

⑱反身折腘：形容仰腰挺胸时，身躯向后反张，膝窝随之曲折的样子。

⑲委委然：雍容自得的样子。

⑳随随然：指善于顺应环境。

㉑颙颙然：态度严正而又温和的样子。

㉒愉愉然：和颜悦色的样子。

㉓暶暶然：目光慈祥和善的样子。

㉔豆豆然：举止有度，处事分明。

【语译】

黄帝问少师说：我曾听说人有属阳、属阳之分，那么，怎么叫阴人，又怎么叫阳人呢？少师说：天地之间，六合之内，一切均不离“五”。人与之相应，并不是只有相对的一阴一阳。只能简而言之，不可能全部说到啊。

黄帝说：希望简单地说给我听听。比如有贤人，圣人，他们的禀赋是否阴阳兼备而各异呢？少师说：一般地说，大约有：太阴之人、少阴之人、太阳之人、少阳之人、阴阳平和之人。凡此五种人，形态不同，筋骨、气血，也各有差异。

黄帝说：他们的不同特点可说来听听吗？

少师说：太阴型的人，贪而不仁，表面谦和贪得而怕失，心地像是很柔和的样子，实则喜怒不形于色，从不趋时先动，惯于后发制人。

少阴型的人，贪小利而暗藏贼心，看到别人遭受损失，便像自已有所得一样的高兴，好搞破坏伤害人，见到别人有荣誉，便反感气愤，心怀嫉妒，无恩无义。

太阳型的人，到处忙乱，好说大话，无能力，喜空谈，雄心壮志发乎四野，举手顿足，不顾是非，常常意气用事，而且虽屡遭失败，也不知悔改。

少阳型的人，作事精细，很有自尊心，稍有地位就高傲自得，喜欢出头露面，而乏内在深沉。

阴阳和平的人，起居安闲，无所谓恐惧，也无所谓过分辛苦，遵循事物发展变化的规律，遇事不与人争，善于适应变化，有尊贵的地位时，往往更谦逊，靠说服而不是压制迫害，具有所谓的最高的治世之术。

古代善用针灸疗法的，根据人的五种形态而施治，盛的就用泻法，虚的就用补法。

黄帝说：对待五种形态的人，怎样分别治疗呢？

少师说：太阴型的人，体质多阴而无阳，他的阴血浓浊，卫气运行滞涩，阴阳不能调和，筋缓而皮厚，不用疾泻的针法，病情就不可能好转。少阴型的人，阴多而阳少，胃小而肠大，六腑的功能不能协调，足阳明胃经的脉气小，而手太阳小肠经的脉气大，必须仔细审察后再进行调治，否则，其血易于脱耗，真气易于衰败。

太阳型的人，阳太多而阴少，必须谨慎地调治，不能再泻其阴，只可单泻其阳，但如果阳气过度损伤，就容易导致阳气外脱而使人发狂；如果阴阳都过度脱耗，人就会突然死亡或晕死不知人事。少阳型的人，阳多而阴少，经脉小而络脉大，由于血脉在中而气在外，治疗时当充实其阴经，而泻其阳络。但如果单独泻其阳络太过，以致气脱而形成中气不足，就很难治愈了。

阴阳平和的人，阴阳之气协调，血脉和顺，应谨慎地诊察其阴阳的变化，观察其邪正的盛衰，并端详其容貌和仪表，再研究他是在哪一方面有余或不足。凡邪气亢盛，就用泻法；正气不足，就用补法；若没有明显的盛虚，就从病症所在的本经进行治疗。以上就是调和阴阳，分别五种人而施治的原则与方法。

黄帝说：这五种形态的人，从来没有遇到过，卒然相遇，就不知道他们平日的情况，应怎样区别呢？少师说：在人群中，鲜知上述五种人，因人实有五五二十五种，都存在某一方面的表现不太突出的现象，而上面五种人，实与众不同，五种禀性特别突出。

黄帝说：这五种人的不同形态，怎样辨别呢？

少师说：太阴型的人，肤色深黑无光，外貌似很谦虚，身体本来高大，可是卑躬屈膝，故作姿态，并非真有佝偻病。

少阴型的人，外貌好像很清高，但有偷偷摸摸的作风，站立时躁动不安，行动时又好像俯伏着不能直立一样。太阳型的人，其外貌扬扬自得，表现出骄傲自满的样子，挺胸凸肚，但又好像身躯向后反张和两臂曲折一样。

少阳型的人，站立时头喜欢向后仰，行走时身体摇摆不定，两臂两肘经常反挽在背后。

阴阳和平的人，外貌雍容稳重，从容不迫，态度温恭严正，待人和颜悦色，目光慈祥和善，言行举止条理分明而不紊乱，大家都称他们为君子。

卷之十一

官能第七十三

【题解】

官，任用的意思；能，指技能。因本篇在篇末指出，要根据每一个人的能力、性情、志趣和特点，传授不同的知识与技术，给予不同的工作，这样才能使其以挥特长，故篇名为“官能”。

【原文】

黄帝问于岐伯曰：余闻九针于夫子众多矣，不可胜数。余推而论之，以为一纪[①]，余司诵之，子听其理，非则语余，请正其道，令可久传，后世无患，得其人乃传，非其人勿言。岐伯稽首再拜曰：请听圣王之道。

【注释】

①以为一纪：归纳整理，使条理分明、完整扼要，成为系统的理论。

【语译】

黄帝说：我听你讲解九针的道理很多了，已不可用数字计算，我推究其中的道理，经过归纳整理，成为系统的理论，现在读出来给你听，如果理论上有错误的地方，就请告诉我加以修正，使它长久地流传，使后世得到正确理论而不蒙受灾患，当然要传教合适的人，那些不适合学习继承的人，不能对他们说。岐伯行礼再拜地答道：请让我恭敬地听这些神圣的道理吧。

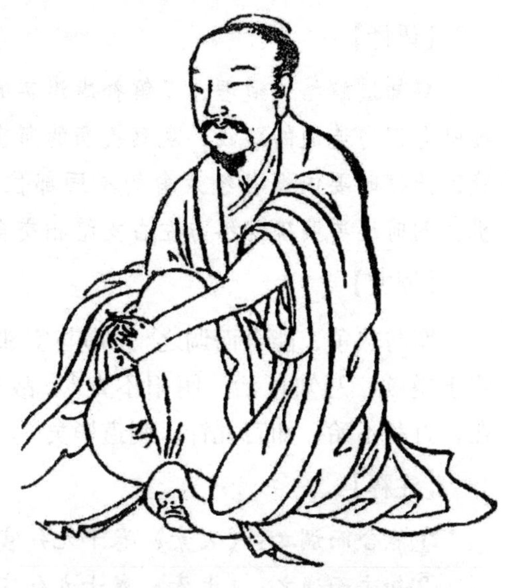

明代高濂《遵生八笺》陈希夷导引坐功图中的立夏四月坐功图

【原文】

黄帝曰：用针之理，必知形气之所在，左右上下①，阴阳表里，血气多少，行之逆顺②，出入之合。谋伐有过。

【注释】

①左右上下：《太素》卷十九知官能注："肝生于左，肺藏于右，心部于表，肾治于里，男左女右，阴阳上下，并得知之。"

②行之逆顺：指经气运行之逆顺情况。《类经》十九卷第十注："阴气从足上行，至头而下行循臂；阳气从手上行至头而下行至足。故阳病者，上行极而下，阴病者，下行极而上。反此者，皆谓之逆。"

【语译】

黄帝说：有针的道理，必须知道脏腑形气所在的上下左右的部位，分别阴阳表里的病机，以及十二经脉气血的多少，经气运行的逆顺情况，血气出入交会有腧穴，这样才可以作出准确治疗，防止诛伐无过。

【原文】

知解结，知补虚泻实，上下气门①，明通于四海，审其所在，寒热淋露②荥输异处，审于调气，明于经隧，左右支络，尽知其会。

【注释】

①气门：这里指俞穴而言。

②淋露：作疲困解。《研经言》卷二释露："按'淋露'，即'羸露'，古者以为疲困之称。《左》昭元年传：'勿使有所雍闭湫底以露其体。'注：'露，羸也。''淋'，古多作'瘽'。《汉书》有'瘽疲'之病，是'淋'亦通'疲'。

【语译】

要知道解结的道理，了解补虚泻实的原则，各经经气上下交通的门户，明确经脉与四海连通的路线，观察疾病的所在，以及病发寒热、羸弱疲困等的虚实证状，治疗时要依据各经荥俞的不同部位以选取相应的穴位，并且精审地调理气机，同时还要明确经络与左右支络相交会的地方。

【原文】

寒与热争，能合而调之[①]；虚与实邻，知决而通之[②]；左右不调，把而行之；明于逆顺，乃知可治。阴阳不奇[③]，故知起时，审于本末，察其寒热，得邪所在，万刺不殆。知官九针，刺道毕矣[④]。

【注释】

①能合而调之：《太素》卷十九知官能注："阴阳之气不和者，皆能和之。"

②知决而通之：《太素》卷十九知官能注："虚实二气不和，通之使平"；孙鼎宜曰："此谓虚实疑似之证。当决其是非也。"这里从《太素》注。

③阴阳不奇（yǐ倚）：《周礼》大祝杜注："奇，读曰倚。"倚有偏义，阴阳不奇，即阴阳不偏之义。

④审于本末……刺道毕矣：《类经》十九卷第十注："本末，标本也。寒热，阴阳也。官，任也。九针不同，各有所宜，能知以上之法而任用之，则刺道毕矣。"

【语译】

寒热交争的病，阴阳不调的要调和它；虚实疑似的病，要辨别清楚而通调平定，左右不协调的病，应左病刺右，右病刺左，用缪刺法治疗；还要明确经脉循行的顺逆'一般说来，顺的易治，逆的难治。脏腑阴阳调和，就可知病愈之时，审查清楚疾病的标本、阴阳，确定邪气所在部位，针刺治疗就不会错误，再掌握了九针的不同性能，针刺治法就全面了。

【原文】

明于五腧，徐疾所在[①]，屈伸出入，皆有条理[②]。言阴与阳，合于五行，五脏六腑，亦有所藏[③]，四时八风[④]，尽有阴阳，各得其位，合于明堂，各处色部，五脏六腑，察其所痛，左右上下[⑤]，知其寒温，何经所在。

【注释】

①明于五腧，徐疾所在：马莳："五脏有井荥俞经合之五俞，六腑有井荥俞原经合之六俞，然六腑之原并于俞，则皆可称为五俞也。徐疾者，针法也，小针解云：'徐而疾则实，疾而徐则虚'是也。"

②屈伸出入，皆有条理：《太素》卷十九知官能注："行针之时，须屈须伸，针之入出、条理并具知之。"马莳曰："屈伸出入者，经脉往来也。"对于"屈伸"的解释，前者指行针时的体位，后者指经脉运行的方向。这里从《太素》注。

③五脏六腑，亦有所藏：《太素》卷十九知官能注："五脏藏五神，六腑藏五谷。"

④四时八风：《太素》卷十九知官能注："八风，八节之风也。"

⑤察其所痛，左右上下：《太素》卷十九知官能注："察五色，知其痛在五脏六腑，上下左右。"

【语译】

要明确手足十二经的井、荥、腧、经、合都有一定主治范围，徐疾补泻的手法的施用，及行针时体位的屈伸和针的出入也都有一定的规律可循。五脏六腑合于天地阴阳五行，五脏贮藏精气，六腑传化水谷。四时八节的风，都有阴阳之分，侵犯人体那一个部位和脏腑就集中地在明堂部位表现出相应的颜色，同时五脏六腑的病变，也分别在各自相应的颜色部分表现出病色，根据这些就可以知道病痛是寒是热，病在哪一经了。

【原文】

审皮肤之寒温滑涩，知其所苦，膈有上下，知其气所在①，先得其道，稀而疏之，稍深以留②，故能徐入之。大热在上，推而下之；从下上者，引而去之；视前痛者，常先取之。大寒在外，留而补之；入于中者，从合泻之。针所不为，灸之所宜。

【注释】

①膈有上下，知其气所在：指横膈的上下分布着不同的脏器，应该知其病气的在上在下，以进一步察知何脏的病变。

②先得其道，稀而疏之，稍深以留：马莳："先得其经脉之道，然后可以用针，稀者，针之少也；疏者，针之阔也；深者，深入其针也，留者，久留其针也"。

【语译】

审察皮肤的寒温滑涩，就可知病的阴阳虚实；膈上为心肺所居，膈下为肝脾肾所居，审察膈的上下，可知病气所在部位。先掌握经脉循行的道理，然后可以用针，要根据病情，正确选取穴位，若正气不足的，用针宜少而进针要慢，进到一定深度后，久留其针。热病在上半身的，用高者抑之的治法，推热下行，使下和于阴；热由下而上的，也应当导引其上逆的邪气逐渐散去。病分先后，一般说，先病的当先治。大寒在表的，当留针以补阳，助阳以胜寒；如寒邪入于里的，宜取合穴使寒邪从肠中泻出。寒病而用针不适宜的，可以改用艾灸法。

【原文】

上气不足，推而扬之，下气不足，积而从之[①]，阴阳皆虚，火自当之[②]。厥而寒甚，骨廉陷下，寒过于膝，下陵三里[③]。

【注释】

①上气不足……积而从之：《太素》卷十九知官能注："上气不足，谓膻中气少，可推补令盛。扬，盛也。下气不足，谓肾间动气少者，可补气聚。积，聚也。从，顺也。"另，《类经》十九卷第十注："推而扬之，引致其气，以补上也；积而从之，留针随气，以实下也。"两义可并参。

②阴阳皆虚，火自当之：马莳："阴阳皆虚，而针所难用，则用火以灸之。"

③下陵三里：按：《荀子》富国杨惊注："陵，侵陵。"引伸有"取"义，"下陵三里"，可理解为"下取三里。"又，下陵为三里之别名，见本书九针十二原篇，兹取此义。

【语译】

上气不足的，可以用引导推补的方法使其气充盛；下气不足的，可以用留针随气的方法以补肾气，阴阳两虚的病，不能用针刺治疗，可以用艾灸治。寒气厥逆，寒过于膝部的，或骨边的肌肉下陷的，要灸足三里穴。

【原文】

阴络所过，得之留止。寒入于中，推而行之[①]，经陷下者，火则当之[②]。结络坚紧，火之所治。不知所苦，两跻之下[③]，男阳女阴，良工所禁[④]，针论毕矣。

【注释】

①寒入于中，推而行之：《类经》十九卷第十注："寒留于络，而入于经，当用针推散而行之。"

②经陷下者，火则当之：《太素》卷十九知官能注："火气强盛，能补二虚。"按：此处"二虚"，指前文"阴阳皆虚"而言。

③两跻之下：楼英："两跻之下，照海，申脉二穴。"

④男阳女阴，良工所禁：《太素》卷十九知官能注："有病不知所痛，可取阴阳二跻之下，二跻之下，男可取阴，女可取阳，是疗不知所痛之病，男阳女阴，二跻之脉，不可取之。"

【语译】

寒邪从阴络经过，得之而停留不去，如寒入于经中，当用针行散，如寒邪凝结，经气陷下的，当用火灸治，以散寒邪，若络脉结而坚紧的，也用灸法治疗，有不知确切部位的疼痛，当灸阳跻所通的申脉穴和阴跻所通的照海穴，男子取阳跻，女子取阴跻，若男取阴跻而女取阳跻，就犯了治疗上的错误，能掌握和通晓这些道理，用针的理法就完备了。

【原文】

用针之服[①]，必有法则[②]，上视天光，下司八正[③]，以辟奇邪[④]，而观[⑤]百姓，审于虚实，无犯其邪，是得天之露，遇岁之虚[⑥]，救而不胜，反受其殃。故曰：必知天忌，乃言针意。法于往古，验于来今，观于窈冥[⑦]，通于无穷，粗之所不见，良工之所贵，莫知其形。若神髣髴[⑧]。

【注释】

①服：《素问》八正神明论王冰注："服，事也。"

②法则：《素问》八正神明论王冰注："法，象也。则，准也。"

③下司八正：下以候八节之正气。丹波元简："司，伺通。"伺有候义。八正，《素问》八正神明论王冰注："八正，谓八节之正气也。"

③以辟奇邪：《太素》卷十九知官能注："学用针法，须上法日月星辰之光，下司八节正风之气，以除奇邪。"辟，祛除之意。

⑤观：这里作昭示解。《汉书》宣帝记："观以珍宝。"颜注："观，示也。"

⑥得天之露，遇岁之虚：《类经》十九卷第十注："天之风雨不时者，皆谓之露。"天之露指自然界与时令不符的风雨灾害。岁之虚，指岁气不及所出现的反常气候，如春不温，夏不热等。

⑦窈冥：《素问》示从容论王冰注："窈冥谓不可见者。"泛指微渺难见的变化。

⑧法于往古……若神髣髴：《太素》卷十九知官能注："法于往古，圣人所行。逆取将来得失之验，亦检当今是非之状，又观窈冥微妙之道，故得通于无穷之理，所得皆当，不似粗工以意，唯瞩其形，不见于道，有同良材神

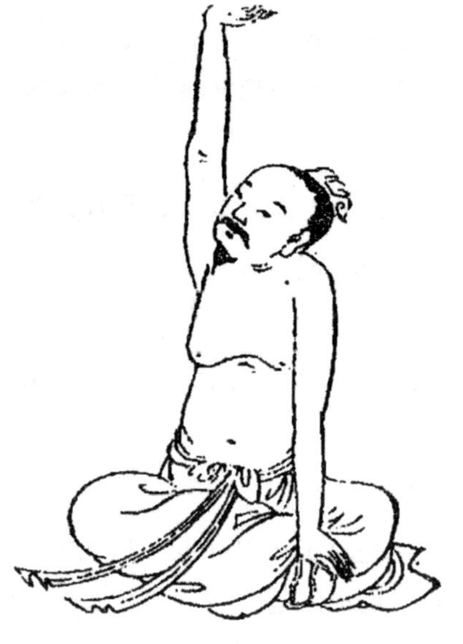

明代高濂《遵生八笺》陈希夷导引坐功图中的小满四月坐功图

使，独鉴其所贵，髣澋于真。”

【语译】

用针治病的事情，必须有一定的法则，还要看天气阴晴变化，以及四时八节气候的不同，避免奇邪的侵袭，并且要告诉人们，注意虚邪与实邪的侵害，随时防御，以免受邪发病，假如受到与时令不符的风雨邪气的侵袭，或者为不正之邪所伤，若医生不了解自然变化，不能及时救治，病势就会加重。所以必须知道天时的顺逆宜忌，才可以谈针治的意义。要取法古代的经验，验之于临床实践，还要吸取现代治疗经验，只有仔细观察那些微渺观见的形迹，才可以通达变化无穷的疾病，粗工注意不到这些方面，良工却十分珍视它，如果诊察不到微小的形迹变化，那么疾病就显得神秘莫测，难以把握了。

【原文】

邪气之中人也，洒淅[①]动形，正邪之中人也，微先见于色，不知于其身，若有若无，若亡若存，有形无形，莫知其情。

【注释】

①洒淅：振寒貌。

【语译】

虚邪伤害人体，发病时恶寒战栗。形体振动；正邪伤害人体，发病时面色微有改变，身上没什么感觉，邪气似有似无，若亡若存，证状也不明显，很难认识清楚，因而不能知道确实的病情。

【原文】

是故上工之取气，乃救其萌芽，下工守其已成，因败其形。

【语译】

所以上工治病是根据脉气的微小变化，在疾病初始时就进行治疗；下工不掌握这个方法，到病已形成之后，才按常规治疗，这样就会使病人的形体受到伤害。

【原文】

是故工之用针也，知气之所在，而守其门户，明于调气，补泻所在，徐疾之意，所取之处。

【语译】

所以医生用针之先，应该知道脉气运行的所在，而守候其出入的门户，明白调理气机的方法，宜补还是宜泻，进针时应快还是应慢，以及应取的穴位等。

【原文】

泻必用员[①]，切而转之，其气乃行，疾而徐出，邪气乃出，伸而迎之，摇大其穴，气出乃疾。

【注释】

①泻必用员：员，指圆活流利的针法。《太素》卷十九知官能注："员谓之规，法天而动，泻气者也。"

【语译】

如用泻法，必须圆活流利，逼近病所而捻转针头，这样，经气就能通畅，快进针，慢出针，以引邪气外出，进针时，针尖的方向迎着经气的运行方向，出针时摇大针孔，邪气就会随针很快地外散。

【原文】

补必用方[①]，外引其皮，令当其门，左引其枢，右推其肤，微旋而徐推之，必端以正，安以静，坚心无解，欲微以留，气下而疾出之，推其皮，盖其外门，真气乃存，用针之要，无忘其神[②]。

【注释】

①补必用方：方：指方正、端静而言。《太素》卷十九知官能注："方谓之矩，法地而静，补气者也"。

②用针之要，无忘其神：指用针的主要目的，在于调养神气，推动生机，借以扶正祛邪。《太素》卷十九知官能注："用针之道，下以疗病，上以养神，其养神者，长生久视，此大圣之大意。"

【语译】

运用补法时，手法必须端静从容而和缓，先按抚皮肤，令其舒缓，看准穴位，用左手按引，使周围平展，右手推循着皮肤，轻轻地捻转，徐徐将针刺入。必须使针身端正，同时术者要静心安神，坚持不懈以候气至，气至后少作留针，待经气流通就快出针，揉按皮肤，掩闭针孔，使真气留存于内而不外泄。用针的要妙，在于调养神气，推动生机以扶正祛邪，千万不要忽略。

【原文】

雷公问于黄帝曰：《针论》曰：得其人乃传，非其人勿言。何以知其可传？黄帝曰：各得其人，任之其能，故能明其事。

【语译】

雷公问黄帝道：《针论》上说：遇上合适的人才可传授，不合适的不能传与他。怎样知道谁是可以传授的合适人选呢？黄帝说：根据各人的特点，在实际工作中观察他的德能，就可以了解是否能够传授给他了。

【原文】

雷公曰：愿闻官能[①]奈何？黄帝曰：明目者，可使视色；聪耳者[②]，可使听音；捷疾辞语者，可使传论；语徐而安静，手巧而心审谛者[③]，可使行针艾，理血气而调诸逆顺，察阴阳而兼诸方；缓节柔筋而心和调者，可使导引行气[④]；疾毒言语轻人者，可使唾痈咒病[⑤]；爪苦手毒[⑥]，为事善伤者，可使按积抑痹。各得其能，方乃可行，其名乃彰。不得其人，其功不成，其师无名。故曰：得其人乃言，非其人勿传，此之谓也。手毒者，可使试按龟，置龟于器下，而按其上，五十日而死矣。手甘者，复生如故也。

【注释】

①官能：即职事，因有某些特长而分配某种职事。闵士先："官之为言司也。言各因其能而分任之，以司其事，故曰官能。"

②聪耳者：《太素》卷十九知官能注："听病人五音，即知其吉凶。"

③语徐而安静，手巧而心审谛者：《太素》卷十九知官能注："神清性明，故安静也。动合所宜，明手巧者，妙察机微，故审谛也。"

④缓节柔筋而心和调者，可使导引行气：《太素》卷十九知官能注："身则缓节柔筋，心则和性调顺，此为第五调柔人也。调柔之人，导引则筋骨易柔，行气则其气易和也。"

⑤唾痈咒病：古代祝由治病的方法，为精神疗法之一种。

⑥爪苦手毒：爪，指甲。苦，指形态粗恶。手毒，手狠的意思。

【语译】

雷公说：怎样根据每个人的才能而分别使用呢？黄帝说：眼睛明亮视力好的人，可以叫他辨别五色；听觉灵敏的人，可以叫他辨别声音；说话流利思维敏捷的人，可以让他传讲理论；言语缓慢，行动安静，手巧心细的人，可以叫他搞针灸，来调理气血的顺逆，观察阴阳盛衰，而兼做处方配药等医疗工作；肢节缓和，筋骨柔顺，心平气和的人，可以叫他担任按摩导引，用运行气血的方法来治疗；嫉妒成性，口舌恶毒，言语轻薄的人，可以叫他唾痈肿，咒邪病；爪苦手毒，做事经常伤坏器具的人，可用他按摩积聚，抑制痹痛。按照各人的才能，发挥他的特长，各种治疗方法就能推行，他的工作做得好，名声就会流传开来。如果使用不当，就不能成功，他的老师也会声名埋没。所以说，遇到合适的人才能教他，不是合适的人选就不能教，就是这个道理。关于手毒的人，可以用按龟作试验，把龟放在一种器具下面，人的手按在器具上，手毒的人按五十天龟就死了，手不毒而柔顺的人，即使按五十天，龟还活着。

论疾诊尺第七十四

【题解】

论疾，指判断疾病的部位和性质；诊尺，即诊察尺肤。本篇主要介绍了诊尺肤的方法及其在诊断上的重要意义，并论述了各种疾病的成因、症状，故篇名为“论疾诊尺”。

【原文】

黄帝问于岐伯曰：余欲无视色持脉，独调其尺以言其病，从外知内，为之奈何？岐伯曰：审其尺之缓急、小大、滑涩，肉之坚脆，而病形定矣。

视人之目窠上微痈，如新卧起状，其颈脉动，时咳，按其手足上，窅而不起者，风水肤胀也。尺肤滑，其淖泽者，风也；尺肉弱者，解㑊[①]，安卧脱肉者，寒热不治；尺肤滑而泽脂者，风也；尺肤涩者，风痹也；尺肤粗如枯鱼之鳞者，水泆饮也[②]；尺肤热盛，脉盛躁者，病温也，其脉盛而滑者，病且出也；尺肤寒，其脉小者，泄、少气；尺肤炬然先热后寒者，寒热也；尺肤先寒，久持之而热者，亦寒热也。

肘所独热者，腰以上热；手所独热者，腰以下热；肘前独热者，膺前热；肘后独热者，肩背热；臂中独热者，腰腹热；肘后粗以下三四寸热者，肠中有虫；掌中热者，腹中热；掌中寒者，腹中寒；鱼上白肉有青血脉者，胃中有寒，尺炬然热，人迎大者，当夺血；尺坚大，脉小甚，少气，悗有加，立死。

目赤色者病在心，白在肺，青在肝，黄在脾，黑在肾。黄色不可名者，病在胸中。

诊目病，赤脉从上下者，太阳病；从下上者，阳明病；从外走内者，少阳病。

诊寒热，赤脉上下至瞳子，见一脉一岁死；见一脉半，一岁半死；见二脉，二岁死；见二脉半，二岁半死；见三脉，三岁死。

诊龋齿痛，按其阳之来，有过者独热，在左左热，在右右热，在下下热。

诊血脉者，多赤多热，多青多痛，多黑为久痹，多赤、多黑、多青皆见者，寒热身痛。面色微黄，齿垢黄，爪甲上黄，黄疸也。安卧，小便黄赤，脉小而涩者，不嗜食。

人病，其寸口之脉与人迎之脉小大等，及其浮沉等者，病难已也。女子手少阴脉动甚者，妊子。婴儿病，其头毛皆逆上者，必死。耳间青脉起者，掣痛。大便赤瓣[③]，飧泄，脉小者，手足寒，难已；飧泄，脉小，手足温，泄易已。

四时之变，寒暑之胜，重阴必阳，重阳必阴。故阴主寒，阳主热。故寒甚则热，热甚则寒。故曰寒生热，热生寒。此阴阳之变也。故曰：冬伤于寒，春生瘅热；春伤于风，夏生后泄肠游；夏伤于暑，秋生痎疟；秋伤于湿，冬生咳嗽。是谓四时之序也。

【注释】

①解㑊：指身体困倦，四肢懈怠无力的样子。

②水泆饮：泆，意同溢，水泆即水溢肌肤的意思。水泆饮，即水溢肌肤的溢饮证。

③大便赤瓣：是形容排出物如瓣状，属于消化不良的泄泻。《甲乙》卷十二第十一“赤”作“青”。丹波元简：“赤，作青为是。盖小儿有便青乳瓣完出者，即青瓣也。此虚寒之候，故手足寒难已。”

【语译】

黄帝问岐伯说：我想不用望色、切脉的方法，而单独采用诊察尺肤的方法，来诊断疾病，从外部的表现测知体内的病变，应该怎样进行呢？岐伯说：诊察尺肤的弛缓或紧急、瘦削或高起、滑润或涩滞，以及肌肉的坚实或脆弱，就可以诊断是什么疾病了。

观察到病人眼睑有轻微浮肿，好象刚刚睡醒的样子，颈部人迎脉的搏动较明显，时时咳嗽，用手按压患者手足，被按处凹陷不起的，这属于风水肤胀的证候；尺部皮肤光滑润泽的，是风病；尺部肌肉消瘦、脆弱的，是身体困倦，四肢懈怠的“懈㑊”病，如果嗜睡，肌肉脱失，时发寒热的，不易治疗；尺肤滑润如膏脂的，是风病；尺肤涩滞不滑的，为风痹病；尺肤粗糙如同干枯鱼鳞的，是水饮不化的“泆饮病”；尺肤灼热，脉盛大而躁动的，是温病；若脉显盛大而滑利的，是病邪将随汗而出之象；尺肤寒冷而脉小的，是泄泻与气虚的表现；尺肤热而灼手，先发热后恶寒的，属寒热病；尺肤先觉寒冷，久按之后感觉发热的，也是寒热病。

肘部皮肤单独发热，主腰以上有热；手腕部皮肤单独发热，主腰以下有热；肘前部单独发热的，主胸膺部有热；肘后部单独发热，丰肩背部有热；臂之中部单独发热的，主腰腹部有热；肘后廉以下三四寸的部位发热的，主肠中有虫；手掌发热的，主腹中有热；手掌发凉的，主腹中有寒；手鱼际白肉血脉发青的，主胃中有寒；尺肤热而灼手，人迎脉大的，主热盛失血；尺肤坚实而脉象反而细小的，属形有余而正气衰少，若加有烦闷症状，会立即死亡。

双目呈现赤色的，为病在心，白色为病在肺，青色为病在肝，黄色为病在脾，黑色为病在肾。呈现黄色而兼夹其它颜色而难以辨认的，为病在胸中。

诊察目睛疼痛的病人，如见目有赤色的络脉从上向下行的，属于太阳经的病；从下向上行的，属于阳明经的病；从目外眦向内行走的，属于少阳经的病。

诊察寒热病时，如果发现目睛有赤色络脉从上向下延伸到瞳子，见一条赤脉的，病一年即死；见一条半赤脉的，病一年半死；见两条赤脉的病两年死；见两条半赤脉的，病两年半死；见三条赤脉的，病三年死。

诊察龋齿疼痛时，应根据阳明经的循行部位来分析，疼痛的部位与该处的阳明经单独有热相关，左侧牙痛，是左侧阳明经单独有热；右侧牙痛，为右侧阳明经有热；上边牙痛，是足阳明经有热，下边牙痛，为手阳经有热。

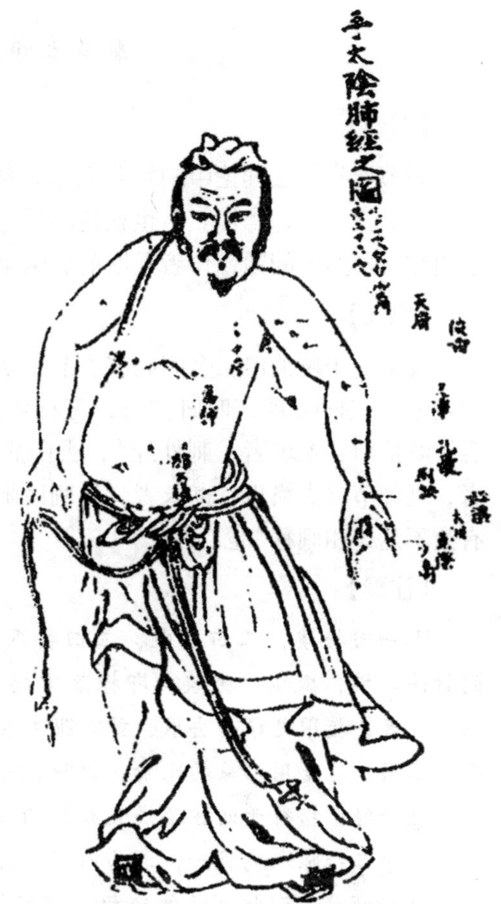

清乾隆年间佚名氏所绘《凌门传授铜人指穴》中的手太阴肺经之图

诊察病人血脉时，若皮肤有较多赤色脉络的大多属热证，多青色的大多属痛证，多黑色的大多属久痹，若赤、黑、青色兼见而多的，为寒热相兼，身体疼痛的病证。面色微黄，齿垢色黄，爪甲均呈黄色的，属于黄疸病，病人倦怠嗜卧，小便黄赤，脉象小而兼涩，不欲饮食。

患病时寸口脉与人迎脉大小相等，浮沉也一致的，该病难以治愈。女子手少阴心脉搏动明显而滑利的，主妊娠。婴儿生病后，头发向上竖起蓬乱不顺的，必定死亡。若耳部络脉色青而隆起的，主筋脉抽掣作痛。大便青绿色有乳瓣，泄下完谷不化，脉象细小，手足寒冷的，难以治愈；若泄泻完谷不化，脉象细小而手足温暖，则容易治愈。

四时气候的变化，寒暑往来的更胜变换，其规律是阴盛到极点则转变为阳，阳盛到极点则转变为阴。阴性主寒，阳性主热，所以寒到极点就会变热，热到极点就会变寒。因此说，寒能生热，热能生寒，这是阴阳的消长变化所造成的，所以，冬季被寒邪所伤，到春天就容易得温热病；春天被风邪所伤，到夏天就会发生泄泻、痢疾；夏天被暑邪所伤，到秋天就容易发生疟疾；秋天被湿邪所伤，到冬天就会发生咳嗽病。这就是按四时顺序而发生的各种疾病。

刺节真邪第七十五

【题解】

刺节，指刺法理论中的针刺五节，即振埃、发蒙、去爪、彻衣、解惑；真，指真气而言；邪，指邪气，也就是四时不正之气。本篇讨论了刺节、五邪、解结推引和真邪四个问题，作者只取前后两个内容作为篇名，故篇名为“刺节真邪”。

【原文】

黄帝问于岐伯曰：余闻刺有五节，奈何？岐伯曰：固有五节：一曰振埃，二曰发蒙，三曰去爪，四曰彻衣，五曰解惑[①]。黄帝曰：夫子言五节，余未知其意。岐伯曰：振埃者，刺外经[②]，去阳病也；发蒙者，刺腑输，去腑病也；去爪者；刺关节之支络也：彻衣者，尽刺诸阳之奇输也；解惑者，尽知调阴阳，补泻有余不足，相倾移[③]也。

【注释】

①一曰振埃，二曰发蒙，三曰去爪，四曰彻衣，五曰解惑：指刺“五节”的针法。埃，微尘。振埃，即振落尘埃。蒙，目不明，发蒙，即开发蒙瞶的意思。爪者，指甲之谓，去爪，就是脱去余爪。彻衣，即脱去衣服。解惑，解除迷惑的意思。这是用形象的比喻，说明这五种刺法的功效。

②外经：指行于四肢及浅表部位的经脉。《太素》卷二十二五节刺注：“外经者，十二经脉入腑脏者，以为内经，行于四肢及皮肤者，以为外经也。”

③相倾移：谓相互反复变化。“倾”可释为“反复”。《淮南子》原道训：“持盈而不倾。”高注：“倾，覆也。”《诗》小雅，雨无正：“覆出为恶。”传：“覆，反也。”“移”可释为“变化”。《文选》洛神赋：“于是精移神骇。”善注：“移，变也。”阴阳补泻不可拘执，故谓相互反复变化。

【语译】

黄帝向岐伯问道：我听说刺法有五节的名称，具体内容是怎样的呢？岐伯说：刺法的确有五节，一叫振埃，二叫发蒙，三叫去爪，四叫彻衣，五叫解惑。黄帝说：先生说到的五节针法，我还不知道它的意义是什么。岐伯说：振埃的针法是刺外经，治疗阳病。发蒙的针法，是针六腑的俞穴，治疗腑病。去爪的针法，是刺关节支络。彻衣的针法，是遍刺六腑之别络。解惑的针法是知道阴阳的变化，据之以补不足，泻有余，使其相互发生变化，以平为期，达到愈病的目的。

【原文】

黄帝曰：刺节言振埃，夫子乃言刺外经，去阳病，余不知其所谓也。愿卒闻之。岐伯曰：振埃者，阳气大逆，上满于胸中，愤䐜肩息[①]，大气逆上，喘喝坐伏，病恶埃烟，䭇不得息[②]，请言振埃，尚疾于振埃。黄帝曰：善。取之何如？岐伯曰：取之天容。黄帝曰：其咳上气，穷诎[③]胸痛者，取之奈何？岐伯曰：取之廉泉。黄帝曰：取之有数乎？岐伯曰：取天容者，无过一里[④]，取廉泉者，血变[⑤]而止。帝曰：善哉。

【注释】

①愤䐜肩息：是形容胸部气满发胀，耸肩而呼吸的样子。马莳："气愤而胀，竦肩而息。"

②䭇（yē 噎）不得息：䭇，古噎字，形容咽部象被异物堵塞而不得呼吸。

⑧穷诎（qū 屈）：形容气机不得伸展，语言难出。

④无过一里：里，寸的意思。无过一里，就是不要超过一寸的意思。《太素》卷二十二五节刺注："一里，一寸也。故《明堂》刺天容入一寸也。"刘衡如说："又穴位在天府下五寸，名曰五里，在膝下三寸，名曰三里，皆可为里字训寸之明证。明清注家以'如人行一里许'为释，值得商榷。"

⑤血变：血络疏通的意思。

【语译】

黄帝说：刺节中的振埃，先生说的是刺外经治阳病，我仍不明白其中的道理是什么，请详尽地告诉我。岐伯说振埃的针法，对于阳气逆上，充满于胸中，胸部胀满，呼吸摇肩，或胸中大气上逆而致气喘呵呵出声，或坐或伏不能平卧，害怕尘埃和烟薰，咽部噎塞，呼吸不畅，治疗这一类的病，疗效很快，比刚才讲的振落尘埃还要快得多。黄帝说：你讲的很好。取什么穴呢？岐伯说：取天容穴。黄帝说：若其人咳嗽气逆，气机不申，语言难出而胸痛的，取什么穴呢？岐伯说：取廉泉穴。黄帝说：取穴时针刺深浅有一定的度数吗？岐伯说：取天容穴时，针刺不要超过一寸，取廉泉穴时，血络疏通了就止针。黄帝说：讲的好。

【原文】

黄帝曰：刺节言发蒙，余不得其意。夫发蒙者，耳无所闻，目无所见，夫子乃言刺府输，去府病，何输使然，愿闻其故。岐伯曰：妙乎哉问也。此刺之大约，针之极也，神明之类也，口说书卷，犹不能及也，请言发蒙耳，尚疾于发蒙也。黄帝曰：善。愿卒闻之。岐伯曰：刺此者，必于日中，刺其听宫，中其眸子[①]，声闻于耳，此其输也。黄帝曰：善。何谓声闻于耳？岐伯曰：刺邪以手坚按其两鼻窍而疾偃[②]，其声必应于针也。黄帝说：善。此所谓弗见为之，而无目视，见而取之，神明相得者也。

【注释】

①中其眸子：眸子，即目中瞳子。中其眸子，形容针刺的效应可以及于瞳子。这是因为听宫穴与眸子有经脉相通的缘故。《太素》卷二十二五节刺注："手太阳脉支者至目兑眦，却入耳中；手足少阳脉支者，从耳后，入耳中，出走耳前，至目兑眦。故此三脉，皆会耳目听宫，俱连目中瞳子。"

②刺邪以手坚按其两鼻窍，而疾偃：偃，这里可作闭口怒腹解。这是说在针听宫时，用手紧捏住两鼻孔，然后闭口、怒腹、鼓气，使气上走于耳目，以达到治疗耳目疾患的目的。

【语译】

黄帝说：刺节中所讲的发蒙针法，我还没弄懂其意义是什么。本来发蒙的针法，是治疗耳朵听不见、眼睛看不见的病变的，先生却说针刺府腧，去府病，那个腧穴能治好这耳目病呢，我愿听你讲一讲其中的道理。岐伯说：你问的太好了。这是针刺中最妙的地方，也是针法中登峰造极的技术，必须心领神会，口里说的和书本上记载的，还不能把它形容出来。我所说的发蒙，是奏效的迅捷，要比开发蒙聩还快得多。黄帝说：好。希望你把这方面的内容全部都告诉给我。岐伯说：针刺这种病，必须在中午的时候，刺听宫穴，使针刺感应达到瞳子，并使其针气的声响传到耳中，这就是府输的作用，也就是刺其输的意思。黄帝说：好。什么叫声闻于耳呢？岐伯说：就是在针刺听宫时，用手紧捏住两鼻孔，然后闭住口，怒腹鼓气，使气上走于耳目，耳内就会在针刺的同时相应地出现声响。黄帝说：好。这真是在无形之中，使针刺感应加以传导，不必用眼睛看，就能收到明显效果，实在是得心应手、出神入化了。

【原文】

黄帝曰：刺节言去爪，夫子乃言刺关节支络，愿卒闻之。岐伯曰：腰脊者，身之大关节也；肢胫者，人之管以趋翔也[①]，茎垂者，身中之机，阴精之候，津液之道也。故饮食不节，喜怒不时，津液内溢，乃不留于睾，水道不通，日大不休，俯仰不便，趋翔不能。此病荥然有水，不上不下[②]，铍石所取，形不可匿，常不得蔽，故命曰去爪，帝曰：善。

【注释】

①肢胫者，人之管以趋翔也：管，张介宾释为"键"；亦可解作"枢要"，见丹波元简引《荀子》儒效篇注。趋翔，形容走路时人的肢胫活动有如鸟羽之飞翔。《大戴礼》曾子事父母："趋翔周旋。"王聘珍《解诂》："趋，走也。"孔广森补注："行而张拱曰翔。"说明肢胫为人体行走、活动的主要器官和支柱。

②荥然有水，不上不下：荥然，是水聚的样子。由于水蓄在内，致使上焦不通，下焦不泄。《太素》卷二十二五节刺注：“荥然，水聚也。不上者，上气不通。不下者，小便及气不下泄也。”

【语译】

黄帝说：刺节所说的去爪的针法，先生说是刺关节支络，我愿意听你详尽地说明其道理。岐伯说：腰脊是人体内最大的关节，肢和胫是人体活动、行走的枢要所在。茎垂是宗筋所聚，为身中之枢机，精由此泄，溺由此出，故为阴精、津液的通道。若饮食不知节慎，喜怒七情过度，影响津液不能正常运行而内溢，聚于睾丸，水道不通，阴囊日渐张大，会使人体俯仰、行动都受到限制。这种病是由于有水蓄积在内，使上下水道不能通调。应取用铍针放去其水，以治疗这种外形显露、裙裳也不能遮蔽的阴囊水肿病，就等于是修剪掉多余的指甲一样，所以叫去爪。黄帝说：你讲得很好。

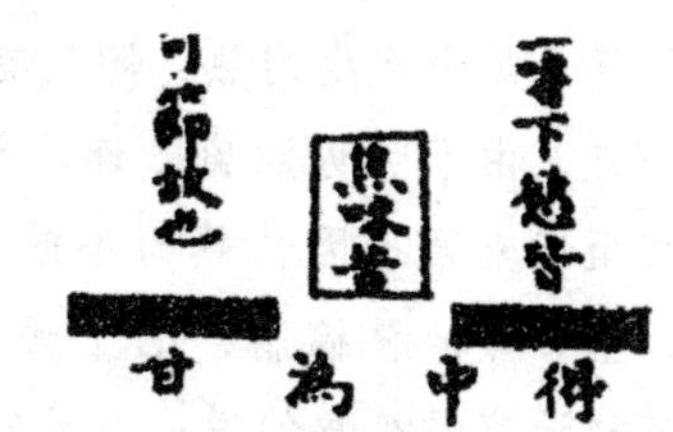

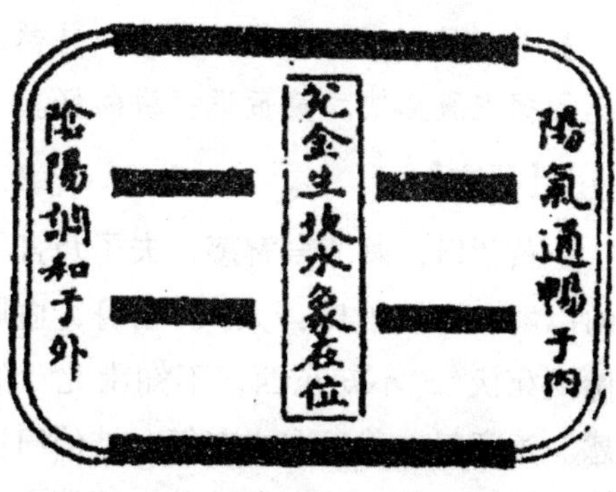

节气图，选自宋代佚名辑《周易图》

【原文】

黄帝曰：刺节言彻衣，夫子乃言尽刺诸阳之奇输，未有常处也。愿卒闻之。岐伯曰：是阳气有余，而阴气不足。阴气不足则内热，阳气有余则外热，两热相抟，热于怀炭，外畏绵帛近，不可近身，又不可近席。腠理闭塞，则汗不出，舌焦唇槁腊干[1]嗌燥。饮食不让美恶。黄帝曰：善。取之奈何？岐伯曰：取之于其天府、大杼三痏，又刺中膂，以去其热，补足手太阴，以去其汗，热去汗稀，疾于彻衣。黄帝曰：善。

【注释】

①腊干：腊，盐渍鱼肉称为腊，腊干在此指肌肉干枯。

【语译】

黄帝说：刺节中所说的彻衣的针法，先生说遍刺诸阳经之奇穴，没有固定的部位，请你详尽地讲给我听。岐伯说：这种刺法是用于阳气有余，而阴气不足的病。阴气不足会产生内热，阳气有余会发生外热，两热相抟结，则热甚有如怀抱炭火一样，由于热势炽盛，连衣被等绵帛之物都怕接触，更不敢叫人靠近其身体，甚至连座席也因怕热而不敢挨近。由于腠理闭塞，不得出汗，热邪不能外散，以至舌焦，唇槁腊，咽干燥，急欲饮水，并不计较饮食的好坏。黄帝说：好。怎样治疗呢？岐伯说：针天府穴、大杼穴各三次，再刺中膂俞用以泻热，然后补手、足太阴经，使其出汗，待热退汗液减少时，病就全愈了。其奏效之捷，比彻掉衣服都快。黄帝说：讲的好。

【原文】

黄帝曰：刺节言解惑，夫子乃言尽知调阴阳，补泻有余不足，相倾移也，惑何以解之？岐伯曰：大风[①]在身，血脉偏虚，虚者不足，实者有余，轻重不得，倾侧宛伏[②]，不知东西，不知南北，乍上乍下，乍反乍复，颠倒无常[③]，甚于迷惑。黄帝曰：善。取之奈何？岐伯曰：泻其有余，补其不足，阴阳平复。用针若此，疾于解惑。黄帝曰：善。请藏之灵兰之室，不敢妄出也。

【注释】

①大风：指中风偏枯一类的疾病。《太素》卷二十二五节刺注："风，谓是痱风等病也。"

②倾侧宛伏：倾斜反侧，宛转俯伏。这里泛指身体左右前后的各种运动。

③颠倒无常：颠倒，起止。颠倒无常意指起止不定。

【语译】

刺节中所说的解惑的针法，先生说要全部知道调整阴阳和运用补泻的道理，使之虚实相互移易变化，怎样才能做到解除其迷惑呢？岐伯说：人得了中风偏枯一类的病后，血气必有偏虚之处，虚者是指正气不足，实者是指邪气有余，这样身体就感到左右轻重不相称，身体不能倾斜反侧，也不能宛转俯伏，甚者可致神志昏乱，意识模糊，不能辨别东西南北，症状的出现忽上忽下反复多变，颠倒无常，比一般神志迷惑的病还要严重。黄帝说：好。怎样治疗呢？岐伯说：泻其邪气的有余，补其正气的不足，使之达到阴阳平衡。这样用针，其奏效的迅速，就象突然解除迷惑一样的快捷。黄帝说：讲的好。我一定把这些理论知识著之于书，藏在灵兰之室，很好地保存起来，不敢轻易泄露出去。

【原文】

黄帝曰：余闻刺有五邪，何谓五邪？岐伯曰：病有持痈者，有容大[①]者，有狭小[②]者，有热者，有寒者，是谓五邪。黄帝曰：刺五邪奈何？岐伯曰：凡刺五邪之方，不过五章[③]，痹热消灭，肿聚散亡，寒痹益温，小者益阳，大者必去，请道其方。

【注释】

①容大：指邪气盛大。

②狭小：指邪气轻微。

③五章：章，条的意思。《周髀算经》下："十九岁为一章。"赵注："章，条也。"《类经》二十一卷第三十四注："五章，五条也。"

【语译】

黄帝说：我听说有刺五邪的方法，什么叫五邪呢？岐伯说：有痈邪，有盛大的邪气，有微弱的邪气，有热邪，有寒邪，合称五邪。黄帝说：五邪致病怎样刺治呢？岐伯说：一般刺治五邪的方法，不过五条，对痹热的病应消灭其痹热，肿聚不散的应当使其消散，寒痹病应助阳热以温血气，体虚邪微者，补益而使其强壮，邪盛有余的必须驱除其邪气。请允许我再将具体的针刺方法告诉你。

【原文】

凡刺痈邪，无迎陇[①]，易俗移性[②]，不得脓，诡道更行[③]，去其乡，不安处所乃散亡，诸阴阳过痈所者，取之其输泻之。

【注释】

①无迎陇："陇"与"隆"通，旺盛的意思。无迎陇，就是不可迎着痈邪的旺盛之势，而应避其锐气。马莳："陇、隆同。此承上文而言肿聚散亡之法也。凡刺痈邪，无迎其气之来隆，所谓避其来锐者是也。"

②易俗移性：这里指改变通常治法，耐心地从缓调治，以改移疾病性质。《太素》卷二十二五邪刺注："易其常行法度之俗，移其先有寒温之性。"马莳："如易风俗，如移性情相似，须缓以待之。"二注可合参。

③诡道更行：这里指另采用不同的方法进行治疗。《淮南子》说林："尺寸虽齐必有诡。"高注："诡，不同也"。

【语译】

一般刺痈邪的方法，不可迎着痈邪的锐势于痈处妄行针刺或排脓，应耐心地进行调治，这样就会不待其化脓而治愈。若已化脓就需采用不同的方法进行治疗，根据脓之所在，刺除其脓，使其不能留聚，脓液排出，邪毒就自行消亡了。所以不论是阳经或阴经通过生痈处所的，都要取其本经之腧穴以泻之。

【原文】

凡刺大邪，曰以小，泄夺其有余，乃益虚。剽其通[①]，针其邪，肌肉亲[②]，视之毋有，反其真，刺诸阳分肉间[③]。

【注释】

①剽其通：剽，砭刺的意思。剽其通，就是通过砭刺以去其邪气之阻滞，使正气运行的道路开通。

②肌肉亲：指邪气被祛除后，肌肉之间无邪气干扰阻滞的意思。《太素》卷二十二五邪刺注："亲，附也。以针干邪，使邪气得去，肌肉相附也。"

③刺诸阳分肉间：实大之邪多在三阳，故宜刺三阳经之分肉间。

【语译】

一般刺大邪，应用泄法，逐渐地泄去其有余之邪气，则邪气日趋虚衰。用砭刺使正气运行的道路开通，通过针刺祛除其邪气，因无邪气干扰，自然肌肉亲附致密，邪气泄去，真气就相应恢复了功能，盛大的实邪，多在三阳，故宜针刺诸阳经分肉间的穴位。

【原文】

凡刺小邪曰以大，补其不足，乃无害。视其所在迎之界[①]，远近尽至，其不得外，侵而行之，乃自费[②]，刺分肉间。

【注释】

①界：边际的意思。《太素》卷二十二五邪刺注："界，畔际也。"

②费：耗费的意思。《太素》一卷二十二五邪刺注："费，损也。"

【语译】

一般刺小邪致病的方法，必须使真气逐渐盛大，应用补法，补其正气的不足，邪气就不致为害了。同时审查邪气所在，当其尚水深入的时候，迎而夺之。这样远近的真气尽至，真气充足，外邪则难以内侵。但也不能补益太过，太过也会损伤正气。刺小邪之法，当取其有邪的分肉间的穴位。

【原文】

凡刺热邪，越而沧[①]，出游不归[②]，乃无病，为开通，辟门户，使邪得出，病乃已。凡刺寒邪曰以温，徐往疾出，致其神[③]，门户已闭，气不分，虚实得调，其气存也。黄帝曰：官针奈何？岐伯曰：刺痈者用铍针；刺大者用锋针；刺小者用员利针；刺热者用镵针；刺寒者用毫针也。

【注释】

①越而沧：越，作发越解；沧，作寒凉解。越而沧，就是针刺热邪，把邪气发越于外，使身体由热转凉的意思。

②出游不归：形容病邪被排出后，不再归回作祟，也就是热退之后，不再发

热的意思。《类经》二十一卷第三十四注：“出游，行散也；归，还也，凡刺邪热者，贵于速散，散而不复，乃无病矣。”

③致其神：指用徐进疾出的补法，导致神气恢复旺盛，达到行血散寒的目的。

【语译】

凡刺热邪，应把邪气发越于外，使其散出不再回返，身体不发热，即属无病了。所以在针刺时应当为邪气疏通道路，开辟门户，使邪热有外泄的出路，这样，病就可以痊愈。凡刺寒邪，应注意温养正气，用徐进疾出的补法，导致神气恢复正常，渐渐旺盛，从而达到行血散寒的目的，所以在出针后，要揉按针孔，使其闭合，正气才不致分散，虚实能得以调和，真气就密固内存了。黄帝说：刺五邪，应当用什么针比较合适呢？岐伯说：刺痈疡当用铍针；刺大邪当用锋针；刺小邪当用员利针；刺热邪当用馋针；刺寒邪当用毫针。

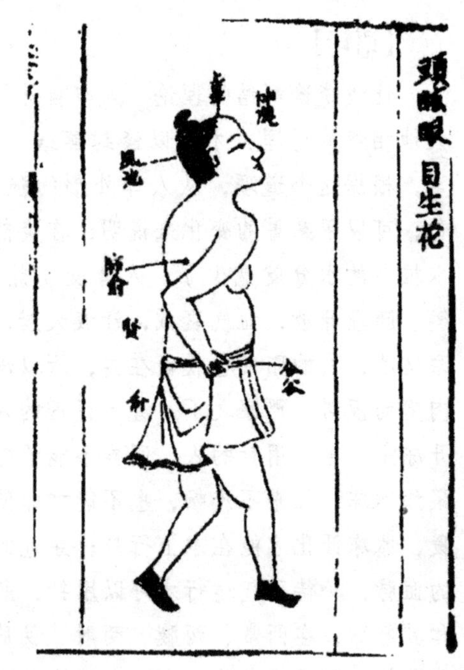

明万历刊本《杨敬斋针灸全书》针灸方图中的头眩眼目生花取穴图

【原文】

请言解论，与天地相应，与四时相副，人参天地，故可为解。下有渐洳[①]，上生苇蒲，此所以知形气之多少也。阴阳者，寒暑也，热则滋雨而在上，根荄[②]少汁。人气在外，皮肤缓，腠理开，血气减，汗大泄，肉淖泽。寒则地冻水冰，人气在中，皮肤致，腠理闭，汗不出，血气强，肉坚涩。当是之时，善行水者，不能往冰；善穿地者，不能凿冻。善用针者，亦不能取四厥。血脉凝结，坚搏不往来者，亦未可即柔。故行水者，必待天温冰释，冻解，而后水可行，地可穿也。人脉犹是也，治厥者，必先熨调和其经，掌与腋、肘与脚、项与脊以调之，火气已通，血脉乃行，然后视其病，脉淖泽者，刺而平之，坚紧者，破而散之，气下乃止，此所谓以解结者也。

【注释】

①渐洳（rú 茹）：渐，湿的意思；洳，下湿之地。渐洳，指低湿的地方。

②核荄：草根。

【语译】

让我谈谈解结的理论。人与自然界相适应，与四季的变化相符合，依据人与天地相参的道理，才可以谈到解结。比如下面有水湿的地方，上面才能生长蒲苇，根据这个道理，从人体外形的强弱，就可以测知气血的多少了。阴阳的变化，可以用寒暑的变化来说明，在炎热的时候，地面的水分被蒸腾而成云雨，草木根茎的水分就减少了。人体受了热气的熏蒸，阳气也浮而在外，所以皮肤弛缓、腠理开放，血气衰减，汗液大泄，肌肉滑利。在寒冷的时候，土地封冻，水寒结冰，人的阳气也收藏在内，所以皮肤致密，腠理闭合，汗不出，血气强，肌肉坚而涩滞。严寒之下，善于行舟的人不能在冰中往来；善于穿地的人，也凿不开冻土。善于用针的人，同样不能治疗四肢厥逆的病证。若血脉因寒而凝结，坚聚如冰冻，往来不流畅，也不能立即使它柔软。所以行水的人，必须等待气候转暖，冰冻开化才能在水上行舟；穿地的人，也必须等待大地解冻才能穿地。人体的血脉，必待阳气运行才可以用针，所以治疗厥逆病，必先用温熨的方法，以调和其经脉，在两掌、两腋、两肘、两脚以及项、脊等关节交会之处，施以熨灸，待温热之气通达各处，血脉也就恢复正常的运行。然后再观察病情，如脉气滑润流畅的，是卫气浮于体表，可采用针刺的方法使其平复；如脉象坚紧的，是邪气盛实之象，可用破坚、散结的针法，待厥逆之气下行就止针。象这样根据邪之所聚而将其刺去的治疗原则，就是所谓解结。

【原文】

用针之类，在于调气，气积于胃，以通营卫，各行其道。宗气留于海，其下者注于气街，其上者走于息道。故厥在于足，宗气不下，脉中之血，凝而留止，弗之火调，弗能取之。用针者，必先察其经络之实虚，切而循之，按而弹之，视其应动者，乃后取之而下之。六经调者，谓之不病，虽病，谓之自已也。一经上实下虚而不通者，此必有横络盛加于大经，令之不通，视而泻之，此所谓解结也。

【语译】

凡用针刺治病，主要在于调气。人受气于谷，谷气先积于胃中，化生的营气和卫气，各走自己循行的道路。宗气留积于胸中而为气之海，其下行的灌注于气街穴处；其上行的走向呼吸之道。所以，当足部发生厥逆时，宗气就不能自气街循足阳明经脉下行，脉中之血也随着凝滞而留止，所以，若不先用火灸温熨的方法通调气血，也就不适宜取穴进行针刺。用针治病，必须首先察看经络的虚实，用手循经切按，弹动经脉，看到应指而动的部位，然后取针刺入穴内。若手足六经经脉调和的，是无病的征象，就是有些轻微小病，也可以自愈。若任何一经出现上实下虚而不通的，这必定是横络的壅盛之气加之于正经所致。治疗时找出疾病所在而施行泻法，这也是所说的解结的方法。

【原文】

上寒下热，先刺其项太阳[①]，久留之，已刺则熨项与肩胛，令热下合乃止，此所谓推而上之者也。上热下寒，视其虚脉而陷之于经络者取之，气下乃止，此所谓引而下之者也。

【注释】

①上寒下热，先刺其项太阳：所谓上下，是以腰为界限来划分的，腰至头为上，腰至足为下。《太素》卷二十五邪刺注："上寒，腰以上寒；下热，腰以下热。"项太阳，指循行于项间的足太阳膀胱经。上寒下势，先刺其项太阳，是指腰以上有寒，腰以下有热，治疗时先针刺足太阳经的大杼、天柱等穴。

【语译】

腰以上感觉寒冷，腰以下发热的，当先刺项间足太阳经的穴位，并作较长时间的留针。针刺以后，还要温熨项部及肩胛部，使热气上下相合，才可止针，这就是所谓推而上之的方法。若腰以上发热、腰以下发冷，并察看到在下部经络上陷下的虚脉，当用针刺，施以补法治疗，使其阳气下行后止针，这就是所谓引而下之的方法。

【原文】

大热遍身，狂而妄见、妄闻、妄言，视足阳明及大络取之，虚者补之，血而实者泻之[①]，因其偃卧，居其头前，以两手四指挟按颈动脉[②]，久持之，卷而切推，下至缺盆中，而复止如前，热去乃止，此所谓推而散之者也。

【注释】

①虚者补之，血而实者泻之：《太素》卷二十二五邪刺注："足阳明上实下虚为狂等病，补下虚经也。上之血络盛而实者，可刺去血以泻之。"

②两手四指挟按颈动脉：马莳："以两手各用大指食指共四指，挟其颈之动脉而按之，即人迎、大迎处也。"

【语译】

遍身高热，热极发狂且有妄见、妄闻、妄言等表现的，当察看足阳明经的正经、络脉属虚属实，而后取刺，虚的用补法，有血郁而属实的就用泻法，同时在病人仰卧时，医者在病人的头前，用两手的拇指、食指，挟按患者颈部的动脉，挟持的时间要长一些，并用卷而按切的手法，向下推按至缺盆，再重复上述动作连续进行，等待身热退去方可休止，这就是所谓推而散之的方法。

【原文】

黄帝曰：有一脉生数十病者，或痛、或痈、或热、或寒、或痒、或痹、或不仁，变化无穷，其故何也？岐伯曰：此皆邪气之所生也。黄帝曰：余闻气者，有真气[①]，有正气，有邪气，何谓真气？岐伯曰：真气者，所受于天，与谷气并而充身者也。正气者，正风也[②]，从一方来，非虚风[③]也。邪气[④]者，虚风也，虚风之贼伤人也，其中人也深，不能自去。正风者，其中人也浅，合而自去，其气来柔弱，不能胜真气，故自去。

【注释】

①真气：是人体生命活动的动力，由先天的元气与后天的谷气相合而成，并充养全身，原文中“真气者，所受于天，与谷气并而充身者也”就是此意。

②正气者，正风也：此处所言正气，是指四时正常的气候；正风，也即适时而至的风，如春季的东风，夏季的南风等。

③虚风：指非当令季节所来的风，即失时之风，如春季刮的西风，夏季刮的北风等。

④邪气：泛指四时不正之气，也即能够伤害人体、带有戕贼性质的虚风。

【语译】

黄帝说：有一脉受邪而发生几十种病症的，或疼痛，或成痈，或发热，或恶寒，或作痒，或为痹，或麻木不仁，变化无穷，这是什么原因呢？岐伯说：“这都是由不同邪气的伤害而发生的。黄帝说：我听说有真气，有正气，有邪气等不同的名称。什么叫真气呢？岐伯说：所谓真气，由先天的元气与后天的谷气合并而成，并充养全身，是人体生命活动的动力；所谓正气，又称正风，是指与季节相适应的正常气候，它是从符合季节时令的一方面而来，如春季的东风，夏季的南风，秋季的西风，冬季的北风，这些适时而至的风不是虚风。所谓邪气，就是带有戕贼性质而能够伤人的虚风，它一旦中伤人体，部位是比较深的，也不能自行消散；正风即使伤及人体也中于浅部，与体内真气相触后，真气能胜过它，它就自行散去，这是因为正风来势柔弱，不能战胜体内真气，所以不用治疗就自行离去了。

【原文】

虚邪之中人也，洒淅动形，起毫毛而发腠理。其入深，内抟于骨，则为骨痹。抟于筋，则为筋挛。抟于脉中，则为血闭不通，则为痈。抟于肉，与卫气相抟，阳胜者则为热，阴胜者则为寒，寒则真气去，去则虚，虚则寒。抟于皮肤之间，其气外发，腠理开，毫毛摇，气往来行，则为痒。留而不去，则痹。卫气不行，则为不仁。

【语译】

虚邪贼风中伤人体，会出现寒傈怕冷、毫毛竖起、腠理开泄的现象。若邪气逐渐深入而抟聚于骨的，就成为骨痹；抟聚于筋的、就出现筋挛；抟聚于脉中的，出现血脉闭塞，而成为痈；抟聚于肌肉的，与体表的卫气相聚结，若阳邪偏胜的就出现热象，阴邪偏盛的就出现寒象，由于寒邪偏盛，会迫使真气离去，真气衰退则身体呈现虚寒。邪气抟聚于皮肤之间，会向外发泄，使腠理开疏，毫毛动摇脱落，致邪气在皮腠间往来流行，所以皮肤发痒。若邪气留而不去，就成为痹证。若卫气涩滞而不畅行，就成为麻木不仁。

【原文】

虚邪偏客[①]于身半，其入深，内居荣卫，荣卫稍衰，则真气去，邪气独留。发为偏枯。其邪气浅者，脉偏痛。

【注释】

①“客”：原作“容”，据《甲乙》卷十第二下改。

【语译】

虚邪贼风侵犯半边身体的深部，在体内居留营卫之中，致营卫的功能减弱，所以真气离去，而邪气单独存留于内，就发生半身不遂的症状。若邪气留在表浅部位，也会因血脉不和而发生半身偏痛。

【原文】

虚邪之入于身也深，寒与热相抟，久留而内著，寒胜其热，则骨疼肉枯，热胜其寒，则烂肉腐肌为脓，内伤骨，内伤骨为骨蚀[①]。有所结，中于筋，筋屈不得伸，邪气居其间而不反，发为筋瘤。有所结，气归之，卫气留之，不得复反，津液久留，合而为肠瘤，久者数岁乃成，以手按之柔。有所结，气归之，津液留之，邪气中之，凝结日以易甚，连以聚居，为昔瘤[②]，以手按之坚。有所结，深中骨，气因于骨，骨与气并，日以益大，则为骨瘤。有所结，中于肉，宗气归之，邪留而不去，有热则化而为脓，无热则为肉瘤。凡此数气者，其发无常处，而有常名也。

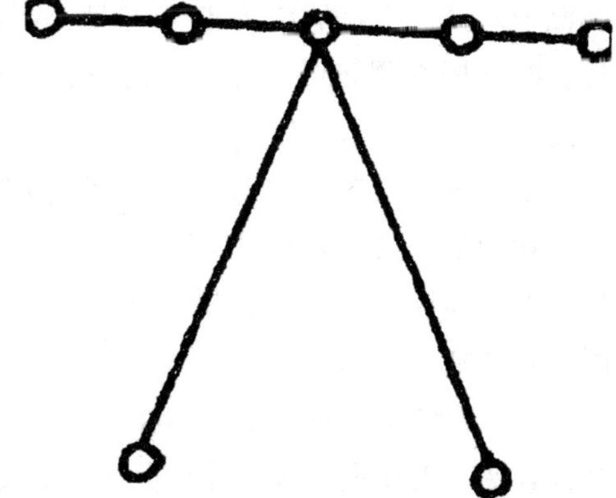

少阳图，选自宋代刘牧《易数钩隐图》

【注释】

①骨蚀：指骨被侵蚀，《类经》十三卷第四注：“其最深者，内伤于骨，

是为骨蚀，谓侵蚀及骨也。”

②昔瘤：昔，干肉也。见《说文》日部，肉干则坚，此昔瘤，正谓其坚也。与下文“按之坚；义合。

【语译】

虚邪侵入人体比较深的部位，寒与热相互抟聚，久留不去而停著于内，如果寒胜于热的，会引起骨节疼痛，肌肉枯萎；如果热胜于寒的，会发生肌肉腐烂而化为脓，如果向内进一步伤到骨，便成为骨蚀。邪气结聚于筋，使筋屈而不得伸，邪气久留其间而不退，能发为筋瘤。邪气结聚归于内，卫气积留而不能复出，以致津液不能向外输布，留在肠胃与邪气相合，成为肠瘤。还有一种是邪留日久发展较慢的，须数年才能形成，用手按摸是柔软的。邪气结聚而气归于内，津液停留不行，又中邪气，凝结不散而日益加重，接连积聚，便成为昔瘤，用手按摸是坚硬的。邪气结聚停留在深层的骨部，骨与邪气并合，其结聚的部位，日益扩大，则可发为骨瘤。邪气结聚在肌肉而气归于内，留著不去，如有内热可化而为脓；如无热可成为肉瘤。上述这几种邪气致病，变化无穷，其发作无一定的部位，但是都有一定的名称。

九宫八风第七十六

【题解】

九宫，指四方、四隅、中央九个方位；八风，指八方之风。本篇根据九宫的方位，讨论了八方气候变化的情况及对人体的影响，并提出回避预防疾病的重要性，故篇名为“九宫八风”。

【原文】

太一常以冬至之日，居叶蛰之宫四十六日，明日居天留四十六日，明日居仓门四十六日，明日居阴洛四十五日，明日居天宫四十六日，明日居玄委四十六日，明日居仓果四十六日，明日居新洛四十五日，明日复居叶蛰之宫，曰冬至矣。

太一游，以冬至之日，居叶蛰之宫，数所在日，从一处，至九日，复反于一，常如是无已，终而复始。

太一移日，天必应之以风雨，以其日风雨则吉，岁美民安少病矣。先之则多雨，后之则多旱。

太一在冬至之日有变，占在君；太一在春分之日有变，占在相；太一在中宫之日有变，占在吏；太一在秋分之日有变，占在将；太一在夏至之日有变，占在百姓。所谓有变者，太一居五宫之日，病风折树木，扬沙石，各以其所主，占贵贱。

因视风所从来而占之。风从其所居之乡来为实风，主生，长养万物；从其冲后来为虚风，伤人者也，主杀，主害者。谨候虚风而避之，故圣人日避虚邪之道，如避矢石然，邪弗能害，此之谓也。

是故太一入徙，立于中宫，乃朝八风，以占吉凶也。

风从南方来，名曰大弱风，其伤人也，内舍于心，外在于脉，其气主为热。

风从西南方来，名曰谋风，其伤人也，内舍于脾，外在于肌，其气主为弱。

风从西方来，名曰刚风，其伤人也，内舍于肺，外在于皮肤，其气主为燥。

风从西北方来，名曰折风，其伤人也，内舍于小肠，外在于手太阳脉，脉绝则溢，脉闭则结不通，善暴死。

风从北方来，名曰大刚风，其伤人也，内舍于肾，外在于骨与肩背之膂筋，其气主为寒也。

风从东北方来，名曰凶风，其伤人也，内舍于大肠，外在于两胁腋骨下及肢节。

风从东方来，名曰婴儿风，其伤人也，内舍于肝，外在于筋纽，其气主为身湿。

风从东南方来，名曰弱风，其伤人也，内舍于胃，外在肌肉，其气主体重。

此八风皆从其虚之乡来，乃能病人，三虚相抟，则为暴病卒死。两实一虚，病则为淋露寒热。犯其雨湿之地，则为痿。故圣人避风，如避矢石焉。其有三虚而偏中于邪风，则为击仆偏枯矣。

【语译】

太一在每年中按九宫方位依次移动，其规律是从冬至这一天开始，位于叶蛰宫，历经冬至、小寒、大寒三个节气，共计四十六天。到了期满的次日，就移居于天留宫，历经立春、雨水、惊蛰三个节气，计四十六天。当期满的次日，就移居于仓门宫，历经春分、清明、谷雨三个节气，计四十六天。到期满的次日，即移居于阴洛宫，历经立夏、小满、芒种三个节气，计四十六天。到期满的次日，即移居于天宫，历经夏至、小暑、大暑三个节气，计四十六天。到期满的次日，即移属于玄委宫，历经立秋、处暑、白露三个节气，计四十六天。到期满的次日，即移属于仓果宫，历经秋分、寒露、霜降三个节气，计四十六天。到期满的次日，即移属于新洛宫，历经立冬、小雪、大雪三节，计四十五天。到期满的次日，也即冬至这一天，又重新位于叶蛰宫。

太一每日游移，以冬至这一天位居叶蛰宫为基准，可以计算太一在每一天的位置。太一从叶蛰宫开始遍游九宫。最后重新返于叶蛰宫，年年如此循环不止，终而复始地运行。

太一从一宫移位于另一宫的第一天，天气必然会出现风雨，如果这天风调雨顺，则预示着年岁丰收，人民安康，疾病少见。如果在前几天有风雨，则预示年岁多雨；后几天有风雨，则预示年岁多旱。

太一位于冬至这一天，天气如有异常变化，可推测为君主有变；太一位于春分这一天，天气如有异常变化，可推测到相有变；太一位于中宫这一天，天气如有异常变化，可推测为吏有变；太一位于秋分这一天，天气如有异常变化，可推测到将有变；太一位于夏至这一天，天气如有异常变化，可推测到百姓有变。所谓天气的异常变化，即指太一分别位于上述五宫的当天，出现暴风折断树木，飞沙走石等剧烈的天气变化。根据这些变化和太一所在的位置，可以推测受病者的地位身份。

因而，要观察风所带的方向而进行预测，如果风来的方向与太一所处位置对应的季节相符，即为实风，能主生长，长养万物。如果风来的方向与太一所处位置对应的季节相反，就是虚风，虚风会损伤人体，是具有肃杀和伤害性质的邪气。应当谨慎地预测虚风并及时回避它。所以善于养生的人时时注意回避虚邪贼风，好像躲避利箭飞石的袭击一样，使风邪不能侵害人体，就是这个道理。

因此，当太一在九宫之中游行，位居中宫时，就可以居中而朝向八风，根据八风的情况测候其对万物有利和不利的影响。

从南方来的风，叫做大弱风，它对人体的伤害，向内可侵犯心脏，在外可留于血脉，这种邪气能导致热性病。

从西南方来的风，名叫谋风，它对人体的伤害，向内可侵犯脾脏，在外可留于肌肉，这种邪气能导致正气虚弱。

从西方来的风，它对人体的伤害，向内可侵犯肺脏，在外可留于皮肤，这种邪气能导致津液损伤的燥病。

从西北方来的风，叫做折风，它对人体的伤害，向内可侵犯小肠，在外则留滞于手太阳之脉，如脉气断绝的为邪气满溢，如脉气闭郁的为结聚不通，常常会发生突然死亡。

从北方来的风，名叫大刚风，它对人体的伤害，向内可侵犯于肾，在外可留滞于骨骼和肩背的膂筋，这种邪气能导致寒性病。

从东北方来的风，名叫凶风，它对人体的伤害，向内可侵犯大肠，在外可留滞于两胁腋骨下面的部位及上肢关节部。

从东方来的风，名叫婴儿风，这种邪气对人体的伤害，向内可侵犯肝脏。在外可留滞于筋脉的会聚之处，它能导致湿病。

从东南方来的风，叫做弱风，它对人体的伤害，向内可犯胃腑，在外可留滞肌肉，它能导致身体沉重的病变。

上述八种风，都是从当时时令方位相反的方向来的虚邪，所以能使人发病。如果是虚弱之体遇到岁气不及的虚年，并感受虚风之邪，三虚相合，就会急暴发病，突然死亡；如果有三虚中一虚，也可能发病，如受雨淋露，则会发生寒热病；常涉雨湿之地，感受湿邪，则会发生四肢不用的痿证。因此，善于养生的人，能象回避利箭飞石一样防避虚邪贼风。如果在三虚的情况下，又是偏中于邪风，就会发生如同骤然被击的昏仆倒地和半身不遂的病证。

卷之十二

九针论第七十七

【题解】

九针，指九种针具。文中主要论述了九针的起源、命名、形状、用途及禁忌等内容，故篇名为“九针论”。

【原文】

黄帝曰：余闻九针于夫子，众多博大矣！余犹不能寤[①]，敢问九针焉生？何因而有名？

【注释】

①寤：同悟。

【语译】

黄帝说：我听你讲解了九针的道理，真是学识渊博，内容丰富多彩呀！但我还有些问题不能领悟，请问九针的原理是怎样产生的？为什么各有不同的名称？

【原文】

岐伯曰：九针者，天地之大数也，始于一而终于九[①]。故曰：一以法天，二以法地，三以法人，四以法四时，五以法五音，六以法六律，七以法七星，八以法八风，九以法九野[②]。

【注释】

①天地之大数也，始于一而终于九：大数，指自然规律，大，有普遍的含义。古人认为“一”是数字的起始．“九”是数字的终止，九加一为十，又变成一数新的起点。所以说“始于一而终于九”的数理，是一切事物由少到多的自

然发展规律。

②九以法九野：野，是分野。古代九州区域的划分，叫做九野。

【语译】

岐伯说：九针的产生，取法于天地的大数。天地的数理，从一起始，到九而终止，这是事物普遍的自然发展规律。所以说九针实际上相应于各种自然现象：第一针取法于天，第二针取法于地，第三针取法于人，第四针取法于四时，第五针取法于五音，第六针取法于六律，第七针取法于七星，第八针取法于八风，第九针取法九野。

【原文】

黄帝曰：以针应九之数奈何？岐伯曰：夫圣人之起天地之数也，一而九之，故以立九野，九而九之，九九八十一，以起黄钟[①]数焉，以针应数也。

【注释】

①黄钟：六律之一，是古代矫正音律的一种乐器，用竹制成，长九寸，每寸恰当九纵黍长，九寸合八十一纵黍。以九针应此数，言其变化很多，能适应很多种疾病。按：纵黍，即黍粒的长度。古以黍（黑黍）定分寸，作为度量衡的标准，以制音律。一粒纵黍为一分，九分为寸，用黍九粒，直径相累，合为一寸。《淮南子》天文训："一生二，二生三、三生万物。天地三月而为一时，以三参物，三三如九，故黄钟之律九寸而宫音调，因而九之，九九八十一，故黄钟之数立焉。黄者，土德之色，钟者，气之所种也。"

【语译】

黄帝说：为什么针和九数相应呢？岐伯说：古代的圣人，创立了天地的数理，是从一到九，因此把大地定为九个分野，若九与九相乘，九九等于八十一，从而建立黄钟之数，九针正与此数相应。

【原文】

一者，天也。天者，阳也。五脏之应天者，肺也。肺者，五脏六腑之盖[①]也，皮者，肺之合也，人之阳也。故为之治针，必大其头而锐其末，令无得深入而阳气出。

【注释】

①肺者，五脏六腑之盖：盖，又叫"华盖"，指封建帝王专用的车盖或伞。肺位最高，覆盖着五脏六腑，状如伞盖，故称为盖。

【语译】

一数比象于天，天属阳。在人体五脏中，肺主呼吸，外与天气相应；又肺位最高，为五脏六腑的华盖。犹如天空覆盖万物一样。肺，外合皮毛，皮毛浅在体表，属于阳分，因此制成镵针，针的式样，必须针头大，针尖锐利，适于浅刺而限制深刺，用于治疗邪在皮肤的病症，以开泄阳气、解表退热。

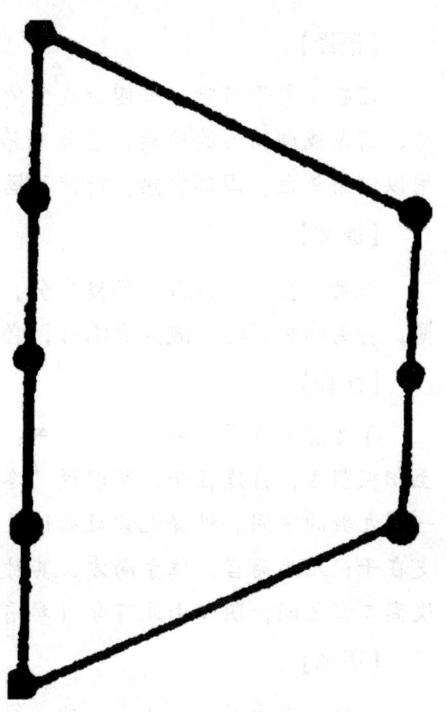

阴图，选自宋代刘牧《易数钩隐图》

【原文】

二者，地也。地者，土也。人之所以应土者，肉也。故为之治针，必筩其身而员其末[①]，令无伤肉分，伤则气竭。

【注释】

①筩（tóng 同）其身而员其末：《一切经音义》引《三苍》郭注"筩，竹管也。"筩其身，是指针身圆而直，形如竹管。员其末，指针尖为卵圆状。《类经》十九卷第二注："针如卵形，以利导于分肉间，盖恐过伤肌肉，以竭脾气，故用不在锐，而主治分间之邪气也。"

【语译】

二数比象于地，地属土，在人体应于肌肉。因此制成圆针，针的式样，取其针身又圆又直，如竹管状，针尖呈卵圆形，适用于治疗邪在肌肉的病症，刺时不得损伤分肉，损伤了就会使脾气衰竭。

【原文】

三者，人也。人之所以成生者，血脉也。故为之治针，必大其身而员其末，令可以按脉勿陷，以致其气，令邪气独出。

【语译】

三数比象于人。人能够维持生命，赖于血脉输给营养。所以为了适应治疗血脉的病症，应采用鍉针，取其针身大，针尖圆而钝，可以按摩穴位，疏通血脉，引导正气得以充实，使邪气自然外出，不致因刺入过深，而引邪内陷。

【原文】

四者，时也。时者，四时八风之客于经络之中，为痼病者也。故为之治针，必筩其身而锋其末，令可以泻热出血，而痼病竭。

【语译】

四数比象于四时。若四时八方的风邪，侵入人体的经络中，能使血脉留滞瘀结，而渐成顽固性的病症，因此刺治时，必用锋针，取其针身长直，针尖锋利，用以刺络放血，泻其瘀热，能使顽固的疾病得以根除。

【原文】

五者，音也。音者，冬夏之分，分于子午[①]，阴与阳别。寒与热争，两气相搏，合为痈脓者也。故为之治针，必令其末如剑锋，可以取大脓。

【注释】

①音者，冬夏之分，分于子午：音，指五音。冬至阴极阳生，月建在子；夏至阳极阴生，月建在午，所以说"冬夏之分，分于子午"。五音经象五数，位于一到九数的中间。根据九宫数的位置，一为坎宫，位于北方，其时令为冬至，地支在子；九为离宫，位于南方，其时令为夏至，地支在午。五数位居中宫，正当坎离二宫之间，阴阳由此可分（参看前九宫八风篇）。

【语译】

五数比象于五音。音为五数，位于一、九两数的中间。一数，代表冬至一阳初生之时，月建在子，九数，代表夏至阳气极盛之时，月建在午。而五数正当一到九数的中央，暑往寒来，阴阳消长的变迁，由此可分。在人体如果寒热不调，两气搏结，形成痈肿化脓，所以适用铍针，取其针头锋利如剑，可以刺破痈疽，排出脓血。

【原文】

六者，律也。律者，调阴阳四时而合十二经脉。虚邪客于经络而为暴痹者也。故为之治针，必令尖如牦[①]，且员且锐，中身微大，以取暴气。

【注释】

①牦（máo 毛）：长毛。这里形容针细而有韧性。《类经》十九卷第二注："毛之强者曰牦。取法于牦者，用其细健而可稍深也。"

【语译】

六数，比象于六律。六律调节声音，分为阴阳，应于四时、十二辰，合于人体十二经脉。如虚邪贼风，侵入人的经络，使阴阳失调，气血壅闭，就会暴发痹症。因此采用圆利针，取其针状如长毛，圆而锐利，针身略粗大，适于刺治急性病。

【原文】

七者，星也。星者，人之七窍[①]。邪之所客于经，舍于络，而为痛痹者也。

故为之治针，令尖如蚊虻喙，静以徐往，微以久留，正气因之，真邪俱往，出针而养者也。

【注释】

①星者，人之七窍：北斗有七星，古多据为典例。天有七星比拟人有七窍，其义可引伸为：天空星辰密布，人的通身空窍也很多。《类经》十九卷第二注："七以法星，而合于人之七窍，举七窍之大者言，则通身空窍皆所主也。"

【语译】

七数比象于七星，在人体应于七窍。人的通身孔窍很多，类如天空星辰密布，若邪从穴孔侵入经络之间，久留不去，就能发生痛痹。所以适用毫针，取其针尖微细，好象蚊虻咀那样。刺治时，要静候其气，慢慢地进针，轻微地提插，留针的时间要长，从而使正气得到充实，邪气一经消散真气也就随着恢复，出针以后，还要继续疗养。

【原文】

八者，风也。风者，人之股肱八节[①]也。八正之虚风[②]，八风伤人，内舍于骨解腰脊节腠理之间，为深痹也。故为之治针，必薄其身，锋其末，可以取深邪远痹。

【注释】

①八节：马莳："人之手足，各有股肱关节计八，故谓八节。"按：这里所指的八节，有概括通身关节的含义。

②八正之虚风：八正，即立春、立夏、立秋、立冬、春分、秋分、夏至、冬至等八个节气。虚风，就是四时八节反常的气候。

【语译】

八数，比象于八风，在人应于八处大关节。如果四时八节的虚邪贼风侵袭人体，就会深入而留止在骨缝腰背关节与腠理之间，而成为邪深在里的痹症，所以选择针具，一定要用针身薄而针尖锋利的长针，这样就可以刺治邪深病久的痹症。

【原文】

九者，野出。野者，人之节解皮肤之间也。淫邪[①]流溢于身，如风水之状，而溜不能过于机关大节者也[②]。故为之治针，令尖如梃，其锋微员，以取大气之不能过于关节者也。

【注释】

①淫邪：邪气过盛，蔓延为害，叫做淫邪。

②溜不能过于机关大节者也：溜，即流注。不能过于机关大节，指水气流注不能通过大关节而积水成肿。本书官针篇："病水肿不能通过关节者，取以大针"。《类经》十九卷第二注："凡淫邪流溢于肌体，为风为水，不能过于关节而壅滞为病者，必用大针以利机关之大气。"

【语译】

九数，比象于九野，在人应于周身关节骨缝和皮肤之间。如邪气过盛蔓延于身，出现浮肿，状似风水病，这是由于水气流注，不能通过关节，以致肌肤积水为肿。因此要采用大针，取其针形如杖，针锋微圆，针身粗大，用它通利关节，运转大气，以消除积水。

【原文】

黄帝曰：针之长短有数乎？岐伯曰：一曰镵针者，取法于巾针，去末半寸，卒锐之[①]，长一寸六分，主热在头身也。

【注释】

①卒锐之：指镵针在相距末端约半寸许，就尖锐突出，状如箭头。丹波元简："卒，暴也。此针之制，长寸六分，其去末五分之所暴锐之，其刺浅而泻表阳气也。"

【语译】

黄帝问：针的长短有一定度数吗？岐伯说：第一种叫镵针，摹仿巾针的式样制成，其针头大，在距离针的末端约半寸许，就尖锐突出，状如箭头，针的长度共一寸六分，适用于浅刺，以通泻在表皮的阳气，主治热在头身的病症。

【原文】

二日员针，取法于絮针[①]，箭其身而卵其锋，长一寸六分，主治分间气。

【注释】

①絮针：孙鼎宜："絮针，古者缝絮之针也。"

【语译】

第二种叫员针，摹仿絮针的式样制成，针身圆直如竹管状，针尖卵圆形，长一寸六分，主治邪在分肉间的疾病。

【原文】

三曰鍉针，取法于黍粟之锐，长三寸半，主按脉取气，令邪出。

【语译】

第三种叫鍉针，仿照黍粟的形状，圆而微尖，长三寸半，用它按摩经脉，行气活血，以驱邪外出。

【原文】

四曰锋针，取法于絮针，筩其身，锋其末，长一寸六分，主泻热出血。

【语译】

第四种叫锋针，摹仿絮针的式样制成，针身圆直，针尖锋利，长一寸六分，取它泻热，刺络放血。

【原文】

五曰铍针，取法于剑锋，广二分半，长四寸，主大痈脓，两热争者也。

【语译】

第五种叫铍针，摹仿剑锋制成，宽二分半，长四寸，主治寒热两气搏结，形成痈肿化脓的病症，可用作切刺排脓，以清除热毒。

【原文】

六曰员利针，取法于氂针，微大其末，反小其身，令可深内也，长一寸六分，主取痈痹者也。

【语译】

第六种叫员利针，摹仿长毛的形状制成，针尖稍大，针身反小，能使深刺，长一寸六分，主治痈肿和暴发性的痹症。

【原文】

七曰毫针，取法于毫毛，长一寸六分，主寒痛痹在络者也。

【语译】

第七种叫毫针，摹仿毫毛的纤细形态制成，长一寸六分，主治邪气在络的寒痛痹。

【原文】

八曰长针，取法于綦针[①]，长七寸，主取深邪远痹者也。

【注释】

①綦（qí 其）针：即缝纫用的长针。

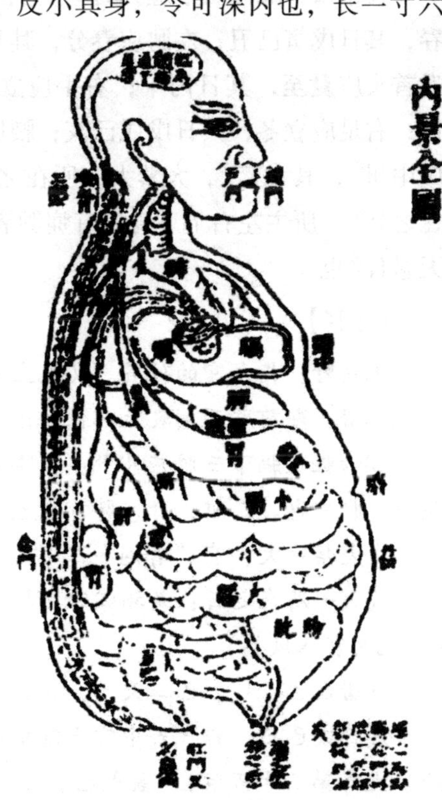

清代王宏翰《医学原始》中的侧人内景之图

《说文》金部："𫓧（shù），綦针也。"《管子》轻重乙："一女必有一刀、一锥、一箴、一𫓧。"房注："𫓧，长针也"。

【语译】

第八种叫长针，摹仿綦针的式样制成，长七寸，主治邪深病久之痹症。

【原文】

九曰大针，取法于锋针，其锋微员，长四寸，主取大气不出关节者也。针形皆矣。此九针大小长短之法也。

【语译】

第九种叫大针，针的形式，是摹仿梃的形状制作，针尖略圆而粗大如梃，长四寸，主治大气不能通利关节，积水成肿的病症。以上所述，就是九针的形状及其大小长短的法度。

【原文】

黄帝曰：愿闻身形应九野①奈何？岐伯曰：请言身形之应九野也，左足应立春，其日戊寅己丑；左胁应春分，其日乙卯；左手应立夏，其日戊辰己巳；膺②喉首头应夏至，其日丙午；右手应立秋，其日戊申己未；右胁应秋分，其日辛酉；右足应立冬，其日戊戌己亥；腰尻下窍应冬至，其日壬子。六腑及膈下三脏应中州③，其大禁④，大禁太一所在之日⑤，及诸戊己⑥。凡此九者，善候八正所在之处⑦。所主左右上下身体有痈肿者，欲治之，无以其所直之日溃治之，是谓天忌日⑧也。

【注释】

①九野：指九宫的位置。义见上篇九宫八风论中。

②膺：即前胸两侧乳上部位，这里泛指前胸部。

③六脏及膈下三脏应中州：《类经》九卷第三十五注："此膈下应中宫也。膈下，腹中也。三脏，肝、脾、肾也。六腑三脏皆在膈下腹中，故应九州。"

④大禁：大，有"普遍"或"重要"的含义。禁，指禁忌针刺的日期。

⑤太一所在之日：是指四时交换八节的那一天，也就是太一移居于各宫之日（详见九宫八风篇）。

⑥诸戊己：戊、己二天干，在五行属土，土为中央，所以在日干中，到了每一个戊日或己日，都代表中宫土旺用事的时候，也就是太一还居中宫之期。《类经》九卷第三十五注："盖戊己属土，虽寄王于四季，而实为中宫之辰，故其气应亦如太一，……此节乃言中宫太一所在之日，意者于八宫太一数中，凡值四季土王用事之日，即中宫太一之期也。"

⑦八正所在之处：八正，这里是指八方的正位，以代表四时当合的八个节气（“四立”、“二分”、“二至”）。八风所在之处，是八方风向的来处。《类经》九卷第三十五注：“八五，即八方王气之所在，太一之谓也。九宫定，即八正之气可候矣。”

⑧天忌日：根据时令节气，不适宜针刺的日期，叫做天忌日。

【语译】

黄帝问：人的身形怎样和九野相应呢？岐伯说：请让我说说身形应九野的情况。春夏属阳，阳气从左而升，自下而上，所以人的左足应于艮宫（东北方）在节气应于立春，在日辰正当戊寅、巳丑；左胁应于震宫（正东方），在节气应于春分，在日辰正当乙卯；左手应于巽宫（东南方），在节气应于立夏，在日辰正当戊辰、己巳；前胸、咽喉、头面应于离宫（正南方），在节气应于夏至，在日辰正当丙午，这是阳气极盛的时候；秋冬属阴，阴气从右而降，自上而下，所以右手应于坤宫（西南方），在节气应于立秋，在日辰正当戊申己未；右胁应于兑宫（正西方），在节气应于秋分，在日辰正当辛酉；右足应于乾宫（西北方），在节气应于立冬，在日辰正当戊戌、己亥，腰、尻、下窍，应于坎宫（正北方），在节气应于冬至，在日辰正当壬子，这是阴气极盛的时候。六腑和肝、脾、肾三脏，都在膈下腹中的部位，应于中宫。针刺人身各部位时，要注意禁忌日期，凡是正交八节（四立、二分、二至）的那一天，所谓“太一所在之日”，以及各个戊日或己日，也就是正当中宫土旺用事的时候，都属于大禁日期。掌握了人体九个部位和九个方位的相应关系，就可以测候八方当令节气的所在，及其相应于形体左右上下的各部位，从而也就明角了刺法上的禁忌日期。例如：身体某个部位发生了痈肿，如果正当太一所在及戊己所值之日，就不能用溃破法治疗，这叫做天忌日。

【原文】

形乐志苦，病生于脉，治之以灸刺。形苦志乐，病生于筋，治之以熨引[①]。形乐志乐，病生于肉，治之以针石[②]。形苦志苦，病生于咽喝[③]，治之以甘药。形数惊恐，筋脉不通，病生于不仁，治之以按摩醪药[④]。是谓五形志也。

【注释】

①熨引：就是用药温熨导引。

②石：即石针，通称砭。为古代切刺皮肤、排脓放血的手术工具。

③咽喝（yē 噎）：声嘶咽塞叫做咽喝。喝又音曷（hè），喘声呼气粗大之谓。以上二义，都是肺的症状。因为肺主气，上通咽喉，形苦过劳则伤气，志苦多忧则气郁，所以病生于咽喝。《太素》卷十九知形志所宜注：“形志俱苦劳气，客

邪伤，在于咽喝，肺之应也。喝，肺喘声也。”

④醪（劳 láo）药：即药酒。

【语译】

形体安逸而精神苦闷的人，生病多在于脉，治法宜于针灸。身形过于劳苦，但精神愉快的，生病多在于筋，宜用温熨导引的治法。形体和精神都很舒适，好逸恶劳的人，生病多在于肌肉，宜用针砭刺治。形体劳苦，精神也苦闷的人，生病多发生咽喝，宜用甘药调治。屡受惊恐神形不安的，易使筋脉之间气血不通，以致肢体麻木不仁，宜于按摩和药酒治疗。这就是五种形志生病各自的特点和治法。

【原文】

五脏气：心主噫[1]，肺主咳，肝主语，脾主吞，肾主欠。

【注释】

①心主噫：《景岳全书》杂证谟：“噫者，饱食之息，即嗳气也。”按：饱食后，噫气出于胃，本为生理现象。而胃之大络上属于心，故心气不舒，也能使胃气郁阻，上逆为噫。《类经》十五卷第二十五注：“阳明络属心，故曰上走心为噫也……是心、脾、胃三脏，皆有是证，盖由火土之郁，而气有不得舒伸，故为此证。”

【语译】

五脏之气失调，各有所主的病症：心气不舒，发为噫气，肺气不利，发为咳嗽，肝气郁结，发为多语，脾气不和，发为吞酸，肾气衰惫，发为呵欠。

【原文】

六腑气：胆为怒，胃为气逆为哕，大肠小肠为泄，膀胱不约为遗溺，下焦溢为水。

【语译】

六腑之气失调，各有所主的病症：胆气郁而不舒，易于发怒，胃失和降，气逆为吐，为哕。小肠化物清浊不分，大肠传导不固，则为泄泻；膀胱气虚，不能约束，则为遗尿；下焦水道不通，则积水为肿。

【原文】

五味所入：酸入肝，辛入肺，苦入心，甘入脾，咸入肾，淡入胃[1]，是谓五入。

【注释】

①淡入胃：甘味极薄为淡，故淡附于甘，同属五行土气。凡五谷皆具淡味，

而受纳于胃，所以说“淡入胃”。

【语译】

五味入胃后，按其属性各归其所合的脏腑：酸味属木入于肝，辛味属金入于肺，苦味属火入于心，甘味属土入于脾胃，咸味属水入于肾。这就是五味各自之所入。

【原文】

五并[①]：精气并[②]肝则忧，并心则喜，并肺则悲，并肾则恐，并脾则畏，是谓五精之气并于脏也[③]。

【注释】

①五并：并，是合并，聚在一处。五并，指五脏精气相乘，并于一脏，化生实邪为病。吴崐：“并，合而入之也。五脏精气，各藏其脏则不病；若合而并于一脏，则邪气实之，各显其志。”

【语译】

五脏精气相并各有其所生的病症：精气并入于肝，则肝气抑郁，而生忧虑，并于心，则心气有余，而生喜笑，并于肺，则气郁胸窄，而生悲哀，并于肾，则水盛火衰，而心悸善恐，并于脾，则痰盛中虚，往往胆怯生畏。这就是五脏精气并于一脏所发生的各种病症。

【原文】

五恶[①]：肝恶风，心恶热，肺恶寒，肾恶燥，脾恶湿，此五脏气所恶也。

【注释】

①恶（wù 务）：即憎厌。

【语译】

五脏之所恶：肝脏厌恶风，心脏厌恶热，肺脏厌恶寒，肾脏厌恶燥，脾脏厌恶湿，这就是五脏之气的所恶。

【原文】

五液：心主汗[①]，肝主泣，肺主涕，肾主唾[②]，脾主涎[③]，此五液所出也。

【注释】

①心主汗：津液渗入脉中，转化为血液，归于心所主，而血中之液，又可渗出于脉外，复转化为津液，其中随卫气外泄的部分，就是汗。所以说“心主汗”。《类经》十五卷第二十五注：“心主血，汗则血之余也。”

②肾主唾：《类经》十五卷第二十五注：“唾生于舌下，足少阴肾脉，循喉

咙，挟舌本也。”

③脾主涎：《尔雅》释言释义引《字林》：“涎，口液也。”《太素》卷六五脏气液注：“脾足太阴脉，通于五谷之液，上出廉泉，故名为涎。”

【语译】

五脏化生五液：心主于汗，肝主于泪，肺主于涕，肾主于唾，脾主于涎，这是五液分别出于五脏的情况。

【原文】

五劳[①]：久视伤血，久卧伤气，久坐伤肉，久立伤骨，久行伤筋，此五久劳所病也。

【注释】

①五劳：指劳逸过度，积久形成的五种劳伤。

【语译】

五种劳逸过度所致的损伤：久视劳神，则伤心血；久卧阳气不伸，则伤肺气；久坐脾气不运，则伤肌肉；久立则伤骨，劳损在肾；久行则伤筋，劳损在肝。这是五种久劳所伤。

【原文】

五走：酸走筋，辛走气，苦走血，咸走骨，甘走肉，是谓五走也。

【语译】

五味各有走向；酸味入肝，肝主筋，故酸走筋，辛味入肺，肺主气，故辛走气，苦味入心，心主血脉，故苦走血，咸味入肾，肾主骨，故咸走骨；甘味入脾，脾主肌肉，故甘走肉。这就是五走。

【原文】

五裁[①]：病在筋，无食酸；病在气，无食辛；病在骨，无食咸；病在血，无食苦；病在肉，无食甘。口嗜而欲食之，不可多也，必自裁也，命曰五裁。

【注释】

①裁：节制。

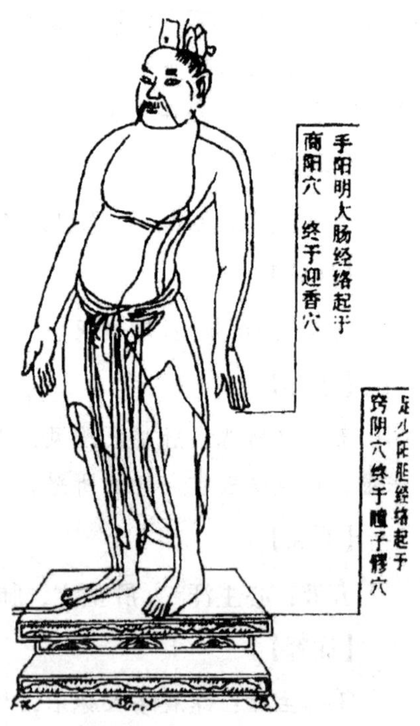

日本宫内厅藏正侧人图摹本，描绘了人体的手阳明大肠经及足少阳胆经

【语译】

饮食的五裁：酸性收敛，病在筋不喜收，所以不能多食酸味；辛能发散，病在气不喜散，所以不能多食辛味；咸能软坚，病在骨不喜软，因此不能多食咸味；苦能化燥，病在血不喜燥，因此不能多食苦味；甘能壅满助湿，病在肉不喜壅滞，所以不宜多食甘味。即使因嗜好而欲食，也不可多食，必须自己加以节制，适可而止。这叫做五裁。

【原文】

五发：阴病发于骨[①]，阳病发于血[②]，以味病发于气[③]，阳病发于冬[④]，阴病发于夏[⑤]。

【注释】

①阴病发于骨：《太素》卷二十七邪传注："阴之为病，发骨疼等。"

②阴病发于血：《太素》卷二十七邪传注："阳之为病，发于血痹等。"

③以味病发于气：《太素》卷二十七邪传注："五味为病，发于气不调等。"

④阳病发于冬：《太素》卷二十七邪传注："冬阳在内，故病发冬。"

⑤阴病发于夏：《太素》卷二十七邪传注："夏阳在外，故病发夏也。"

【语译】

五病之所发：阴之为病，发骨疼等，阳之为病，发血痹等，五味为病，发于气不调，冬天阳气在内，所以阳病发于冬，夏天阳气在外，阴气在内，所以阴病发于夏。

【原文】

五邪：邪入于阳，则为狂[①]；邪入于阴，则为血痹[②]；邪入于阳，抟则为癫疾[③]；邪入于阴，抟则为喑[④]；阳入于阴，病静；阴出之于阳，病喜怒。

【注释】

①邪入不阳，则为狂：《太素》卷二十七邪传注："热气入于阳脉，重阳故为狂病"。

②邪入于阴，则为血痹：《太素》卷二十七邪传注："寒邪入于阴脉，重阴故为血痹"。

③癫疾：癫，通巅。指头部疾患，如头痛，眩晕，甚至昏仆等症。马莳："癫，当作巅。正以阳气上升，故顶巅有疾，如头痛眩晕等证也。"又《素问》方盛衰论："气上不下，头痛巅疾。"王冰注："巅，谓身上巅疾，则头首之疾也。"

④邪入于阴，抟则为喑：《类经》十五卷第二十五注："邪抟于阴，则阴气

受伤，故声为音哑。阴者，五脏之阴也。盖心主舌，而手少阴心脉上走喉咙，系舌本；手太阴肺循喉咙；足太阴脾脉上行结于咽，连舌本，散舌下；足厥阴肝脉循喉咙之后，上入颃颡，而筋脉络于舌本；足少阴肾脉循喉咙，系舌本，故皆主病喑也。”

【语译】

邪扰五脏的病变：阳邪入于阳分，阳盛热极，能使神志受扰，昏乱为狂；阴邪入于阴分，阴盛则寒，能使血脉凝涩，发生痹症；头为诸阳之会，气逆上升，这是邪入于阳，邪气抟聚于上，就发生头部巅顶疾患；五脏阴经通于喉舌之间，阳邪入于阴，抟聚而不去，就会伤阴，导致喑哑；阳主动，阴主静，阳气敛降，入于阴分，其病态喜于静默；阳气上逆，由阴出阳，其病态激动易怒。

【原文】

五藏：心藏神，肺藏魄，肝藏魂，脾藏意，肾藏精志也。

【语译】

五脏各有所藏：心藏神，为生命活动的主宰。肺藏魄，体现为形体动作的感应能力；肝藏魂，体现为精神意识的感应能力；脾藏意，体现为人的思想活动能力；肾藏精与志，精能化髓，髓通于脑，脑为志所居，体现为人的记忆能力。

【原文】

五主：心主脉，肺主皮，肝主筋，脾主肌，肾主骨。

【语译】

五脏功能，各有所主：心主脉，以载运营血，输养全身；肺主皮毛，以布散卫气，保护体表；肝主筋，以约束关节，维持肢体活动；脾主肌肉，以充实形体；肾主骨，骨腔为藏髓的库所，骨干为身躯的支柱。

【原文】

阳阴多血多气，太阳多血少气，少阳多气少血，太阴多血少气，厥阴多血少气，少阴多气少血。故曰：刺阳明出血气，刺太阳出血恶气，刺少阳出气恶血，刺太阴出血恶气，刺厥阴出血恶气，刺少阴出气恶血也。

【语译】

六经气血的多少，各有不同，因此，凡用针刺时，根据各经的具体情况，只可泻其多，不可泻其少。一般的常规是：阳阴多血多气，刺宜出其气血；太阳多血少气，刺宜出血，不宜出气；少阳多气少血，刺宜出气，不宜出血；太阴多血少气，刺宜出血，不宜出气；厥阴多血少气，刺宜出血，不宜出气；少阴多气少血，刺宜出气，不宜出血。

【原文】

足阳明太阴为表里[①]，少阳厥阴为表里，太阳少阴为表里，是谓足之阴阳也；手阳明太阴为表里，少阳心主为表里，太阳少阴为表里，是谓手之阴阳也。

【注释】

①表里：指内外阴阳的相互联系。阳经行于身之外侧，主表；阴经行于身之内侧，主里。

【语译】

阳明胃经与太阴脾经相为表里，少阳胆经与厥阴肝经为表里，太阳膀胱经与少阴肾经为表里，这是足三阴经与足三阳经的表里配合；阳明大肠经与太阴肺经为表里，少阳三焦经与厥阴心包经为表里，太阳小肠经与少阴心经为表里。这是手三阴经和手三阳经的表里配合。

岁露论第七十八

【题解】

岁露，是指一年之内风雨的情况。本篇主要讨论了天文气象变化对人体生理、病理所产生的影响，故篇名为“岁露论”。

【原文】

黄帝问于岐伯曰：经言夏日伤暑，秋病疟。疟之发以时，其故何也？岐伯对曰：邪客于风府，病循膂而下，卫气一日一夜，常大会于风府，其明日日下一节，故其日作晏。此其先客于脊背也，故每至于风府则腠理开，腠理开则邪气入，邪气入则病作，此所以日作尚晏[①]也。卫气之行风府，日下一节，二十一日下至尾底，二十二日入脊内，注入伏冲之脉，其行九日，出于缺盆之中，其气上行，故其病稍益至[②]；其内搏于五藏，横连募原，其道远，其气深，其行迟，不能日作，故次日乃蓄积而作焉。

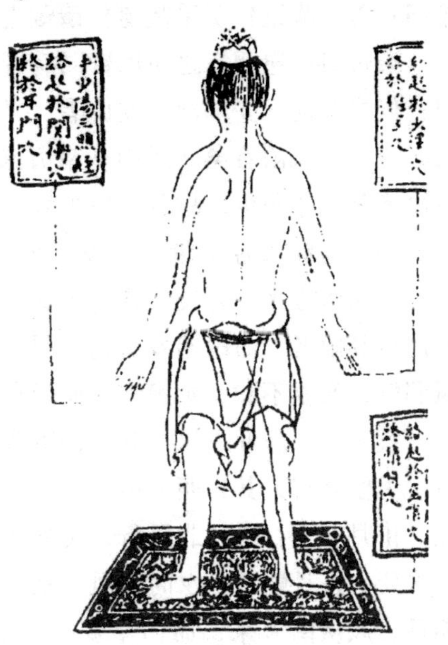

明抄本《普济方》中的铜人伏图，图中标注了人体的经脉及穴位

黄帝曰：卫气每至于风府，腠理乃发，

发则邪入焉。其卫气日下一节，则不当风府，奈何？岐伯曰：风府无常，卫气之所应，必开其腠理，气之所舍节，则其府也。

黄帝曰：善。夫风之与疟也，相与同类，而风常在，而疟特以时休，何也？岐伯曰：风气留其处，疟气随经络沉以内搏，故卫气应乃作也。帝曰：善。

黄帝问于少师曰：余闻四时八风之中人也，故有寒暑，寒则皮肤急而腠理闭；暑则皮肤缓而腠理开。贼风邪气，因得以入乎？将必须八正虚邪，乃能伤人乎？少师答曰：不然。贼风邪气之中人也，不得以时，然必因其开也，其入深，其内极病，其病人也卒暴。因其闭也，其入浅以留，其病也徐以迟。

黄帝曰：有寒温和适，腠理不开，然有卒病者，其故何也？少师答曰：帝弗知邪入乎？虽平居，其腠理开闭缓急，其故常有时也。黄帝曰：可得闻乎？少师曰：人与天地相参也，与日月相应也。故月满则海水西盛。人血气积，肌肉充，皮肤致，毛发坚，腠理郄，烟垢著。当是之时，虽遇贼风，其入浅不深。至其月郭空，则海水东盛，人血气虚，其卫气去，形独居，肌肉减，皮肤纵，腠理开，毛发残，膲理[③]薄，烟垢落。当是之时，遇贼风则其入深，其病人也卒暴。

黄帝曰：其有卒然暴死、暴病者，何也？少师答曰：三虚者，其死暴疾也；得三实者，邪不能伤人也。黄帝曰：愿闻三虚。少师曰：乘年之衰，逢月之空，失时之和。因为贼风所伤，是谓三虚。故论不知三虚，工反为粗。帝曰：愿闻三实。少师曰：逢年之盛，遇月之满，得时之和，虽有贼风邪气，不能危之也。黄帝曰：善乎哉论！明乎哉道！请藏之金匮，命曰三实。然此一夫之论也。

黄帝曰：愿闻岁之所以皆同病者，何因而然？少师曰：此八正之候也。黄帝曰：候之奈何？少师曰：候此者，常以冬至之日，太一立于叶蛰之宫，其至也，天必应之以风雨者矣。风雨从南方来者，为虚风，贼伤人者也。其以夜半至也，万民皆卧而弗犯也，故其岁民少病。其以昼至者，万民懈惰而皆中于虚风，故万民多病。虚邪入客于骨而不发于外，至其立春，阳气大发，腠理开，因立春之日，风从西方来，万民又皆中于虚风，此两邪相抟，经气结代[④]者矣。故诸逢其风而遇其雨者，命曰遇岁露焉。因岁之和，而少贼风者，民少病而少死，岁多贼风邪气，寒温不和，则民多病而死矣。

黄帝曰：虚邪之风，其所伤贵贱何如？候之奈何？少师答曰：正月朔日，太一居天留之宫，其日西北风，不雨，人多死矣。正月朔日，平旦北风，春，民多死。正月朔日，平旦北风行，民病多者，十有三也。正月朔日，日中北风，夏，民多死。正月朔日，夕时北风，秋，民多死。终日北风，大病死者十有六。正月朔日，风从南方来，命曰旱乡[⑤]，从西方来，命曰白骨，将国有殃，人多死亡。正月朔日，风从东方来，发屋，扬沙石，国有大灾也。正月朔日，风从东南方行，春有死亡，正有朔，天利温不风，籴贱，民不病；天寒而风，籴贵，民多病。此所谓候岁之风，伤人也。二月丑不风，民多心腹病。三月戌不温，民多寒热。四月巳不暑，民多瘅病。十月申不寒，民多暴死。诸所谓风者，皆发屋，折树木，扬沙石，起毫毛，发腠理者也。

【注释】

①日作尚晏：晏，晚的意思。日作尚晏，指疟疾发作的时间，天天向后推迟。尚《诸病源候论》改为“常”字。

②其病稍益至：益至，《素问·疟论》、《甲乙》卷七第五均作益早。指发病的时间逐渐提前，一天早于一天。

③膲理：膲，通焦。膲理，指皮肤肌肉的纹理。张志聪：“理者，肌肉之文理，乃三焦通会之处，故曰焦理。”

④经气结代：指经脉之脉气，因非时的虚邪搏结所形成的代脉。《灵枢注征发微》：“人之经气相结，而代脉见矣。”

⑤旱乡：《汉书·天文志》：“南方谓旱乡”。此指从南方来的干旱之风。

【语译】

黄帝问岐伯说：医经中说，夏天被暑邪所伤，到秋天就发疟疾，发作有时间规律，这是什么原因？岐伯回答说：邪气从风府穴侵入后，沿着脊椎两旁向下行。卫气循行一日一夜后，均大会于风府穴，因邪气每天向下行一节脊椎，所以第二天疟疾的发作时间就向后推迟。由于邪气先客于脊背之内，卫气每次循行到风府时，腠理即开张，邪气乘机深入，疟疾即发作。这就是疟疾发作的时间每天向后延的原因。卫气每日大会于风府，而疟邪每日向下深入一节，第二十一天就下循到尾骶部，第二十二天进入脊内，注入伏冲之脉而向上行，循行九天后，向上出于左右缺盆的中间，由于疟邪每日向上行，所以疟疾发作的时间就一天比一天早。邪气深入搏击于五脏，横连于募原之间，其循行的道路已远，所在部位已深，循行速度已缓慢，因此疟疾不能每日发作，要积到第二天才发作。

黄帝说：卫气每次循行到风府，腠理就开张，邪气则乘机而入，使疟疾发作。但是卫气与疟邪每天在下一节脊椎相遇，并不在风府穴，为什么仍然发作？岐伯说：“风邪所居部位并不固定，如果遇到卫气，正邪相争，必然使腠理开张，所以凡是邪气所侵犯的地方，就是发病的部位。

黄帝说：讲得好。风邪与疟邪是相类似的病邪，但风邪所致的证候常常持续出现，而疟疾的证候却只见按时发作与停止，这是为什么呢？岐伯说：风邪常停留于身体某处，疟邪则随经络深入，搏结于中，到了卫气与疟邪相遇出现正邪斗争的反应时，疟疾才发作。黄帝说：讲得好！

黄帝问少师说：我听说四时的八风侵犯人体，是因为寒暑变化异常而引起的。寒冷使人体皮肤致密，腠理密闭，暑热使人体皮肤松弛，腠理开泄。贼风邪气是在这种情况下乘机而入的呢？还是必须遇到四时八节反常气候才能伤害人体呢？少师回答说：“不一定这样，有些贼风邪气侵犯人体没有时间规律，但一定要在人体肌腠开张时，才能乘虚深入，并很快侵入内脏，发病骤急，病情严重。如果人体腠理致密，邪气只能侵入浅表部位，发病比较迟缓。

黄帝说：有些时候天气寒温适度，人体腠理并不开疏。但仍有突然发病的，这是什么原因呢？少师回答说：你还不知道邪气侵犯人体的规律吧？虽然气候、起居正常，但腠理的开合疏密，是有一定的时间规律的。黄帝说：可以讲给我听听吗？少师说：人与自然界是密切相关的，人的生理活动与日月的运行是相应的。所以当月亮圆满时，海水盛于西方，人体气血旺盛，肌肉充实，皮肤致密，毛发坚韧，腠理闭固，皮脂布溢。这时虽然遇到贼风侵害，也是浅而不深的。到月亮亏缺的时候，海水盛于东方，人体气血偏虚，卫气不能固表，形体不得温煦，肌肉消减，皮肤弛缓，腠理开泄，毛发残落，肌肤纹理疏薄，皮脂剥落减少。这时若遇到贼风侵害，邪气就会深入于内，发病急暴。

黄帝说：“有的突然死亡，有的人突然发病，这是什么原因？少师回答说：由于病人正气不足，又遇到三虚的影响，所以出现暴病暴死的情况；若是在三实的环境，就不会受邪气的侵害。黄帝说：希望听你讲讲三虚。少师说：在岁气不及的虚年，遇上月缺不全的日子，又逢上时令气候的反常，就容易受邪风伤害，这就是三虚。因此在医学理论方面如果不懂三虚致病的知识，就会成为治疗错误的粗工。黄帝说：希望听你讲讲三实。少师说：在岁气旺盛的年份，遇上月亮圆满的日子，再逢上调和的气候，虽有贼风邪气，也不能危害人体，这就是三实。黄帝说：你讲得很好！道理讲得很明白！请让我把这些理论藏在金匮之中。不过，上述只是指一个人的发病情况而言。

黄帝说：一年中有许多人得相同的病，我想听你说说是什么原因。少师说：这需要观测八方气候的变化才能弄清。黄帝说：怎样观测呢？少师说：观测的方法，通常以冬至这一天为始起，这时斗柄指向正北方向，这天必有风雨来临。如果风雨是从南方来的，是为虚风，也即能残贼伤人的邪气。如果虚风是在夜半袭来的，此时人们均卧于室内，不易受到侵犯，所以这一年生病的人就少。如果虚风是白天袭来的，这时人们劳倦懈怠，卫外不固，多被虚邪所侵犯，所以生病的人就很多。如果冬季虚邪侵犯机体，深伏于骨而不发病，到立春时，机体阳气发泄，腠理开张，再加上受西方来的虚邪侵袭，伏邪与新邪搏击于体内，留结于经脉，交替着贼害人体。因此，在一年中屡受风雨侵袭而生病，就叫做遇岁露。如果一年四季气候调和，很少有贼风伤人，生病的人就少，因病死亡的人也少。如果一年中常有贼风邪气出现，气候寒温不调，患病和因病死亡的人就多。

黄帝说：虚邪贼风伤人的程度怎样？应当怎样判断？少师回答说：在正月初一日，北斗星的斗柄指向东北方，这一天如果刮西北风而不下雨，人们多会生病死亡。正月初一这一天清晨刮北风，到春天人们多会生病死亡，死亡的可达十分之三。若这天中午刮起北风，到了夏季，人们多生病死亡。若这一天傍晚刮起北风，到秋天人们多生病死亡。若该日整天刮北风，得大病而死者可达十分之六。正月初一日，若风从南方刮来，叫做旱乡，风从西方刮来，叫做白骨。这两种情况预示国家将面临大的灾难，人们将大批死亡。正月初一日，若风从东方刮来，掀翻房屋，飞沙走石，预示国家将有大的灾祸。正月初一日，风从东南方刮来，到春天人们可能会生病死亡。正月初一日，天气温和，不刮风，是年景丰收、粮食价贱的征兆，人们生病少。如果这天天气寒冷而起风，是年景欠收、粮食价贵的征兆，人们多会生病。这些就是预测一年之中虚风贼邪伤害人体的情况。如果二月丑日不起风，人们多患心腹病。三月戌日不温暖，人们多得寒热病。四月巳日不炎热，人们多患瘅热病。十月申日不寒冷，人们多患急病而突然死亡。上述各种风邪，都是指毁损房屋，折断树木，飞沙走石的狂风，因此能使人毫毛竖起，腠理开泄而患病。

大惑论第七十九

【题解】

惑，迷乱眩晕的意思；大，形容其严重。文中主要论述了登高时发生精神迷惑、头目眩晕的道理，故篇名为“大惑论”。

【原文】

黄帝问于岐伯曰：余尝上于清冷之台①，中阶而顾，匍匐②而前，则惑。余私异之，窃内怪之③，独瞑独视，安心定气，久而不解，独转独眩，披发长跪④，俛而视之，后久之不已也。卒然自止，何气使然？

【注释】

①清冷之台：指很高的台。《类经》十八卷第八十一注：“台之高者其气寒，故曰清冷之台。”

②匍匐（púfú 蒲伏）：伏行的样子，即手足并行，身体贴近地面。

③怪之：《太素》卷二十七七邪注：“小怪曰异之，大异曰怪之。”

④披发长跪：披发，披散开头发。跪，古以两膝着地腰股挺直为跪。披发以舒缓精神，跪地以免站立眩惑摇摇欲倒的危险，应前“匍匐而前”之义。按：若依上校语第②以“长跪”为“跣足”之误，则“跣足”为赤脚之谓，与“披发”俱为缓形定志之举，与《素问》四气调神大论“披发缓形，以使志生”之

旨相合。兹暂从“长跪”作释。

【语译】

黄帝问岐伯说：我曾经攀登很高的清冷之台，走到台阶中层，向四处观望，再伏身前行，就感到眼花迷乱，我内心觉得奇怪，尽管自己闭目宁神，然后再张目试看，平心静气，力求镇定下来，但很久不能解除，仍然头转目眩，虽然披开头发，赤脚而行，力求形体舒缓，使精神轻快，但当向下俯视时，眩晕仍经久不止。可是这种症状在突然之间却又自动地消失。这是什么原因造成的呢？

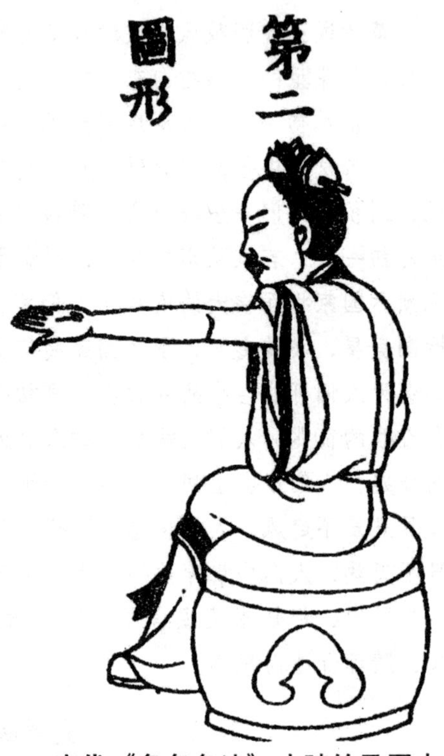

宋代《急备灸法》中骑竹马图中的第二图形

【原文】

岐伯对曰：五脏六腑之精气，皆上注于目而为之精[1]。精之窠为眼[2]，骨之精为瞳子[3]，筋之精为黑眼[4]，血之精为络[4]，其窠气之精为白眼[6]，肌肉之精为约束[7]，裹撷[8]筋骨血气之精而与脉并为系，上属于脑，后出于项中。故邪中于项[9]，因逢其身之虚，其入深，则随眼系以入于脑，入于脑则脑转，脑转则引目系急，目系急则目眩以转矣。邪其精[10]，其精所中不相比也[11]则精散，精散则视歧，视歧见两物。目者，五脏六腑之精也，营卫魂魄之所常营[12]也，神气之所生也。故神劳则魂魄散，志意乱，是故瞳子黑眼法于阴，白眼赤脉[13]法于阳也。故阴阳合揣而精明也。目者，心之使也，心者，神之舍也[14]，故神分精乱而不揣。卒然见非常之处，精神魂魄，散不相得，故曰惑也。

【注释】

①上注于目而为之精：这里的“精”字，是指眼睛具有精明视物的作用。《太素》卷二十七七邪注：“五脏六腑精液，及脏腑之气清者上升注目，以为目之精也。”《类经》十八卷第八十一注：“为之精，为精明之用也。”二注可合参。

②精之窠为眼：《类经》十八卷第八十一注：“窠者，窝穴之谓。眼者，目之总称。”这是说眼窝中脏腑精气结聚，便形成为眼睛。

③骨之精为瞳子：瞳子，就是瞳孔，也叫瞳神和水轮。《类经》十八卷第八十一注“骨之精主于肾，肾属水，其色玄，故瞳子内明而色正黑。”

④筋之精为黑眼：黑眼，即瞳子外围黑睛部分，又叫风轮。肝主筋，以曲直（屈伸）为用，而黑眼的展转活动，属于肝筋的精气，所以说筋之精为黑眼。

⑤血之精为络：络，指目眦内血络，也叫血轮。《类经》十八卷第八十一注："络，脉络也。血脉之精主于心，心色赤，故眦络之色皆赤。"

⑥其窠气之精为白眼：窠，指眼窝。白眼，即白眼球部分，又叫气轮。《类经》十八卷第八十一注："气之精主于肺，肺属金，故为白眼。"

⑦肌肉之精为约束：约束，指眼胞，又叫肉轮。《类经》十八卷第八十一注："约束，眼胞也，能开能阖，为肌肉之精，主于脾也。"

⑧裹撷（xié 协）：裹，包罗。撷，同襭，就是用衣襟收裹东西。裹撷，是形容眼胞包裹着整个眼睛的作用。《类经》十八卷第八十一注："以衣衽收物谓之撷。脾属土，所以藏物，故裹撷筋骨血气四脏之精，而并为目系。"

⑨邪中于项：《类经》十八卷第八十一注："邪气中于风府、天柱之间。"

⑩邪其精：这里的"邪"字。同"斜"。不正之意。"精"，指眼睛。邪其精，《类经》十八卷第八十一注："目系急则目眩睛斜。"按：张介宾之意，"邪其精"即指"眼斜"而言。

⑪其精所中不相比也：即视岐症，将一物看成两物，影象因之模糊。《类经》十八卷第八十一注："视岐失正，则两睛之所中于物者，不相比类，而各异其见，是以视一为两也。"

⑫营：寓居的意思。

⑬赤脉：指血络。孙鼎宜曰："赤脉，谓络也。"

⑭目者，心之使也，心者，神之舍也：是说眼睛视物的活动能力，受心神所支配。《类经》十八卷第八十一注："精神虽统于心，而外用则在目，故目为心之使，心为神之舍。"

【语译】

岐伯回答说：五脏六腑的精气，都上注于眼部，从而产生精明视物的作用。所以眼窝内精气的结晶，便形成为眼睛，其中骨之精主于肾，注于瞳子部分，筋之精主于肝，注于黑眼部分，血之精主于心，注于内外眦血络部分，气之精主于肺，注于白眼部分，肌肉之精主于脾，注于眼胞部分，上下眼胞包裹着筋、骨、血、气的精气，与脉络合并，而形成目系，上连属于脑，后出于项部的中间。若邪气侵入项部，乘人体虚弱，它就能够随着目系深入脑部，邪入于脑，便发生头昏脑转，从而引起目系紧急，出现两目眩晕的症状。由于眼斜不正，眼睛所看到的东西，影象不相统一，以致精神分散，出现视岐，把一物看成两物。人的眼睛，即是脏腑的精气所形成，也是营、卫、气、血、精、神、魂、魄经常通行和寓藏的所在，其精明视物的功能，主要出于神气的生养。所以人在精神过于疲劳的时候，就会使魂魄意志散乱，眼睛也就没有神气。眼的瞳子属肾，黑眼属肝，二者都是阴脏的精气所生；白眼属肺，赤脉属心，二者都是阳脏的精气所在。由于阴阳精气抟合，所以目能清晰地视物。特别是眼睛的视觉活动，主要受心的支配，这是因为心主藏神的缘故。所以精神散乱，阴阳精气便不相抟合。因此，人在居高临下的时候，突然见到异常的情景，就会引起心神散乱，魂魄不安，所以发生眩惑。

【原文】

黄帝曰：余疑其然。余每之东苑[1]，未曾不惑，去之则复，余唯独为东苑劳神乎？何其异也？岐伯曰：不然也。心有所喜，神有所恶[2]，卒然相感，则精气乱，视误，故惑，神移乃复，是故间[3]者为迷，甚者为惑。

【注释】

①东苑：《太素》卷二十七七邪注："清冷之台在东苑。"

②心有所喜，神有所恶：《类经》十八卷第八十一注："偶为游东，心所喜也，忽逢奇异，神所恶之。"

③间：《太素》卷二十七七邪注："间，轻也。"

【语译】

黄帝说：我怀疑你所说的道理。因为我每次去东苑登高游览，没有一次不发生眩晕迷惑的，离开那里，就恢复正常，难道说我唯独在东苑的地方才劳神吗？为什么会出现这种异常的情况呢？岐伯说：不是这样。偶而登高游览，心情本是愉快的，但遇到异常的情景，往往使精神觉得厌恶，由于突然间喜恶交感，使精神一时散乱，所以视觉不正常而发生眩惑。待离开了当时的环境，精神也就转移，恢复正常状态。总之，出现这种症状，较轻的仅是精神一时迷糊，有如不辨方向之感，较重的眼花缭乱，即所谓眩惑。

【原文】

黄帝曰：人之善忘者，何气使然？岐伯曰：上气不足，下气有余，肠胃实而心肺虚[1]。虚则营卫留于下，久之不以时上，故善忘也[2]

【注释】

①上气不足……心肺虚：《太素》卷二十七七邪注："心肺虚，上气不足也。肠胃虚，下气有余也。"《类经》十八卷第八十一注："下气有余，对上气不足而言，非谓下之真实也。"二注可合参。

②虚则营卫留于下……故善忘也：《类经》十八卷第八十一注："心肺虚于

上，营卫留于下，则神气不能相周，故为善忘，阳衰于上之兆也。”

【语译】

黄帝说：人若健忘，是什么原因使得这样呢？岐伯说：上气不足，是心肺虚；下气有余，是肠胃实。由于心肺气虚，就会使营卫之气留滞于肠胃间，经久不能及时向上宣达，因而神气失养不能周全，所以发生健忘。

【原文】

黄帝曰：人之善饥而不嗜食者，何气使然？岐伯曰：精气并于脾，热气留于胃，胃热则消谷，谷消故善饥。胃气逆上，则胃脘塞，故不嗜食也。

【语译】

黄帝说：人若容易饥饿而不想饮食，是什么原因使得这样？岐伯说：饮食入胃，化生精气，归并于脾，阳热之气则稽留于胃。如胃中燥热过盛，消化力就增强，所以容易饥饿；再由于胃气上逆，失于和降，则胃脘滞塞，难以受纳，所以不欲饮食。

天七 地二 合 生火於南
天三 地八 合 生木於東
地十 天五 合 生土於中
天九 地四 合 生金於西
地六 天一 合 生水於北

五位相得各有合图，选自宋代佚名辑《周易图》

【原文】

黄帝曰：病而不得卧者，何气使然？岐伯曰：卫气不得入于阴，常留于阳，留于阳则阳气满，阳气满则阳跻盛，不得入于阴则阴气虚，故目不得瞑矣[①]。

【注释】

①卫气不得入于阴……故目不得瞑矣：《类经》十八卷第八十三注：“卫气昼行于阳，夜行于阴，行阳则寤，行阴则寐，此其常也。若病而失常，则或留于阴，或留于阳，留则阴阳有所偏胜，有偏胜则有偏虚，而寤寐亦失常矣。”

【语译】

黄帝说：因病而不能安眠的，是什么原因引起这样呢？岐伯说：卫气昼行于阳，则神出于目而入醒；夜行于阴，则神敛于脏而入睡。如果卫气不得入于阴分，常留在阳分，就会使在外的阳气充满，相应的，阳跻脉也就偏盛；卫气既不得入于阴分，就形成阴气虚，阴虚不能敛阳，所以不能闭目安睡。

【原文】

黄帝曰：病目而不得视者，何气使然？岐伯曰：卫气留于阴，不得行于阳，留于阴则阴气盛，阴气盛则阴跻满，不得入于阳则阳气虚，故目闭也。

【语译】

黄帝说：因得病而目不得视物，是什么原因引起的？岐伯说：由于卫气留滞在阴分，不得外行于阳分，留滞在阴分就使阴气偏盛，阴跻脉因此而盛满，卫气既不得行于阳分，便形成阳虚，以致阴盛于内，阳虚于外，所以喜闭目而不欲开目视物。

【原文】

黄帝曰：人之多卧者，何气使然？岐伯曰：此人肠胃大而皮肤涩，而分肉不解焉。肠胃大则卫气留久，皮肤涩则分肉不解，其行迟①。夫卫气者，昼日常行于阳，夜行于阴②，故阳气尽则卧，阴气尽则寤。故肠胃大，则卫气行留久；皮肤涩，分肉不解，则行迟。留于阴也久，其气不精，则欲瞑，故多卧矣。其肠胃小，皮肤滑以缓，分肉解利，卫气之留于阳也久，故少卧焉。

【注释】

①肠胃大则卫气留久，皮肤涩则分肉不解，其行迟：这是说卫气的运行，留在内脏的时间较多，而在体表的时间较少。《类经》十八卷第八十三注：“卫气留于阴分者久，行于阳分者少。阳气不精，所以多瞑卧也。今人有饱食之后，即欲瞑者，正以水谷之悍气，暴实于中，则卫气盛于阴分，而精阳之气，有不能胜之耳。”

②夫卫气者……夜行于阴：沈又彭《医经读》平集：“昼行阳，夜行阴，此阴阳，非指经络言，乃指外内言也。盖脉在分肉之间，营行脉中，卫即行乎脉外。无论阴经阳经，卫气浮上而行者，即行于阳也；沉伏而行者，即行于阴也。行于阳则表实，故昼日体耐风寒；行于阴则表虚，故夜卧不耐风寒，此其验也。”

【语译】

黄帝说：有的人多嗜睡，是什么原因所致？岐伯说：这一类人肠胃较大，而皮肤滞涩，分肉之间不滑利。由于肠胃较大，卫气稽留的时间就比较长久；皮肤滞涩，分肉不滑利，卫气运行于外也就迟缓。卫气循行的常规，是昼行于阳，夜行于阴。当卫气行于阳分已尽，由表入里时，人便入睡；卫气行于阴分已尽，由里出表，人便觉醒。既然人的肠胃道较大，卫气在内稽留的时间，就比较长久；再兼皮肤滞涩分肉不滑利，因此卫气运行于体表也就迟缓。由于卫气久留阴分，阳气内敛，使精神不能振作，所以闭目嗜眠，困倦多卧。至于肠胃较小的人，皮肤滑润松缓，分肉之间通利，因此，卫气行于阳分的时间也比较长久，阳气外张，使精神易于振奋，所以人少睡眠。

【原文】

黄帝曰：其非常经也，卒然多卧者，何气使然？岐伯曰：邪气留于上膲，上膲闭而不通，已食苦饮汤，卫气久留于阴而不行，故卒然多卧焉。

【语译】

黄帝说：有的人不是经常好睡，而是突然多喜睡眠，这种现象是什么原因所致？岐伯说：这是因为有邪气留滞在上焦，使上焦闭阻不通，又因饱食之后，暴饮汤水，迫使卫气留滞在肠胃之内，卫气久留于阴分，而不能外行于阳分，所以突然多卧嗜睡。

【原文】

黄帝曰：善。治此诸邪。奈何？岐伯曰：先其脏腑，诛其小过[①]，后调其气，盛者泻之，虚者补之，必先明知其形志之苦乐[②]，定乃取之。

【注释】

①诛其小过：诛，是除去的意思。小过，指轻微的病邪。这是说上述诸证，虽邪微病轻，但必先治除。

②形志之苦乐：指患者的精神状态和生活环境。张志聪："盖志者，精神魂魄意志也；形者，营卫血气之所营也。故志苦则伤神，形劳则伤精气矣。"《类经》十八卷第八十三注："苦者忧劳，多伤心肺之阳；乐者纵肆，多伤脾肾之阴，必先定见，然后可以治之。"二注可并参。

【语译】

黄帝说：讲得很好。上述这些病症怎样治疗呢？岐伯说：治疗这些病症，首先观察脏腑，辨明病变的所在，虽然邪微病轻，也必须先除其邪，随后再调理其营卫之气，邪气盛的用泻法，正气虚的用补法。对于患者形体的劳逸，情志的苦乐，必先了解清楚，然后作出诊断，有了定见，才可着手治疗。

痈疽第八十

【题解】

痈、疽，是外科疾病中的两类病证。文中专门论述了痈疽的成因、表现、治疗及预后等，故篇名为"痈疽"。

【原文】

黄帝曰：余闻肠胃受谷，上焦出气，以温分肉，而养骨节，通腠理；中焦出气如露，上注溪谷，而渗孙脉，津液和调，变化而赤为血。血和则孙脉先满溢，乃注于络脉，皆盈，乃注于经脉。阴阳已张，因息乃行，行有经纪。周有道理，与天合同，不得休止。切而调之，从虚去实，写则不足，疾则气减，留则先后。从实去虚，补则有余，血气已调，形气乃持。余知血气之平与不平，未知痈疽之所从生，成败之时。死生之期，有远近，何以度之？可得闻乎？岐伯曰：经脉留[①]行不止，与天同度，与地合纪。故天宿失度，日月薄蚀，地经失纪，水道流溢，草萓不成[②]，五谷不殖，径路不通，民不往来，巷聚邑居，则别离异处。血气犹然，请言其故。夫血脉营卫，周流不休，上应星宿，下应经数。寒邪客于经络之中则血注，血注则不通，不通则卫气归之，不得复反，故痈肿。寒气化为热，热胜则腐肉，肉腐则为脓。脓不写则烂筋，筋烂则伤骨，骨伤则髓消，不当骨空，不得泄泻，血枯空虚，则筋骨肌肉不相荣，经脉败漏，薰于五藏，藏伤故死矣。

黄帝曰：愿尽闻痈疽之形，与忌、日、名。岐伯曰：痈发于嗌中，名曰猛疽。猛疽不治，化为脓，脓不写，塞咽，半日死。其化为脓者，写则合豕膏，冷食，三日而已。

发于颈，名曰夭疽。其痈大以赤黑，不急治，则热气下入渊腋，前伤任脉，内熏肝肺。熏肝肺十余日而死矣。

阳留大发[③]，消脑留项，名曰脑烁。其色不乐，项痛而如刺以针。烦心者，死不可治。

发于肩及臑，名曰疵痈。其状赤黑，急治之，此令人汗出至足，不害五藏。痈发四五日，逞焫之。

发于腋下赤坚者，名曰米疽，治之以砭石，欲细而长，疏砭之，涂以豕膏，六日已。勿裹之。其痈坚而不溃者，为马刀、挟瘿，急治之。

发于胸，名曰井疽。色青，其状如大豆，三四日起，不早治，下入腹不治，七日死矣。

发于膺，名曰甘疽，其状如谷实菰䔽，常苦寒热，急治之，去其寒热，十岁死，死后出脓。

发于胁，名曰败疵。败疵者，女子之病也，灸之，其病大痈脓，治之，其中乃有生肉，大如赤小豆，剉蔆翘草根各一升，以水一斗六升，煮之，竭为取三升，则强饮，厚衣坐于釜上，令汗出至足也。

发于股胫，名曰股胫疽。其状不甚变，而痈脓搏骨，不急治，三十日死矣。

发于尻，名曰锐疽。其状赤坚大，急治之，不治，三十日死矣。

发于股阴，名曰赤施。不急治，六十日死。在两股之内，不治，十日而当死。

发于膝，名曰疵痈。其状大痈，色不变，寒热，如坚石，勿石，石之者死，须其柔，乃石之者生。

诸痈疽之发于节而相应者，不可治也。发于阳者百日死，发于阴者三十日死。

发于胫，名曰兔啮[4]。其状赤至骨，急治之，不治害人也。

发于内踝，名曰走缓。其状痈也，色不变，数石其输，而止其寒热，不死。

发于足上下，名曰四淫。其状大痈，急治之，百日死。

发于足傍，名曰厉痈。其状不大，初如小指发，急治之，去其黑者，不消辄益，不治，百日死。

发于足指，名脱痈。其状赤黑，死不治；不赤黑，不死。不衰，急斩之，不则死矣。

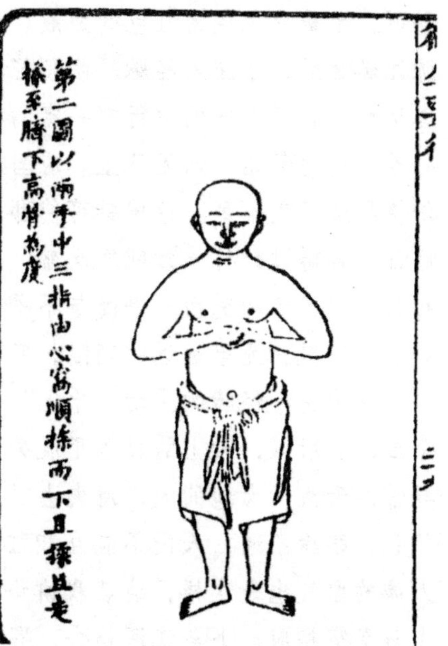

清代潘霨《却病延年导引图》之第二图

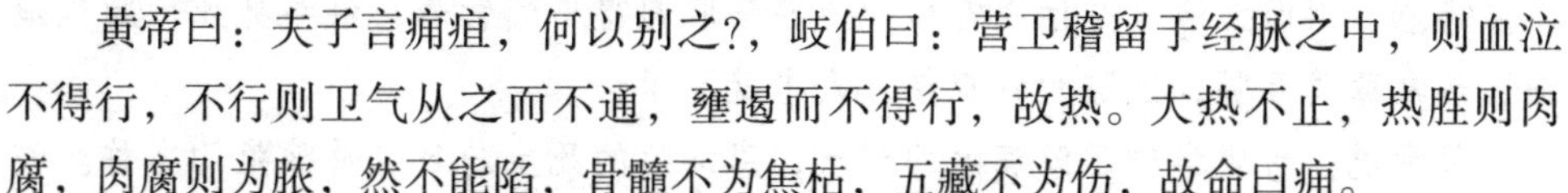

黄帝曰：夫子言痈疽，何以别之?，岐伯曰：营卫稽留于经脉之中，则血泣不得行，不行则卫气从之而不通，壅遏而不得行，故热。大热不止，热胜则肉腐，肉腐则为脓，然不能陷，骨髓不为焦枯，五藏不为伤，故命曰痈。

黄帝曰：何谓疽？岐伯曰：热气淳盛，下陷肌肤，筋髓枯，内连五藏，血气竭，当其痈下，筋骨良肉皆无余，故命曰疽。疽者，上之皮夭以坚，上如牛领之皮；痈者，其皮上薄以泽。此其候也。

【注释】

①留：应作溜，流动的意思。

②草萱不成：即草木枯萎，不能生长。

③阳留大发：留，《太素》卷二十六作“气”，为是。阳气大发，指痈热之邪急剧亢进。

④兔啮（niè 聂）：啮即咬。因本病之症状，如同被兔啮咬之状，故名兔啮。

【语译】

黄帝说：我听说肠胃受纳谷物，卫气从上焦出发，散布到体表，以温润肌肉，涵养骨骼关节，开通腠理。营气从中焦出发散布并营养全身，就象雨露滋润草木一样，它上行注入溪谷，即分肉之间的会合处，渗透到细小的孙脉里，津液和调，于是变化成为红色的血液。血行和顺，首先充满孙脉。然后注入络脉，络脉注满之后，才注入经脉。阴阳经脉营卫血气已经变得充实，才能随着呼吸的节奏运行。营卫血气的运行有一定的秩序，周游循环有一定的规律，与天体的运行一致，周而复始，永无休止。应当专注地调理虚实，用泻的方法治实证，泻得过份将导致正气不足。快出针可使邪气减退，久留针可补正气不足。用补的方法治虚证，补得过分将导致邪气反盛。血气虚实调和，形体和精神才能互相保守而不相失。我已经知道血气平衡与不平衡的道理，但还不知道痈疽生成的原因，治疗成败的时机，死生远近的期限，怎么才能断得准确呢？可以说来听听吗？

岐伯说：经脉的流动，永无休止，与天体的运行同一规律，与大地的转动一个道理。所以，天上的日月星辰失去了固有的运行规律，就会出现日食月食这些异常的天象；大地的大江河失去了原来的通道，就会水流泛滥，草木不生，五谷不长，路途不通，人民不能互相往来，里巷村落，被洪水分割包围，别离异处。人体的血气也是这样，请让我讲讲其中的道理。血液经脉营气卫气，循环不止，上与星宿相应，下与江河相合，邪气滞流在经络之中，血液就凝涩，血液凝涩就不通，血液不通，血气就蕴积不畅，血液不能往来流动，所以痈疽。寒气久郁转化为热气，热气太盛就会腐烂肌肉，肌肉腐烂就化成脓，脓不能排泄就腐烂筋，筋腐烂就伤骨，骨受伤，骨髓就消失。如果痈肿不在骨节的空隙处，骨中的热毒不能排泄，因而血液日益枯竭空虚，使筋骨肌肉得不到营养，经络坏死，脉气泄漏，热毒薰蒸五脏，五脏受到损伤，人也就死了。

黄帝说：希望详细了解痈疽的形状，患痈疽的死生忌日以及痈疽的名称。岐伯说：痈疽长在咽喉里面的，因毒势猛烈，名叫猛疽。猛痈不治愈，就化成脓，脓不排出，就会堵塞咽喉，半天就会死人。如果已经化脓，把脓排除之后，再把猪油含在口里，不要急忙吞下，使疮口得到滋润，三天就会好。

痈疽长在左右颈上耳后一寸三分致命之处，难治易死，名叫夭疽。如果痈疮较大而呈赤黑色，不及时治疗，热毒就会下行走入腋下三寸的渊腋穴，前面会伤及任脉，里面会薰蒸肝肺，薰蒸肝肺，十几天就会死人。

热邪大发，滞留在项部，能消烁脑髓，名叫脑烁。病色深沉，项部剧痛如用针刺，如果心情烦躁，是不能治愈的死症。

痈疽长在肩胛和上臂，浮浅如疵，名叫疵痈。呈赤黑色，应及时治疗。这种痈疽，能使人出汗直至足部，但不会伤害五脏。发病后五天即可治愈，应尽快用灸法治疗。

痈疽长在腋下，色赤而坚硬的，名叫米疽。应当用石针治疗，针要细而长，细不伤肉，长能深刺，稀稀地针刺患处，然后用猪油涂上，六天就会好，不必包裹。如果痈疮坚硬而不溃散的，这是马刀挟瘿，应尽快治疗。

痈疽长在胸部，名叫井疽。形状如象大豆，三四天即发病，不及早治疗，就会下行至腹部，再不治疗，七天就会死人。

痈疽长在膺部，即两乳之间，名叫甘疽。病色发青，形状象榖实和瓜蒌，时常发寒发热得厉害，应当赶快治疗，排除寒热，不治愈，十天就会死，死后出脓。

痈疽长在胁部，名叫败疵。败疵是女子的病，时间长了，痈疮较大而且化脓，中间长出肉芽，大的象赤小豆。治疗时，用切断的菱角、连翘的根各一升，用水一斗六升煮，煮干到只剩三升时，强迫饮下，加厚衣服，坐在盛有热汤的锅上，使汗水流出直到脚背，即可痊愈。

痈疽长在大小腿上，名叫股胫疽。形状不会发生大的变化，痈疽化脓贴近骨骼，不尽快治疗，三十天就会死人。

痈疽发生在屁股骶骨名叫锐疽，又叫鹳口疽，色赤，坚硬，肿大，应赶快治疗。不治疗，三十天就会死人。

痈疽发生在阴股，即大腿内侧，因有火毒，名叫赤施，不赶快治疗，六十天就会死人。如两阴股都长疽，不治疗，十天就会死人。

痈疽长在膝盖上，名叫疵疽。形状较大，颜色不变，发寒发热而且坚硬，不要用砭石刺治。如果用砭石刺治，会死人的。要等到痈疮变软时，再用砭石刺治，就可得救。

长在关节上的各种痈疽，如有内外、上下、左右的反应的，是不治之症。长在三阳经经过的部位，毒浅在腑，百天之内会死人；长在三阴经经过的部位，毒深在脏，三十天就会死人。

痈疽长在小腿上，名叫兔啮，外形红肿，毒深至骨，应赶快治疗，如不治疗，会危及生命。

痈疽长在内踝上，因邪留在脉上不移动，所以名叫走缓。形状是痈，但肉色不变。应当用石针多次刺穴位，使发寒发热的症状消退，没有死人的危险。

痈疽长在脚背和脚心上，名叫四淫。形状象大痈，如不赶快治疗，一百天就会死人。

痈疽长在脚的旁边，名叫厉痈。形体不大，初发生时如小指。发病后，应赶快治疗，

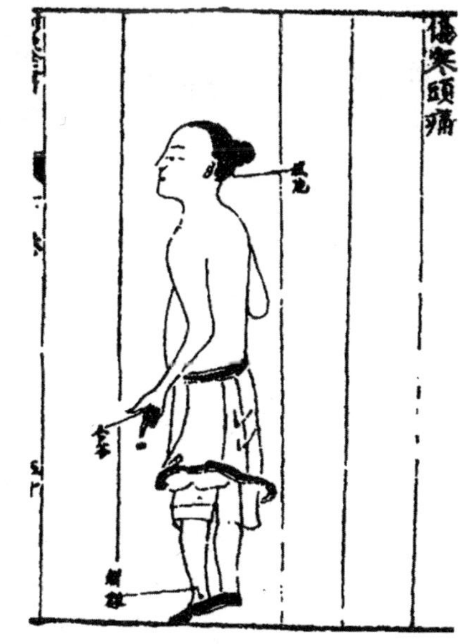

明万历刊本《杨敬斋针灸全书》针灸方图中的伤寒头痛取穴图

消除其黑色。如黑色不消退，就会一天天加重，那就没法治了，一百天就会死人。

痈疽长在脚趾上，名叫脱痈。如呈赤黑色，是不能治愈的死症；如没有赤黑色，就不会死人。经过治疗无好转，应赶快砍断患病的足脚，如不砍断，毒气危及脏，会死人的。

黄帝问：先生讲痈疽，痈和疽怎么区别呢？岐伯说：营气稽留在经脉之中，血就凝涩而不流通。血不流通，卫气因而也不流通，被堵塞住而不能运行，所以发生毒热。如毒热不消退，热气太盛，肌肉就腐烂，肌肉腐烂就化成脓。但这种热毒还只是停留在表浅部位，没能深入骨髓，骨髓不会变枯焦，五脏也不会受到伤害，所以名叫痈。

黄帝问：什么叫疽？岐伯说：热毒重而大，深陷至肌肤之下，筋髓枯萎，连及五脏也随之萎缩，血气枯竭。正当痈疮的下面，筋骨好肉不复存在，所以名叫疽。疽的特征是，上面的皮肤暗淡无光，坚硬，状如牛颈项上的皮。痈的特征是，上面的皮肤薄而光泽。这就是痈和疽的区别。

《黄帝内经》医术临证切要

《黄帝内经》与临床理论研究

一、《黄帝内经》与临床

《黄帝内经》(简称《内经》),是我国现存最早的一部医学典籍。说是“现存”,是因为与《内经》同时期存在的经典著作,还有其他若干部,我们在《汉书·艺文志》中看到,除了《内经》之外,还记载有《黄帝外经》、《扁鹊内经》、《扁鹊外经》、《白氏内经》、《白氏外经》等。但是这些书籍早已失传,现在仅存《黄帝内经》。说“最早”、“典籍”,因为有些医学文献,如1973年在湖南省马王堆出土的《五十二病方》、《足臂十一脉灸经》等,从写作时间上考证,很可能比《内经》还要早,但这些文献却不能称为“经典”。因此说《内经》是我国现存最早的一部医学典籍。

之所以称之为“经典”,是因为它记载了丰富的内容,包含着精湛的医学理论、多彩多样而行之有效的治疗技术与保健方法,具备了完整的理论体系。千百年来指导着中医学的发展,为学习中医的必读之书,至今仍然是高等中医院校本科大学生的必修课,也是某些硕士研究生和博士研究生的必修或选修课程。

然而,在相当一部分中医同道尤其是青中年朋友的脑海里边,这部《内经》似乎仅是深奥无比甚至望而生畏的理论著作,或者虽然承认它能够指导临床实践,但却无从下手,不知道怎样把它与临床实践结合起来,从而迅速提高治疗水平。因此,有必要谈谈《内经》与临床关系的某些认识和方法问题。

(一)关于内经学

《内经》由《素问》和《灵枢》两部分共162篇文章组成。其成书时代,任应秋先生在《内经研究论丛》一书中指出:“《素问》的成书,基本可以肯定是战国至东汉一段时间，经过多数医学逐渐汇集而成，这是就笔之于书而言。至于其学术思想，以及许多内容的流传，应当说要比这早得多。”“《灵枢》和《素问》一样，基本上成书于战国时代，只是个别篇卷，渗入了汉代的东西。”从战国至东汉是相当长的历史时代，可见《内经》一书，绝非出自一人之手，亦非一时之作。

《内经》所载内容十分广泛，理论至为精湛，具备了完整的理论体系，因此不能把它单纯地看作是一部书，而是一门独立的学科——《内经》学。该学科的内容，仍可从任应秋先生草拟的《＜内经＞）学写作规划》中看出，即“除从医学本身的理论体系对《素问》、《灵枢》作进一步探讨外，更将分别运用章句学、训诂学、校勘学、音韵学、注疏学、版本学；哲学方面的唯物论、辩证法；自然科学方面的天文学、气象学、历法学、生物学、系统论等进行细致的研究。”

对于中医队伍的大多数尤其是中青年临床医生来说，有关《内经》学的各个方面虽然均应有所了解，但首先应该明确的则是《内经》在中医学发展中的地位，以及如何掌握它的主要理论和治疗技术，以期在临床实践中加以运用，取得卓越疗效，为患者解除疾苦。

（二）来源于实践，指导医学发展

《内经》来源于古代先民们的实践，除生活、生产和医疗实践外，还包括其他的科学实践。《素问·异法方宜论》说：东方沿海一带，盛产鱼盐，其民食鱼而嗜咸，但鱼易使人产生内热，而盐能胜血，所以多发疮疡之病，而适宜用砭石来治疗，故砭石治疗之术先在东方发展，逐渐向其他地方推广开来；西方地势高而多风，其地之人食物华美，病生于内，适宜用药物治疗，因而药物疗法先在西方盛行，逐渐传向其他地方；南方多湿热，人们喜欢吃发酵过的食物，易生挛痹之类疾病，适宜用针刺法治疗，故针刺之术先从南方发展起来，而传向他方；北方多寒，人们以游牧为主，多食乳类，因而容易产生内寒腹胀之类疾病，适宜用灸法治疗，所以艾灸疗法发源于北方，渐次传向其他地域；中央地区，物产丰富，民众的食物种类繁多，而体力活动较少，故易产生痿厥之类疾病，适宜用导引按焫方法治疗，因此导引按跷疗法首先在中央地区发展起来，而传向四方。这篇文章既正确地道出了各种治疗技术，皆来源于生活、生产和医疗实践，通过互相交流而不断丰富的医学发展之路，又阐述了一条重要的治疗原则——因地、因人制宜。

《内经》所载不单是医学，还包含着天文学、历法学、气象学、生物学等学科的内容。可以认为，《内经》是应用多学科研究医学的典范。但有一个似乎矛盾的现象，即古代自然科学处在相当“初级”的情况下，而《内经》中却有很多精湛的论断，不少论点至今仍颇具启发性。例如：从时间节律方面来研究人体生命活动的现代“时间生物医学”，仅是近几十年才发展起来的新学科，但是有关人类以及生物生命活动的节律，在两千年前写成的《内经》中，已有了相当精细的论述。从六十年节律、到一年节律、四季节律、日节律、昼夜节律、十二时辰节律、一直到营卫二气运行的1/50日节律，均有明确记载，并且详细地论述了在不同时间阶段中，生物尤其是人类的各种生理和病理变化。最近出版的《内经多学科研究》认为“全部生物医学的科学内涵，《内经》几乎都有所反映。它包含了现代生物医学的基本内核……是我国古代对生命科学中时间生物学的重大贡献”，这一评价并非过誉。又如《素问·上古天真论》说男16岁、女14岁“天癸至”，才具有生殖能力，至老年“天癸竭”便失去了生育能力。“天癸”既非男精，又非女子月事，是什么呢？西医学的发展，正可说明它可能是促性腺激素或促性腺生成激素。在《内经》时代，虽然不可能在实验室中发现此物质，但明确地知道它的存在，而以“天癸”名之。之所以出现这种自然科学水平与精确论断之间似乎矛盾的现象，是因为《内经》作者在直接经验的基础上，广泛吸收其他学科的研究成果，并充分利用当时已经具备的医学以及哲学等理论，做出了合乎逻辑推推论，或称之为“科学猜想。”这些推论，经过千百年的实践检验，不断得到证实，及至今天仍吸引着医学界和其他学科的专家，对它进行广泛而深入的研究，并且取得了丰硕的成果。

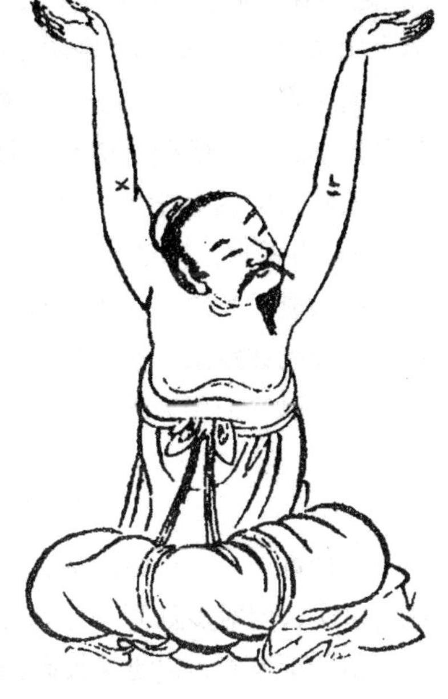

明代高濂《遵生八笺》陈希夷导引坐功图中的寒露九月节坐功图

从《内经》以降两千多年的中医学发展史中，我们看到，尽管在理论与临床技术各个方面都有了极大的发展，形成了各家学派，但究其渊源，却无不以《内经》为基础。医圣张仲景明言，他的著作“撰用《素问》、《九卷》(即《灵枢》)”，其书中所用各种治法，几乎可以全部从《内经》中找到出处。《素问·阴阳应象大论》：“形不足者温之以气，精不足者补之以味，其高者因而越之，其下者引而竭之，中满者泻之于内，其有邪者渍形以为汗，其在皮者汗而发之”一段话，可以说是仲景所立各种治法的总提纲。如金匮肾气丸温形之不足，当归生姜羊肉汤补精血之亏，瓜蒂散越上焦有形之邪，硝黄及蜜煎导引下焦之结实，麻桂发汗以散其表，诸泻心汤以泻其中满等。晋·皇甫谧对针灸学发展作出了重大贡献，所著《甲乙经》全宗《内经》，而将《内经》有关针灸内容加以归类整理。唐代孙思邈被后人尊为“药王”，所撰《千金方》虽系方书，却处处以《内经》为依据，首卷第一篇《大医精诚》虽仅有239字，却反复申明“凡欲为大医，必须谙《素问》、《甲乙》、《黄帝针经》（即《灵枢》）”，“不读《内经》则不知有慈悲喜舍之德。”

“金元四大家”在学术上各有贡献，刘完素主火论，即本《至真要大论》病机中以火热为最多，所著《素问玄机原病式》是其代表作，全书逐条阐述了“病机十九条”，而补充“诸涩枯涸，干劲皴揭，皆属于燥”；李东垣本《内经》脾胃为“五脏六腑之海”、“脏腑之大源”的观点，撰《脾胃论》，而为补土派之宗师；张从正是“攻邪论”的代表，他认为病邪由外而入，或由体内而生，留而不去是一切病症之由，因而认为治疗疾病，首先应攻去病邪。这个观点正是依据“百病之始生也，皆生于风雨寒暑，清湿喜怒”（《百病始生》）以及“病气衰去，归其所宗，此治之大体”（《至真要大论》）等论述。至于他所娴于运用的汗、吐、下三法，亦源于《内经》“其高者因而越之，其下者引而竭之”，“其在皮者汗而发之”之论；朱丹溪是滋阴派的大家，其学术观点则源于《内经》阳主动、阴主静，天为阳而大、地为阴而小，正如他在《格致余论序》中所说：“人之一身，阴不足而阳有余，虽谆谆然见于《素问》，而（刘完素、张从正）诸老犹未表章，”而创立滋阴派。

明·张介宾《景岳全书》被后世临床家所推崇，而张氏却正是以《内经》为其治学之本，所撰《类经》即是全面注释和发挥《内经》的专著。明、清时代成熟起来的温病学派，其卫气营血、三焦辨证，以及清热养阴治法，则是在《内经》有关理论基础上发展而来。近年出版当代《名老中医之路》一书，收录百余医家成才经验，这些医家亦无一不以《内经》为其必读之书。

古今无数医家，通过他们的实践，虽然从不同的方面对医学发展做出了贡献，但皆以《内经》为理论指导却是一致的。

（三）在临床中应用《内经》

无论古今，凡对中医学有所贡献的医家，无不精研《内经》，这已是大家公认的事实，但对多数青中年医生来说，却仍有必要研究如何才能将《内经》与临床结合更紧密，以迅速提高医疗水平。这里面既有方法问题，也有对《内经》的某些认识问题。

1. 关于方法问题

要想在实践中很好地运用《内经》，首先是应熟悉它的内容，所谓“熟能生巧”。试想，对一些重要的记载半生不熟，临证之际怎么能得心应手地去运用它呢？于是，只得到写总结、作文章时现去翻书本，装点几句“经云”而已。这样做虽然也可以叫做带着问题学，对以后的应用不无益处，但总有点事后诸葛的味道。当然，要全部熟悉《内经》的内容，是很不易的，这不妨先选择一些重点来熟读。近年出版的全国高等中医院校统编教材《内经讲义》，以及各函授教材《内经选读》等，都是经过专家们反复筛选出来的理论性、实践性较强的重点。这些教材，一般仅选摘三～五万字，相当于《内经》全文的1/5左右。把这部分内容学懂、读熟，对于中医师的要求来说，不能算苛求了。有了这个基础之后，再在实践中不断学习其他内容。

《内经》的大部分论述，都能直接指导临床，在熟悉的基础上去运用，并不十分困难，如“阳胜则热”、“阴胜则寒”，“邪气盛则实”、“精气夺则虚”，“虚则补之”、“实则泻之”等，几乎我们天天在应用；某些关于治病的具体方法，对于有一定医学基础的医生来说，甚至可以直接予以使用。例如我遇一位32岁妇女，患“过敏性哮喘”28年，夜间病甚，每晚睡前必服两片扑尔敏，于凌晨一时后仍加重憋气不能睡眠，需再服两片扑尔敏，两三小时后始能缓解。我即依据《灵枢·刺节真邪论》：“振埃者，刺外经……喘喝坐伏，病恶埃烟，噎不得息……取之天容。其咳上气……取之廉泉”的记载，用“振埃”刺法，即取天容、廉泉、列缺、三阴交共四穴治疗。当晚即停用西药，病未发作，隔日再治一次而病止。后辅以宣肺清脾中药数剂，告愈。“恶埃烟，噎不得息”，显然是对烟尘过敏而哮喘，又因该患者舌质红为有热，凌晨1～3时为丑，依《内经》时辰与脏腑配属关系，丑时属脾，故取脾经三阴交；列缺为大肠经与肺经相络之所，亦可治咳喘，是以作为“外经”而取之。至于用宣肺清脾中药，同样以上述辨证为基础。如此治疗，28年之病，因而解除。

当然，《内经》的内容十分丰富，我们不可能在短期内全部加以运用，但作为临床医生，每天面对千变万化的疾病，却可以随时应用其部分理论，指导辨证和治疗。例如我在去年遇到两位年逾六旬的妇女，均患有每夜入眠后则发惊呼，声音高亢骇人的病症。便据《阴阳应象大论》肝“在声为呼”的理论，均用柴胡、黄芩，栀子、丹参、竹茹、枳实之类以疏泻肝胆为主的药物组方，数剂而愈。

总之，《内经》与临床结合的方法并不复杂，只要熟悉它的内容并基本理解了，在临床上根据病人的表现等情况，随证加以运用，便会收到满意疗效。

2. 关于认识问题

首先应注意从《内经》理论体系方面去看待其中某些记载，特别是同一内容，在不同篇章中出现相反的论述时，尤应注意。例如《素问·长刺节论》说：

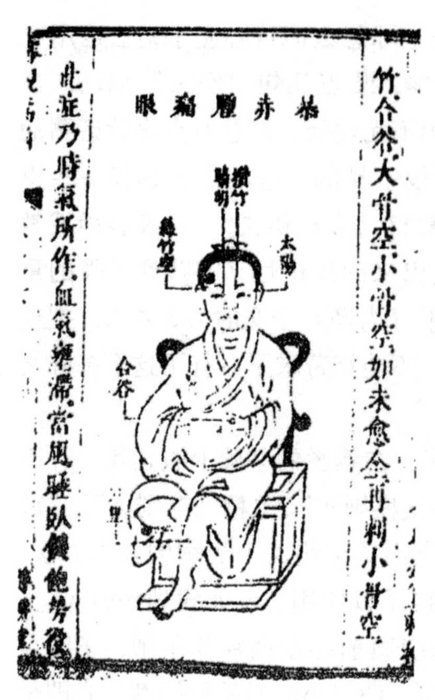

明代傅仁字《审视瑶函》眼科针灸方图中的暴赤肿痛眼取穴图，为清·康熙六年刊本

“刺家不诊，听病者言”与《灵枢·九针十二原》：“凡将用针，必先诊脉，”二说截然相反。但从《内经》理论体系分析，则《九针十二原》是言其常，而《长刺节论》是言其变，即强调针刺技术的精巧及问诊与闻诊的重要性，或指某些特殊情况下的刺法而言。若据《长刺节论》中这句话的表面含义，认为针刺治病不必切脉，则与《内经》理论体系相悖了。又如《阴阳应象大论》说：“天之邪气感则害人五脏，水谷之寒热感则害人六腑”，而《太阴阳明论》又说：“犯贼风虚邪者阳受之，食饮不节、起居不时者阴受之。阳受之则入六腑，阴受之则入五脏，”两说又相反。分析和认识的方法，正如《素问释义》所说：“以形气言，邪气无形故入脏，水谷有形故入腑；以表里言，腑阳主外，故贼风虚邪从外而受，脏阴主内，故食饮不节从内而受。实则脏腑皆当有之，盖内外之邪，病情万变，非一端可尽，故广陈其义耳。”即是说，两篇文章是从不同角度而言，在不同类型的疾病中，两种情况都可出现。所以入脏、入腑两文虽然相反，但在实践中“义实相成”。

其次，对于《内经》的某些记载，后世往往有不同的解释，对待这种情况，只要他们的解释都符合《内经》理论体系，特别是在实践中行得通的，都应予以承认。因为《内经》是经典，它所讲的往往是重大原则，既是重大原则，对于具体问题来说就常可包括很多方面，因而人们从不同侧面或角度去认识，都是合理的，这就出现了“诸说并存”的现象。例如《宣明五气篇》说：“脾为吞”，多数注家认为“吞”是指吞酸症，而张志聪《素问集注》则注为“吞咽”。由于吞酸一症很常见，所以若干年前我曾觉得“吞咽”之说不可理解，及至近年在临床中用清泻脾热之法，治愈多例吞咽涎唾不止，甚至入眠后大口吞咽，家属恐其呛死的病人后，始知《素问集注》之说确有所据。因此，对这一“吞”字的认识，至少应该由以上“吞酸”与“吞咽”两说并存。不论过分强调多数注家的意见，或者过分强调自己的实践经验，都可能犯片面性的错误。其实，片面性是很容易发生的，书本知识多的人，动则经云、子曰，把别人的经验看做一文不值，尚且自谓“清高”；而有一定经验的人，又容易过分看重自己的一得之见，比如治愈一例白血病，便认为所有白血病自己皆能治，而事实又非如此，于是在客观上给人以“吹嘘夸张”的印象。当然，我们绝大多数中医工作者，都是实事求是，极少有犯认识上的片面错误者。

此外，还有些历来虽无争论，经文表达也十分明确的内容，在理解时也应从实际出发，而不能拘泥于文字表面含义。例如《素问·热论》说：“先夏至日者为病温，后夏至日者为病暑”一语，是从疾病与时令的关系角度，论述温病与暑病发病时间性的，这一观点当然是正确的。但若绝对以“夏至”一天作为划分二病的界线，而完全忽略发病的具体原因、患者的临床表现，则有失偏颇，也失《内经》本意。因此，“夏至”仅应作一个大体阶段划分来认识。

还有一个认识问题应该提及，即切勿以研习《内经》为因循守旧之事，《素问·移精变气论》明言：“去做就新，乃得真人”，指出必须不断抛弃陈旧的糟粕，学习新的科学技术，才能做一位真正的中医师。这正是《内经》之所以能千百年来指导医学不断发展的精华所在。

二、张仲景继承和发展《内经》的启迪

东汉末年张仲景所撰著的《伤寒杂病论》一书，与《黄帝内经》、《黄帝八十一难经》、《神农本草经》共同被列为中国医药学的“四大经典”。仲景之书，对中医诊治疾病的理、法、方、药全过程做了精辟的论述，因而又被尊为“临床医学之祖”。全书（后世分为《伤寒论》和《金匮要略》二部）不仅遵循了《内经》的理论，而且在治疗学的各个方面，尤其是在治疗原则、治疗方法、创制方剂以及药物加减运用方面，更给《内经》以补充和发展。

从临床应用的角度，研究一下仲景是如何对《内经》继承和发展的，对我们今天学习并运用《内经》的理论与方法，指导临床实践工作，将会有所启迪。

（一）从治疗原则看继承和发展

当诊断明确之后，确立治疗原则就是治疗工作的关键环节，它是采用具体治疗方法、选药制方、针刺艾灸以及其他一切治疗措施的依据。现将《伤寒论》、《金匮要略》与《黄帝内经》在治疗原则方面的联系做一分析，从而探讨张仲景对《内经》理论的继承和发展。

1. 和阴阳，保胃气，随宜而治

无论任何疾病，其基本病机都属于体内阴阳失调，因此，治疗的目的就是要调节阴阳，使之归于平衡；无论治疗任何疾场，都应综合分析天时、地理、病情等全部情况，制定相宜的治疗措施；无论使用何种治疗方法，在祛除病邪的同时，都应严格地保护正气。这些，便是《内经》论治的总原则。仲景对此理解

得最为深透，不仅在实践中灵活运用，而且在理论上有所创新和发展。

（1）保胃气，存津液

《内经》的理论表明，医生治疗疾病，只有保存住人体的正气，祛除病邪才是有意义的。也只有保护好正气，才更有利于祛除病邪。如《素问·五常政大论》说："大毒治病，十去其六；常毒治病，十去其七；小毒治病，十去其八；无毒治病，十去其九。谷肉果菜，食养尽之，无使过之，伤其正也"，即指出无论使用什么药物治病，尽管是最平和的药物，也只能去除病邪的十分之九，便应停药。这里的中心意思就是用药不能过极，以免损伤正气。张仲景对这一原则的运用，主要体现在他注重"保胃气，存津液"方面。就是说仲景治病，把处处固护正气、保存胃中津液为重要的原则。这可从以下两方面得到证明。

1）处方用药方面：不论补正气还是祛邪气，《伤寒杂病论》的方药，均十分注意"保胃气，存津液"，如被列为群方之冠的桂枝汤，虽然是为调和营卫以治太阳表虚而设，但方中用姜、桂之辛，合草、枣之甘，则辛甘合化以生胃中之阳气；用芍药之酸，伍草、枣之甘，则酸甘合化以生胃中之阴津。又如治疗阳明热盛之白虎汤，亦于泄热之中，而寓保养津液、固护胃气之旨。而治疗阳明腑实证之大承气汤，则取邪去胃气自安、津液可复之意。《肺痿肺痈咳嗽上气病脉证治》篇中，共有正方十首，其中甘草干姜汤的两味药；射干麻黄汤中的生姜、大枣；皂角丸中的枣膏；厚朴麻黄汤中的干姜、小麦；泽漆汤中的生姜、甘草、人参；麦门冬汤中的甘草、大枣、人参、粳米；葶苈大枣泻肺汤中的大枣；桔梗汤中的甘草；越婢加半夏汤中的生姜、大枣、甘草；小青龙加石膏汤中的甘草、干姜等，均有益胃之功。由此可见，全部十首方剂之中，均有保胃气，存津液之药。

2）服药方面：严格掌握停药时间和应用饮食辅助，也是"保胃气，存津液"的具体措施，如栀子豉汤"一服得吐"，止后服；小承气汤治疗下利谵语，"初一服谵语止，若更衣者，停后服"；服桂枝汤治疗太阳中风，"若一服汗出病瘥，停后服，不必尽剂"等，均为避免汗、吐、下太过而伤胃气、损津液而设。服药时或服药后辅以饮食，尤其是对于作用剧烈的药物，更应配合使用。如"啜粥"在仲景书中虽有助药力的作用，但同时也有保胃气，存津液的意义。其服十枣汤"得快利后，糜粥自养"，硝石矾石散"以大麦粥汁和服"等，皆出于保胃气，存津液之目的。

（2）和阴阳

《素问·阴阳应象大论》云："谨察阴阳所在而调之，以平为期。"指出治疗疾病的总目的和总原则，就是要使人体内的阴阳恢复协调平衡。张仲景据《内经》的这个观点，提出"阴阳自和"，谓"凡病，若发汗、若吐、若下、若亡血、亡津液，阴阳自和者，必自愈。”（《伤寒论》第58条）汗、吐、下以及利小便等法用之不当，损阴伤阳，但得阴阳和调，则病可愈。刘渡舟先生《伤寒论十四讲》说：“阴阳自和的意义，是说治病求本，本于阴阳；阴阳不和则病，使其阴阳自和则愈。因此，在治疗时，要从阴阳的大前提入手”，说明58条虽以汗、吐、下之后的病机为言，但其精神实质却是治疗一切疾病的出发点。因此，不论麻、桂之发汗，瓜蒂之涌吐，硝、黄之泻下，姜、附之温阳，芩、连之清热，参、草之补虚，柴、芩之和解，虻、蛭为丸之消瘀等，虽然诸法不同，但总不外乎调和阴阳而已。举百合病的治疗为例，仲景云：“见于阴者，以阳法救之；见于阳者，以阴法救之”（《金匮要略．百合狐惑阴阳毒病脉证治》），即指出阴盛而阳不足者，当温补其阳，使阳与阴相济；阳盛而阴不足者，当补救其阴，使阴与阳相协调，则病自愈。

“阴阳自和”的另一含义，是强调某些疾病有“自愈”的可能，如《伤寒论》150条热入血室证，即无须治疗；59条汗、下后小便不利，“勿治之，得小便利，必自愈”。仲景“阴阳自和必自愈”的提出，虽然是以《内经》“无使过之”为依据，但是却以病机分析为前提，显然在理论的深度及实际运用方面，均较《内经》又向前发展了一步。

鉴于以上两方面均属论治的总原则，所以《伤寒论十四讲》说：“《伤寒论》在治法上确立了两个前提：一个叫阴阳自和，一个叫保胃气，存津液”。的确，这是中医治疗学上的一个首要问题。

（3）随宜而治

因时、因地、因人制宜，既是《内经》论治学说的一个特点，也是治疗原则的组成部分。《至真要大论》云：“随其攸利”，“适事为故”，即提出应综合分析天时、地理、病情等各种情况，随其所宜而制定具体的治疗措施。张仲景本于《内经》的理论，提出“各随证治之”（《百合狐惑阴阳毒病脉证治》），“诸病在脏，欲攻之，当随其所得而攻之”（《脏腑经络先后并脉证》），这不仅是完全继承了《内经》，而且更突出了一个“证”字。随“证”之所宜而制，就更能使于临床应用。仲景书中反复强调了因人、因地、因时制宜，同时还结合临床实践，提出了“代用药”和“缺味服”，亦即某病虽然应使用某方，但一时药物不能俱备，可使用药性相近的药物代替，或缺味而服。使“随宜而制”的理论在某种意义上扩大到“因药之所宜”而制。

2. 早治疗，遏病路，防患于未然

未病先防，既病早治，防患于未然，这是《内经》论治的一条重要原则，称之为“治未病”。《伤寒杂病论》作为临床医学的著作，虽然未对养生防病诸方面进行全面地论述，但对饮食调养的记载，却在不少方面可以补充《内经》

的理论。如《禽兽鱼虫禁忌并治》篇首所说："凡饮食滋味以养于生，食之有妨，反能为害……时人不识调摄，疾疢竞起"，便是强调了饮食调养的重要性。该篇所载"食肥肉及热羹，不得饮冷水"；"秽饭、馁肉、臭鱼，食之皆伤人"；"鸟兽有中毒箭死者，其肉有毒"等，都具有指导饮食调养的实际意义。又如《果实菜谷禁忌并治》篇中说："梨不可多食，令人寒中，金疮产妇亦不宜食"，由于梨性寒凉，多食伤脾胃，而金疮产妇多忌留瘀，血得寒则凝，故亦忌食梨。"食饴多，饮酒大忌"，其道理与《伤寒论》"酒客不喜甘"相近，皆因甘味助湿，而酒生湿热之故。

关于掌握疾病传变规律，早期治疗，以防病邪深入传变，《金匮要略》首篇就指出："上工治未病，何也？师曰：夫治未病者，见肝之病，知肝传脾，当先实脾，四季脾旺不受邪，即勿补之。中工不晓相传，见肝之病，不解实脾，惟治肝也……甘入脾，脾能伤肾，肾气微弱，则水不行，水不行则心火气盛，则伤肺……"。以五脏相互生克的关系，推测疾病的发展变化，及时予以治疗，截断病势发展的路径，以便尽快治愈疾病。仲景把这一论点，列于《金匮要略》全书之首，其用意则在于强调早期治疗的重要性。又如《伤寒论》第八条云："太阳病，头痛至七日以上自愈者，以行其经尽故也。若欲作再经者，针足阳明，使经不传则愈。"这些记载，正是对《内经》"早遏其路"（《素问·离合真邪论》）的继承与发挥，使"早遏其路"的理论具体化，更便于临床应用。

3. 补泻温清，独创和解

（1）补虚与泻实

虚则当补，实则当泻，是《内经》论治的重要原则之一。《素问·三部九候论》说："实则泻之，虚则补之。"《调经论》也说："有余泻之，不足补之。"所谓补，实质上是对各种助益正气治疗方法的概括，举凡补气、补血、滋阴、壮阳以及治疗升散太过的收敛、治疗正气脱失的固涩、治疗津亏液燥的濡润、治疗气陷的升举等，均属于"补"的范畴。仲景应用补法以治虚证的方药颇多，如肺痿上虚用甘草干姜汤、营阴不足而脚挛急用芍药甘草汤、脉虚极用桂枝加龙骨牡蛎汤、虚劳里急诸不足用黄芪建中汤、肾虚腰痛用肾气丸、以及发汗病不解反恶寒用芍药甘草附子汤等，自上而下，从表到里的诸般虚证，皆设有相应之方。

根据《内经》的记载，所谓"泻"，同样也是对多种祛除病邪、调畅气血等法的概括，凡通气、散火、逐水、开郁以及治疗上焦实邪的吐法、治疗中焦痞满的"泻"法、治疗邪在皮毛的汗法、治疗邪遏血脉的通决法，其他如扬散法、软坚法、攻下法、利水法等，均属于泻法的范畴。仲景对泻法的运用，亦相当广泛，其发散表邪有麻黄汤、辛凉泻热有白虎汤、涌吐实邪有瓜蒂散、攻下燥屎有承气汤、逐下瘀血有抵当汤、淡渗利水有五苓散、软坚消癥有鳖甲煎丸等，亦上下表里，凡有实邪者均制相应之方。

对虚实夹杂之证，应当用补泻兼施之法，《内经》对此论述甚少，仅见《通评虚实论》“络满经虚，灸阴刺阳；经满络虚，刺阴灸阳”以及《病能论》中的泽泻饮，该方将补气燥湿之白术与清热去湿之泽泻、麋衔并用。而仲景书中对补泻兼施之法则有充分的动用，如对里热炽盛而津液已伤之证用白虎加人参汤，以清热益气生津；治疗胃气已虚而痰浊停聚，噫气不除之证，用旋复代赭汤，以和胃降逆化痰；治脾虚气滞腹胀之证，用厚朴生姜半夏甘草人参汤，以温脾益气除满；治肾气不足而心火亢盛、心烦不眠之证，用黄连阿胶汤，以泻南补北等。

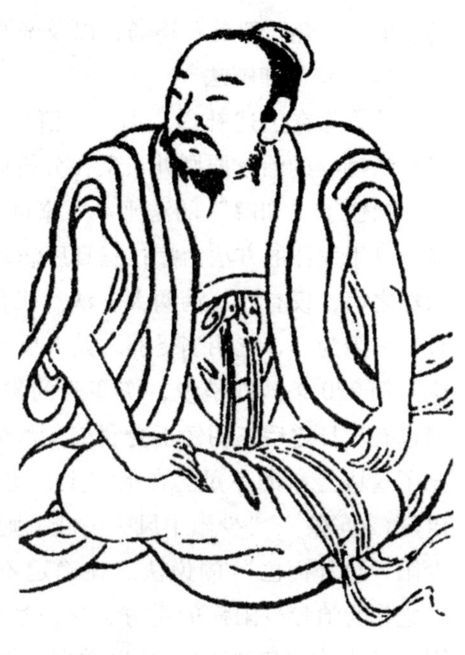

明代高濂《遵生八笺》陈希夷导引坐功图中的白露八月节坐功图

另有值得重视的一点是，仲景在《内经》气血阴阳和调便是“平人”的理论基础上，进一步提出“五脏元真通畅，人即安和。”（《金匮要略·呕吐哕下利病脉证治》）而将健康的关键归于“通畅”。据此而治疗疾病，则创制了寓补于攻、“缓中补虚”的大黄䗪虫丸。此方颇能发挥《内经》之微妙，为古今医界深刻理解补泻要旨树立了典范。

（2）温寒与清热

疾病有寒证、有热证，《内经》将寒之轻者称为清，热之轻者称为温。治疗温清寒热性质不同的疾病，当用寒热温凉四性不同的药物，即《至真要大论》所谓“寒者热之，热者寒之，温者清之，清者温之”。仲景谨守《内经》之旨，寒热温清运用精当，并创制了众多方剂。如治疗阳明无形炽热的辛凉重剂白虎汤、治疗热利下重的清热止利剂白头翁汤、治疗热扰胸膈心中懊侬的清宣郁热剂栀子豉汤等；又如温散发表的麻黄汤、温中散寒的理中汤、温阳利水的真武汤、回阳救逆的四逆汤等，都是“寒者热之，热者寒之”的典型方剂。此外，还有一种特殊情况，即虚损之病，虽亦多有发热的临床表现，而不可用寒药直折其热，当按《内经》“损者温之”“劳者温之”的原则，用温补之药，以保护生生之阳气。《血痹虚劳病脉证并治》篇载方八首，其中六首为温剂，仅酸枣仁汤、大黄䗪虫丸两方偏寒，而亦伍以温性之药。

《内经》论治未明确提出寒热并用，而仲景则针对寒热错杂的病证，具体而充分地讨论了寒热并用的治疗法则。如治疗阳气被郁而阴寒偏聚一处的大黄附子汤、治疗上热下寒的黄连汤，以及辛开苦降治疗心下痞满的诸泻心汤等。

（3）首创和解法

仲景除在上述补虚、泻实、清热、温寒等方面，全面地继承和发展了《内经》所确立的治疗原则外，又在分析病机、辨别证候的基础上，对伤寒少阳病的治疗独创了“和解”的法则。《素问·热论》认为，伤寒一、二、三日病在阳经，可用发汗的方法治疗；三日后病入三阴经，可用泻的方法治疗。即治疗伤寒六经之病，仅有汗、泻两大方法。张仲景根据临床实际，却明确提出：“伤寒三日，三阳为尽，三阴当受邪。其人反能食而不呕，此为三阴不受邪也。”（《伤寒论》第270条）即是说，伤寒病的发展规律，一般说来虽然如《内经》所论，但也有三日之后三阴经不受邪传，乃至七八日仍旧留于阳经的特殊情况，从而补充了《内经》的不足。在治法上，更进一步指出：“少阳不可发汗，发汗则谵语”（265条）、“少阳中风……吐下则悸而惊”（264条），纠正了《内经》病在少阳“可汗而已”的说法。在确定不可汗、吐、下之后，又创制了小柴胡汤，以之作为治疗少阳病的主方，从而补充并发展了《内经》对于伤寒病的治疗法则（后人称谓和解法），使医学理论与临床实践得到了空前的发展。

4. 正反异同，补经文之未备

正治、反治和同病异治，都是《内经》“治病必求于本”治疗原则的具体内容。仲景不仅将这一原则灵活地运用于治疗之中，而且在理论和实践方面，对《内经》又有所补充和发展。

（1）正反逆从

《至真要大论》云：“逆者正治，从者反治”。所谓逆，是指治疗措施的性质与疾病的性质相反，如“寒者热之，热者寒之”之类。由于这是一般常用的治疗法则，所以叫做正治法。仲景对这一原则的运用，已如前述。所谓从，是指治疗措施的性质与疾病的某些现象相一致，如“寒因寒用，热因热用，塞因塞用，通因通用”之类。由于这种治法与一般常用治法是相反的，所以称为反治。

反治法，多在病情较复杂而出现假象的情况下应用。仲景治病运用此法颇多。如“下利，脉反滑”、“下利，脉迟而滑”（《金匮要略·呕吐哕下利病脉证治》），用大承气汤下之，因本病有下利，又用通下之法，便是“通因通用”的典范；伤寒汗后腹胀满者，用厚朴生姜半夏甘草人参汤，因有腹满症状而复用参、甘之壅补，便属“塞因塞用”之例；伤寒脉滑而厥者，用白虎汤治之（《伤寒论》第350条），以寒凉之白虎汤，从其厥冷之临床表现，就是“寒因寒用”的例证；呕吐、下利、身有微热，用四逆汤（《伤寒论》第377条），因病有微热的假象，而使用了热性之四逆汤，故属于“热因热用”的范畴。

此外，反佐法也属于反治法，是防止服药后出现呕吐、烦躁等相互格拒的措施。它包括两方面：一是使用反佐药，如用寒药治热病，为避免格拒，在寒药中少佐温热药物；或以热治寒，在热药中少佐寒性药物。仲景治少阴病，下利脉微，用白通汤通阳救逆，为避免药病相格拒，故于方中加入咸寒之人尿和苦寒之猪胆汁。因咸寒，苦寒之药与疾病之寒相一致，所以属于反治法。二是服药的温度，以热药治寒病，冷而服之；以寒药治热病，温而服之，因药液之温凉与疾病相同，所以亦属于反治的范畴。仲景用药服法，多以温服，虽然含有保胃气及促进药物尽快发挥作用的意义，但寒药温服，也有避免格拒的用意。同样，某些热性药冷服，虽含有延长药效的作用，亦有避免格拒的用意。如治疗阴寒牡疟，用助阳温散之蜀漆散，以凉酸浆水送服；半夏生姜汤治疗寒饮积于胸中，亦应“小冷服”，均属此例。

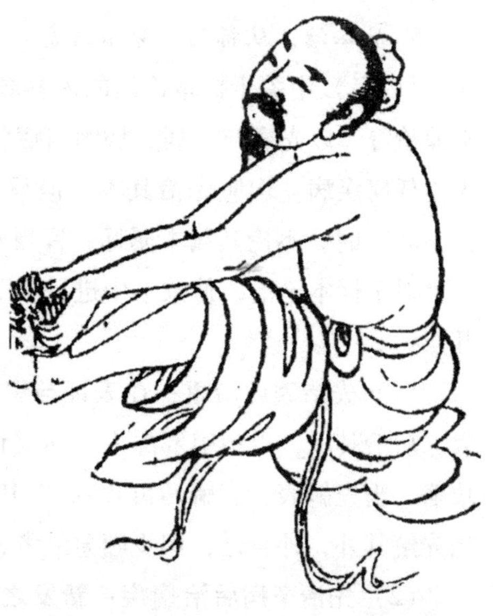

明代高濂《遵生八笺》陈希夷导引坐功图中的霜降九月中坐功图

（2）病治异同

同一疾病而有不同的证候，则应当采用不同的治法，《内经》称作“同病异治”。《素问》的异法方宜论、《五常政大论》、《病能论》等篇从地理环境、病人的体质等方面，论述了“同病异等”而应“同病异治”。这一治疗原则在仲景书中得到了充分发挥，从严格辨析疾病的证候出发，确定治疗方药。同为太阳病，不仅有麻黄汤、桂枝汤、葛根汤不同的适应证，还有五苓散、桃核承气汤蓄水与蓄血证候之殊。同为小便不利，则有当用温阳淡渗五苓散之证，亦有当温肾固本肾气丸之证。

仲景更在《内经》同病异治的基础上，在实践中进一步发展创造出“异病同治”的治疗法则，即对于不同的疾病，因其出现相同的证候，可以采用相同的方法治疗。如《妇人妊娠病脉证并治》当归散方后云：“妊娠常服即易产，胎无疾苦，产后百病悉主之”，因该方有养血活血清热之功，故胎前与产后均可服用。又《疮痈肠痈浸淫病脉证并治》王不留行散，不仅可以治疗金疮，“产后亦可服”。这是由于金疮、产后多为瘀滞之证，故可同用王不留行散行血以去恶气。仲景这一创造，大大丰富和发展了《内经》的理论，使“病治异同”的治疗原则益臻完善，为后世临床实践开拓了广阔的路径。

5. 从本治，从标治，分清缓急

《内经》中关于标本论治的内容颇多，如先治本后治标、先治标后治本、标本兼治等。以先病与后病、病因与症状分标本，其论治原则在《内经》中明言，无论任何疾病，均应先治其本，但只有两种情况特殊，即出现“腹满”和“小大不利”时，不论其属本属标，皆当先治。

对于标本论治，仲景书中进一步明确了缓急先后的具体运用，概括之有以下几点：

(1) 先治表后治里：在表证与里证同时存在的情况下，一般地说应先解其表，后治其里，以免引邪深入。如《伤寒论》164 条云：“……表未解也，不可攻痞，当先解表，表解乃可攻痞。”106 条也说：“……其外不解者，尚未可攻，当先解其外，外解已，但少腹急结者，乃可攻之”。

(2) 先治卒病后治痼疾：新发之病与旧有之疾同见，一般应先治其新发之病，因新病轻浅而易解，若先治痼疾，一时必难奏效，反而延误新病的治疗，亦可能使新病变为沉重之痼疾。《脏腑经络先后病脉证》云：“夫病痼疾，加以卒病，当先治卒病，后乃治其痼疾也”，《水气病脉证并治》：“……行治新病，(旧) 病当在后”，皆属此类。

(3) 急则先治：有标病，有本病，观其何处病势急而危害严重，则当先治之。如少阴病热化证，伤阴化燥结实，虽然病本在少阴之阴液受伤，但如不急去其实邪，则会进一步伤阴，故必须先“急下”，实邪去后，再缓图其本。又误服大青龙汤，汗出太多，用温粉粉之以止其汗，亦属急则先治之例。

(4) 见腹满、大小不利者先治：仲景对于标本先后论治，不仅提出上述有创见的原则，而且也忠实地继承了《内经》的精华，凡病见有腹满、大小便不利者，皆先治之。如云“下利腹胀满，身体疼痛者，先温其里，乃攻其表”(《伤寒论》第 372 条)，“脉浮而迟，表热里寒，下利清谷者，四逆汤主之”(225 条)，竟以温里之四逆汤为治，而未谈解表之法，足证此时解表当属次要。又 (《呕吐哕下利病脉证治》谓：“哕而腹满，视其前后，知何部不利，利之即愈”，这些记载，可以说是《内经》理论的再现。

很明显，仲景关于标本缓急论治的论述，既是继承了《内经》的理论，而又大大地加以发展，使之更便于指导临床。后人所谓“急则治其标，缓则治其本”，正是在仲景学说基础上而作出的总结。

6. 因势利导，务得《内经》之要

根据实邪所在部位，或周期性发作疾病的发病时间，《内经》提出了“因势利导”的治疗原则，如《素问·阴阳应象大论》云：“因其轻而扬之；因其重而减之……其高者，因而越之；其下者，引而竭之；中满者，泻之于内；其有邪者，渍形以为汗；其在皮者，汗而发之。”仲景本着《内经》的理论，设制汗、吐、下诸方剂，并有汤浴、薰洗诸法。尤其是对“中满者，泻之于内”的理论灵活运用，在实践中发挥得淋漓尽致，所制诸“泻心汤”以辛开苦降调和胃气之法，“泻”心下之痞满。上起秦越人，下至明、清，注释《内经》的名家不下数十位，对“泻之于内”的解释，鲜有如仲景之深透者，仲景之不愧为医圣，于此亦可见矣。《素问·疟论》云：“方其盛时必毁，因其衰也，事必大昌”，言周期性发作的疾病，其治疗应选择在发作间歇期，亦即邪气相对衰弱时间内采取医治措施，才便于取得最佳疗效。仲景用蜀漆散治牡疟，指出“发作前”服，即属此法。

仲景对“因势利导”原则的运用与发展，反映在他所采取的治疗疾病的各种方法，与此原则关系最为密切。

（二）从治疗方法看继承和发展

张仲景的学说以《内经》为重要的理论依据之一。但仲景绝不是一般地援引《内经》原文，而是将《内经》的学术思想和理论融汇贯穿于自己的著作之中，并加以创新和发展。现从仲景之书和《内经》在治疗方法方面的联系，进行初步分析。

1. 对“因势利导”治则的运用

“因势利导”在《内经》中包括两种含义：一是根据实邪所在部位，而采取相应的治疗方法，使之从最简捷的途径、以最快的速度排出体外，以免病邪深入，过多地损伤正气。如前所引《素问·阴阳应象大论》一节经文，便是对这一含义的具体论述；二是指对某些周期性发作的疾病，在其未发作之前，即在间歇期间进行治疗，以避其邪气猖厥之势。如《灵枢·逆顺》篇所说：“无刺熇熇之热……无刺浑浑之脉”，“方其盛也，勿敢毁伤，刺其已衰，事必大昌”。张仲景对这一原则作了充分运用和发挥，竟成了具体的治疗方法。如：

（1）“汗而发之”

在《内经》“汗而发之”是应用于邪在表、在皮之病。张仲景凡用发汗方法，必有表证存在。《伤寒论》51 条去：“脉浮者，病在表，可发汗”。在这一原则前提下，根据病邪性质，创制了数十道治疗表证的方剂。在发汗的程度上，更指出微发汗、微似汗、微微似欲汗，小发汗。并多次强调汗出不可太多，以免损伤表阳。从而将《内经》“汗而发之”的原则，一变而为切实可行的具体治疗方法了。

(2)“其高者，因而越之”

此指实邪停于上焦，应用吐法使之上越而出。仲景书中论及吐法者虽仅数条，却明确地指出了邪气所在部位、病邪性质及临床症状特点，并以瓜蒂散为催吐的代表方剂。同时，在栀子豉等方证的论述中，均指出“得吐者，止后服”。虽然栀子豉汤证仅是上焦气机不利，但服药得吐者病可愈，说明“呕吐”这一生理病理反应，除能直接排除邪气外，有时尚能振奋正气，疏通上焦的气机，从而起到治疗作用。仲景这一记载，显然是《内经》没有论及的。

(3)“其下者，引而竭之”

指实邪位于下焦，因其在下之势，用通利二便之法以排除之。在《伤寒论》381条云：“伤寒哕而腹满，视其前后，知何部不利，利之即愈。”其用内服药从大便泻出者，包括胃肠中有燥屎不得下的大承气汤证；有下焦蓄血，屎虽硬而大便反易解的抵当汤证；有邪气由阳入结于里的大陷胸汤等证；有“留饮”不去的甘遂半夏汤等证。利小便之法，有膀胱蓄水的五苓散证；作为去邪途径的一种治疗措施，《金匮要略》还提出用利小便之法治疗黄疸、湿痹、腰以下肿、下利等证。

“引”者，导也。除服用药物外，仲景又制蜜煎导，(坐药)和土瓜根、猪胆汁及醋灌肠方法。此二方虽均能将燥屎导出，但蜂蜜甘平有滋补之性，适用于津亏液少者；猪胆汁苦寒清热，适于热病伤津之燥结。这种不仅是用药物对肠壁刺激，又同时利用药物的性能导便的方法，在世界医学史上，也居于领先的地位。

(4)“中满者，泻之于内”

指中焦气机转枢不利，引起心下胀满痞塞之病，治当调畅气机以消除痞满。仲景据引治疗原则，按痞满之寒热虚实的不同性质，而制诸“泻心汤”。方名为“泻”者，正取《内经》“泻之于内”的“泻”；“心”者；即指“心下”而言，心下亦即胃脘，属于中焦。仲景谓“心下痞满”，明示亦即《内经》“中满”之意。因经言：“中满者，泻之于内”，故名曰“泻心肠”，以治心下痞满之病。后世《内经》注家，多远不如仲景深得此节经文之旨趣，或谓泻火，或谓祛痰，或谓消导，或谓攻之，独未悟出仲景制泻心汤之所由。

(5)“因其衰也，事必大昌”

言对周其性、发作性疾病，应在邪气未盛时进治。《伤寒论》54条云：“病人脏无他病，时发热自汗出而不愈者，此卫气不和也。先其时发汗则愈，宜桂枝汤”。《金匮要略》用蜀漆散治牡疟，于“未发前，以浆水服半钱”；治温疟，于“临发时，服一钱匕”，皆属此意。

《内经》中的治疗原则尚多，但就此一端，亦可知仲景治疗方法的渊源之所在。

2. *发展了《内经》的药物疗法*

《内经》关于药物治疗的理论，主要包括：药物性味及功用特点、五味与五脏的关系、用药法、制方原则等。仲景不仅准确地应用这些理论，而且通过具体遣药用方，予以发挥与补充。

(1) 药性及制方的分类

《内经》对药性的分析，主要有两方面：一是根据气味及作用特点，分为阴阳两类。如《阴阳应象大论》云：“阳为气，阴为味”。《至真要大论》云：“辛甘发散为阳，酸苦涌泄为阴，咸味涌泄为阴，淡味渗泄为阳”；二是根据五味入五脏，又分为五类以与五行相应。如《宣明五气论》云：“酸入肝，辛入肺，苦入心，咸入肾，甘入脾。”《灵枢·九针论》又谓：“淡入胃。”五味五脏分属五行，故又各有所禁，如《五脏生成篇》：“多食咸（属水），则脉（属心火）凝泣而变色；多食苦（火味），则皮槁而毛《属肺金》拔……。”

仲景运用《内经》的药性理论，从前面举出的以辛开苦降之药组成的半夏泻心汤方等以及由酸苦二味组成的涌吐剂瓜蒂散已可证明。五味入五脏的理论，亦有明显的反映，如诸泻心汤证皆言“胃口不和”、“胃中虚”。《金匮要略》“诸病在脏，欲攻之，当随其所得而攻之。如渴者，与猪苓汤，余皆仿此”、“肝病禁辛，心病禁咸，脾病禁酸，肺病禁苦，肾病禁甘”等记载，与《内经》理论完全一致。仲景还创造性地以六经分证论治，将药性、方剂纳人六经范畴之中，从而建立起药性与经脉相关的认识，为后世发展起来的药物归经理论奠定了基础。因此可以说，仲景是药物归经说的创始人。

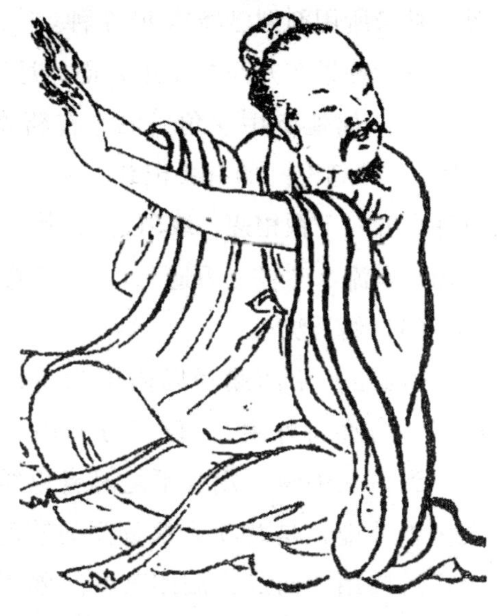

明代高濂《遵生八笺》陈希夷导引坐功图中的立冬十月节坐功图

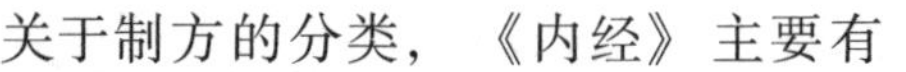

关于制方的分类，《内经》主要有

大、小、缓、急、奇、偶、复的分类法。仲景则在这一制方原则的基础上，创制数百方，而且通过具体应用，对方剂进行了新的分类。即依六经分类、依疾病分类、依病因分类，而最重要的则是依据方剂的主治功能分类。如五苓散无论在《伤寒论》还是《金匮要略》都用以通阳利小便，瓜蒂散用作催吐，承气汤用于攻下燥屎等等。这种以功用主治分类法至今仍是方剂学的主要分类方法之一。

（2）药物炮制与剂型

《内经》共载药方 12 首。剂型有汤液、醪醴、饮、酒、丸、膏、散等十种。所用药物共 23 味。炮制法计有：左角发烧研末、鸡矢白晒干焙黄、蔆翘草根锉、半夏治、干姜等㕮咀，共七种。

张仲景用药，在《伤寒论》中有 92 味，在《金匮要略》中有 213 味（两书相重者 85 味），计用药总数为 220 味，超出《内经》近 10 倍。炮制法大为丰富，计有：㕮咀、切、擘、破、碎、研、去皮、去皮尖、去节、去芦、去心、去翅足、捣、筛、炙、酥炙、熬、泡、炮、烧灰、烧勿太过、煨、出汗、洗、酒洗、浸出芽、水渍、晒干、阴干煮等 30 余种。比《内经》多出近五倍。

仲景用方，《伤寒论》有 112 首，《金匮要略》有 262 首（两书相重 43 首），总计用方 331 首。并应用多种剂型，主要有：散、粉、丸、膏、酒、屑、汤、栓、灌肠、坐、浸洗、薰等十余种。若进一步分析，每种剂型之中又有多样，如汤剂中用水、蜜水、酒水、醋水等煎汤，又有稀薄与浓缩的区别等。这样初步统计，仲景所用剂型已经达 40 余种。

尽管仲景在方药的使用方面，远远超出了《内经》的范围，但又是导源于《内经》。如他所用左角发酒，在药物组成、制做方法及服用方法上均继承了《素问·缪刺论》的有关记载。又如苓桂甘枣汤用的甘澜水，“以杓扬之，水上有珠子五六千颗相逐，取用之”，其取水之法，与《灵枢·邪客篇》半夏秫米汤所用千里流水“扬之万遍”，从理论意义到操作方法均相一致。

（3）给药法

《内经》给药途径以内服为主，外用法较少。全书十二方中，有十方内服（一方亦可外用），仅三方外用。其中马膏膏法治疗血气虚而外寒侵入经脉，致口眼㖞斜，用甘平之马膏以缓经脉之急为主；以桑炭火烤劫其寒，啖炙肉以补虚，是两项非常重要的辅助疗法。尤其是用饮食加强疗效，仲景曾予广泛应用，而成为服用某些药物不可缺少的辅助成分。《内经》内服药法，主要内容如下表：

表1　《内经》服药法简表

项目 / 方名	数量	时间	次数	冷热	特殊进药	辅助法
左角发酒	发炭一寸 美酒一杯				灌之	
泽泻饮	合以三指撮	饭前服				
鸡矢醴		空心	日二次	热服		
乌贼骨丸	如小豆大五丸	饭前服				饮以鲍鱼汁
豕膏				冷服		
蓤翘饮	三升				强饮	厚衣坐釜上取汗
半夏秫米汤	一小杯以知为度	卧前	日三次			

仲景给药途径有：

口服：如麻黄汤、理中丸等。

舌下含：如桂屑含舌下。桂能通心阳，行血脉，治疗心血瘀阻之尸厥。亦居世界医学舌下含药治疗心肌供血不全之领先地位。

鼻纳：薤汁灌鼻、皂角末吹鼻治卒死；菖蒲屑纳鼻中，吹之，治尸厥。

灌耳：薤汁灌耳，治卒死。

阴道坐药、肛门导药、灌肠及洗、浸、薰、外敷、膏贴等均有具体方剂与应用。

现将仲景口服给药有关内容归纳如下：

表2　仲景服药法简表

表2之1　服药时间

服药时间	代　表　方
饭前	桃核承气汤
空心	鳖甲煎丸
空心	鳖甲煎丸
空腹	薯芋丸
发病前	蜀漆散（治疟）

表 2 之 2　服药温度

温　度	代　表　方
温服	理中汤
适寒温	桂枝汤
小冷	生姜半夏汤
冷服	解食物中毒药

表 2 之 3　服药次数

次　数	代　表　方
日　　一	大乌头煎
日二夜一	黄芩汤
日　　三	乌头赤石脂丸
日三夜一	半夏厚朴汤
日三夜二	黄连汤
半日三服	麻黄连轺赤小豆汤
日　　十	泽漆汤

表 2 之 4　常用药量

区别 / 量度	用　　量	代　表　方
升	0.20～0.50	乌头桂枝汤
	0.25	红兰花酒
	0.30	白术附子汤
	0.38	生姜半夏汤
	0.50	桔梗汤
	0.60	桂麻各半汤
	0.70	猪苓汤
	0.80	下瘀血汤
	1.00	理中汤
	1.20	黄连汤
	1.33	栀子大黄汤
	2.50	千金麻黄醇酒汤
盏	0.60	防己黄芪汤

匕	不足半一半钱匕 半钱匕 一钱匕 1~1.5方寸匕	白散 天雄散 蜀漆散 枳实芍药散
丸	1 3 3~9 15~25	桂枝茯苓丸（兔屎大） 半夏麻黄丸（小豆大） 当归贝母苦参丸（小豆大） 肾气丸（梧子大）

表2之5　送服剂

送　服　剂	代　表　方
白　饮	五苓散
浆　水	蜀漆散
沸　汤	文蛤散
酒　饮	赤　丸
酒	肾气丸

表2之6　服药法

服　药　法	代　表　方
少少温服	调胃承气汤
少少咽之	苦酒汤
发令咽之	还魂汤
分温服	白通加猪胆汁汤
顿　服	桂枝麻黄各半汤
卒死者捧头起，灌令咽三物备急丸口噤者，折齿灌之	三物备急丸

表2之7　辅助将息法

辅　助　将　息	代　表　方
进热粥	服白散不下利
进冷粥	服白散利太过
啜热稀粥	桂枝汤
糜粥自养	服十枣汤后
一日食糜	服大建中汤后
食麦粥	枳实芍药散
常宜冷食	侯氏黑散
多饮暖水	五苓散
温　　覆	桂枝汤
坐被上，以被绕腰下	防已黄芪汤
薄复脊，凭几坐	古今录验续命汤

由上表可以看到，《内经》与仲景给药法有以下共同点：

1）给药的量度都用升、丸、杯（盏）。而粉（散）药，仲景用“匕”；较《内经》“三指撮”更为精确。

2）凡标明有服药时间者，两书多取空腹、空心、饭前，有便于对药物充分吸收之意。又《内经》治失眠在卧前给药，借自然界与人体的阳（卫）气将入于阴分之势，以收速效；仲景用十枣汤，在平旦给药，借天、人阳气初升，助药力以排除阴浊之邪。取时虽殊，而用意则同。

3）治病在于调整阴阳，“以平为期”，故服半夏秫米汤要“以知为度”。仲景则反复强调初服药若病不去，应再服或加量，务要达到邪去正安。如服赤丸，“不知，稍增之，以知为度。”

4）药性均有阴阳之偏，故不可过用，以防伤及正气。《内经》用“无毒治病，十去其九”而止，故仲景多次指出要及时停药。如百合地黄汤“中病勿更服”；桂枝汤“若一服汗出病瘥，停后服”。又恐药力过猛，用量过多，有时当用逐渐试探的方法，如以小承气汤测试，是否应再用承气汤等。

5）药物将息法，仲景以桂枝汤为例，示人以规范。书中其余数百方药，均未出于桂枝汤的范围。如虽有数方要求“慎风寒”（甘草麻黄汤），“避风”（麻杏苡甘汤）等，其意皆与桂枝汤“温覆”相近；都与《内经》“厚衣，坐釜上”基本道理相同。

3. 对《内经》针灸学的应用

《内经》中有关针灸疗法的内容是极其丰富的。不仅《灵枢》又被称为《针经》；即使《素问》中的绝大多数篇章，也都有关于针灸、经络和俞穴的论述。如《内经》计有365个穴位（见《素问。气穴论》），举出针刺所治疾病数十种；使用的穴位非常广泛，仅治疗热病就有59穴（《刺热论》），治疗水肿病有57穴（《水热穴论》）。单就针刺方法而言，仅《灵枢·官针篇》即提出：根据不同的疾病而用“九刺”之法，对十二经脉之病用“十二节刺”法，对五脏病用“五刺”法等。至于灸法，在《灵枢》的《背俞》、《官能》、《禁服》诸篇亦有论述；

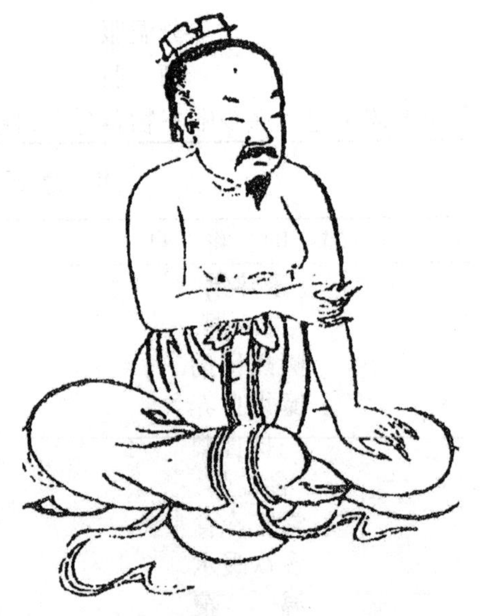

明代高濂《遵生八笺》陈希夷导引坐功图中的小雪十月节坐功图

于脏寒血滞诸病，疗效亦著。

仲景师《内经》针灸之法，运用针灸记载于《伤寒论》者九条，载于《金匮要略》者五条。共指明穴位八个。所治疾病有“太阳中风、纵、横、太少并病、热入血室、少阴病下利脓血、血痹、疟疾、妊娠不得小便等九种。灸法治病在《伤寒论》有七条，《金匮要略》中载三条，两书相重一条，计有九条。所治疾病有：卒死、奔豚、疟疾、少阴及厥阳病的某些症候。

从上述内容，我们可以得出以下两点认识：

1）仲景书中有24条论针灸治病，其中“针处被寒，核起而赤者……灸其核上各一壮”，完全是《灵枢·经筋》“以痛为俞”的引伸。证明仲景不但精于针灸之术，尤善于灵活运用《内经》有关针灸的理论。

2）将仲景应用针灸与《内经》相较，或与其本身应用药物治病相校，明显看出仲景之书略于针灸。又其仅有的针灸治病条文，竟有11条未指明穴位，由此可以推断，《内经》时期盛行的针灸疗法，至东汉已很普及，一般医生都能使用（当然滥用“温针”的也不少），因此无须仲景多费笔墨。

4. 仲景和《内经》的其他疗法

在《内经》中除前述针灸、药物等治疗方法外，尚有十余种较为重要的疗法。如精神疗法（见《阴阳应象大论》、《移精变气论》等），按摩导引（《异法方宜论》、《刺法论》等）、放腹水法（《灵枢·四时气》篇）、治哕三法（《灵枢·杂病》）以及寒冷、饥饿、扎束手足、烧针、开痈、渍浴等疗法，均有论述。

仲景的其他疗法，在辩证基础上，颇为重视“饮水法”。《伤寒论》246条云：“太阳病……渴欲饮水，少少与之，但以法救之”，151条云：“本以下之……忍之一日及愈”，皆指气不化水，故不可饮水或仅得少少予之。而71条：“太阳病，发汗后……欲得饮水者，少少与饮之。令胃气和则愈”，329条：“厥阴病，渴欲饮水者，少少与之愈”，则指病后水津不足，少饮水而愈。又《金匮要略》中的头摩风散、猪油点烙治小儿蚀齿等外治法的记载，均颇详细。他又基于当时社会常见的医疗错误，对某些疗法多诫人不要滥用。如《伤寒论》145条：“病在阳，应以汗解之，反以冷水潠之，若灌之，其热被劫不得去……”这是对不适当用寒冷疗法的指责。113条“太阳病二日，反躁，反熨其背而大汗出，火热入胃……”，指出不适当应用火熨的失误。

（三）从方药加减看继承和发展

张仲景不仅在治疗原则、治疗方法方面遵循了《内经》的理论，而且在方药的运用方面，更给《内经》的理论以补充和发展。他不单创制方剂331首，同时还有数十首虽未更改方名，但根据其主治疾病的症状变化以及病人体质不同等因素，将药味或药量进行加减，以使“病皆与方相应”，而为后世辩证论治灵活用药之楷模。现仅就这些未更名方剂的药物加减规律及其与《内经》理论的联系作一分析。

1. 因病加减用药

根据病情选药制方，是《内经》论治的重要原则之一。《素问·至真要大论》虽然将方剂分为大、小、缓、急、奇、偶、复七方，每方各有主治；将药物分为大毒、常毒、小毒、无毒四类，每类各有所宜。但其用药制方的基本根据则是疾病的证候，如说：“气有高下，病有远近，证有中外，治有轻重，适其至所为故也。”对于用方的大小缓急，以及用药的有毒无毒，则谓“补上治上，制以缓；补下治下，制以急。急则气味厚，缓则气味薄，适其至所，此之谓也。”“有毒无毒，所治为主，适大小为制也。”强调指出，无论是用气味厚、作用急的药物组成之“急”方，或是用气味薄、作用缓的药物组成之“缓”方；无论是用多数药味组成之“大”方，或是由少数药味组成之“小”方；或用有毒的药物，或用无毒的药物等，其组方选药都是以适合病情，使药力恰至病所为原则。惟《素问》制方理论仅是高度的概括，尚不足以阐明方剂的药物加减规律。

张仲景则不仅应用了《内经》的理论创制方剂，而且还将这一理论具体地应用于方剂的药物加减之中。当症状有所不同，而主证无太大改变的情况下，则在主病之方中加减少数药味，或调整某些药的用量，以使药病相得，即《伤寒论》317条下所谓：“病皆与方相应者，乃服之”，现将《伤寒论》、《金匮要略》因病情变化的方药加减。

从上表可以看到，仲景因病而加减药物的方剂共有24首。涉及症状49个，均相应地指出了应该增减的药物。其中“腹痛”一症最多，见有八处，五处加用了养血柔肝、缓急止痛的芍药；“呕（吐）”，见七处，其中加用辛开疏泄止呕的半夏、生姜各三处；另“小便不利”虽仅四见，但三处加用茯苓、一处加用桂枝，再参考“小便利”去苓、桂的记载，则可明显看出，仲景用通阳之桂枝、淡渗之茯苓利小便，甚合膀胱州都之官，惟“气化则能出焉”（《灵兰秘典论》）、“淡味渗泄为阳”（《至真要大论》）之经旨；“咳”亦仅四见，但四处俱加用干姜，三处加用五味子，一处加用细辛，其用药法度，不仅与《素问·脏气法时论》“肺欲收，急食酸以收之，用酸补之，辛泻之”之论相合，而且对后世“肺喜温恶寒”的认识也具有启发意义。

除上述外，仲景还指出，由于主证及兼证的不同，还可改变给药途径。《金匮要略·疮痈肠痈浸淫篇》应用王不留行散治金疮，云：“小疮即粉之，大疮但服之，产后亦可服。如风寒，桑东根勿取之”。根据金疮之大小，或宜外敷，或宜内服。若兼挟风寒，则宜免用寒凉之桑东根皮（即桑白皮）。此外，因为该方善调畅血行，故谓“产后亦可服”，则又为一方多用之例（一方多用及一病可用多方，仲景书中亦有不少记载，此从略）。

2. 因人加减用药

治疗方法之施于病人，其所以能够发生效力，主要是靠人体正气的运载作用。如果正气败散，则任何先进的治疗方法都将失去意义。《素问·汤液醪醴论》说：“形弊血尽而功不立者何？岐伯曰：神不使也。”神，即人身气血精神，亦即正气。该节经文含义，正如《类经》所释：“凡治病之道，攻邪在乎针药，行药在乎神气。故治施于外，则神应于中，使之升则升，使之降则降，是其神之可使也。若以药剂治其内而脏气不应，针艾治其外而经气不应，此其神气已去，而无可使矣。虽竭力治之，终成虚废已尔”。因此，为了提高疗效，除掌握疾病证候外，还必须充分注意病人的正气情况，从而采取相应的治疗措施，亦即所谓“因人制宜。”而人体正气情况，常与年龄、体质、病史、营养状况等多种因素有关，这在《灵枢》和《卫气失常》、《逆顺肥瘦》等多篇都有具体论述。

《内经》“因人制宜”的理论，在仲景书中得到了具体而充分的发挥。在《伤寒论》有九条，涉及六首方剂；《金匮要略》有九节，涉及九首方剂。两书相重二方，计十三首。

仲景所举“强人”可加量、“羸者”应减量诸方，均系药物作用强烈（有毒）之剂，这正是对、《灵枢·论痛》：“胃厚色黑大骨及肥者，皆胜毒。故其瘦而薄胃者，皆不胜毒”论述的具体运用。而对产后及诸亡血虚家“不可与”峻烈之剂，则是对《素问·五常政大论》“能（耐）毒者以厚药，不胜毒者以薄药”理论的引伸与发挥。

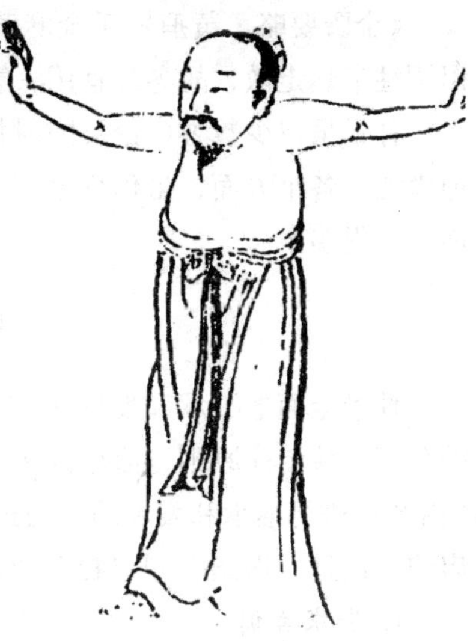

明代高濂《遵生八笺》陈希夷导引坐功图中的大雪十一月节坐功图

3. 因时加减用药

“时”，包括年、季、月、日、时辰等。“人与天地相参，与日月相应”，经脉气血脏腑机能的活动，都与自然界气候变化密切相关，所以“时间”必然影响疾病，因而治疗亦应随之而变，即“因时制宜”。《素问·八正神明论》说：“四时者，所以分春秋冬夏之气所在，以时调之也”。指出人身气血因自然界阴阳之气的升降浮沉，或趋向于表，或趋向于里，而“所在”不同。《素问·六元正纪大论》云：“用寒远寒，用凉远凉，用温远温，用热远热”，在寒热温凉的不同时令，用药当知所慎。天气暑热，人身阳热之气偏胜，故当慎（远）用热药；天气严寒，则相应地要慎（远）用寒凉药……。昼夜十二时辰，人之气血亦随天地阴阳而发生周期性变化，对于治疗亦有一定的影响。《顺气一日分为四时》、《营卫生会》、《卫气行》诸篇都有论述。

仲景应用“因时制宜”的理论，指导临床遣方用药，颇能体现《内经》之旨并示人以规范。

《伤寒论》168条白虎汤下云：“此方立夏后立秋前乃可服，立秋后不可服。正月、二月、三月尚凛冷，亦不可与服之。”秋冬寒凉之时，白虎汤亦寒凉之剂，“用寒远寒”，故当慎用。但白虎汤一方，在仲景书中多次见到，而独此条提出季节问题，正寓有“举一反三”之意。说明凡用药皆需知时令所慎，而非白虎汤一方如此。又秋冬之季并非绝对不可使用此方，但有是证者，用之无妨。临床则当随机应变。

《金匮要略·杂疗》退五脏虚热的四时加减柴胡饮子，其法：“冬三月，加柴胡八分……春三月，加枳实，减白术；夏三月，加生姜三分、枳实五分、甘草三分；秋三月，加陈皮三分”。《本经》云：柴胡能去“寒热邪气，推陈致新”，故可用来治疗五脏虚热。但其性升散，惟于冬藏之时，乃可稍加用量。春季阳气升发而气候温和，故用凉降之枳实，使其“发陈”之机不致太过。“用温远温”，故减性温之白术。夏季虽阳盛于外，但又多湿，易伤脾胃，故加甘草、生姜以和中，加枳实以防湿滞。秋气敛肃，故加陈皮以温中快脾。

《金匮要略·黄疸》千金麻黄醇酒汤之用法，“冬月用酒，春月用水煮之”，以酒性辛热走散，故冬月宜用；春气阳升而温和，故不当用酒。

仲景虽仅少数方中论及因时加减，但却包括了“慎用”（不可与）、加减法、煎煮法等各个方面，虽仍只是“示人以规矩”，但较之《内经》的论述，则具体而丰富得多了。

（四）几点启迪

仲景全面地继承和发展了《内经》之学，而我们在前面主要是从临床治疗的角度，就治疗原则、治疗方法、药物加减使用等方面，探讨了张仲景是如何对《内经》进行继承和发展的。通过分析和探讨我们受到哪些启迪？我觉得主要的启迪，还是“医圣”早已提示过的：

1. 勤求古训

勤，就是勤奋、勤勉、孜孜不倦。求，即是深入研究、不断探索。古训，仲景时代古训与今天的概念有所不同了，《伤寒杂病论》所指古训是“《素问》、《九卷》、《八十一难》、《阴阳大论》、《胎胪药录》”；对我们来说，这古训则应是包括《素问》、《灵枢》、《难经》以及仲景之书在内的多种医学典籍。要想在中医学领域有所发明和创造、在临床实践中取得卓越的治疗效果，就必须深入钻研经典医籍，掌握中丢学的理论体系，掌握中医学分析认识阳处理疾病的原则与方法，用以指导医疗实践，使之成为科学的实践活动。这是保证学术顺利发展，保持和发挥中医特色的前提条件。

张仲景之所以对中医学做出伟大的贡献，正是因为他首先抓住了“勤求古训”这一环。例如前面我们提到的，《伤寒论》中的各种治法，可以说是对《内经》“因势利导”治则的全面继承与运用；而制诸“泻心汤”以治“心下痞”之病，说明了他对“中满者，泻之于内”认识之深刻，可以说是独擅一家。这点不经过“勤求”是不可能做到的。

如果离开了“古训”，违背了中医理论体系去从事中医实践，只能是盲目实践，必不能取得应有的成效。曾见有少数中医同道，虽看似忙忙碌碌数年、乃至数十年，但学术上无所建树、临床疗效亦颇平平，这种情况的存在，不能说与其不求古训，或求之不“勤”无关。

2. 博采众方

对我们而言，“众方”应该是古今应用中医治疗、保健的一切方法与技术，同时吸收包括西医在内的现代科学技术。只有学习各种有利于防病治病的方法与技术，在传统中医理论指导下，应用于实践，才能不断提高疗效，这正是中国医药学历数千年而不衰的基本原因所在。

张仲景正是吸取了“众方”，充实了自己的认识之后，才能在临床上解决前人不能治愈，或疗效不佳的“伤寒”病的。据考证，《伤寒论》中所载之方，有些便是仲景采集他人的。

如果因循守旧，不学习新方法、新技术，那么临床防病、治病水平便不会逐渐提高，反而会不断衰退或萎缩。这样，做为一个医生必将一事无成，若做为一个学科则终将被淘汰。

3. 不断实践

“勤求古训，博采众方”固然是张仲景取得成功的前提条件，而不断的医疗实践，则是使他的学术达到精湛完美境地的物质基础。《伤寒杂病论》以六经辨伤寒、以脏腑辨杂病，是一部内容广泛的临床医学巨著，但其语言至为精炼而切合实用。常以某病、某症、某方主之；兼见某症，加或减某药的形式表达，中肯准确，千余年来指导临床实践，疗效显著。仲景之所以能明确指出病、症、治法，完全是以他长期临床实践为基础的。

仲景虽然博采众方，但在实践中也常常发现前人的某些失误，《伤寒论》中有关误诊、误治的告诫不少。如 159 条：“伤寒，服汤药，下利不止，心下痞硬。

服泻心汤已，复以他药下之，利不止。医以理中与之，利益甚。理中者，理中焦，此利在下焦，赤石脂禹余粮汤主之。复不止者，当利其小便。”详细剖析了前医在辨证及治法方面的错误，指出正确的治法和方药。可以看出，这一分析与论断，是以充足的临床经验为依据的。

不断医疗实践，也是我们每位医务工作者提高技术水平以及理论认识的基础。只有通过实践，才能鉴别我们“勤求”、“博采”来的知识真伪，以便去粗取精；只有通过实践，才能更好地掌握学习过的知识与技术，并且加以升华，变为自己的东西，而不再是“借用”别人的东西。如果哪位中医学院毕业生从事十年临床工作后，他的处方用药还和《内科学讲义》一模一样的话，我不认为他是一位出色的中医师。

4. 勇于创新

“创新”是指在中医药理论体系基础上，无论从理论或技术方面有所发明与发现，从而有利于防病、治病工作。这本来是每位医务工作者都乐意为之的，何谈“勇于”呢？因为一般说来在理论与技术方面有所发现与创造，极少有短期偶然成功者，必须要经过长期的，甚至是艰苦的实践磨炼，而后始有所成。因此，须得拿出不怕苦的“勇气”来；其次，“创新”之举，会遇到各种困难，起初还难免受到某些非议，这同样需要具备相当的“勇气”；此外，即使在我们自己的头脑里，也难免有“保守”的一面，而缺乏创新的精神，要有克服它的勇气才行。

我们看到，仲景虽然继承了《内经》之学，但创新之处很多。仅就前面讨论过的内容来看，他强调“随证治之”，提出了“辨证论治”这一重要理论。在具体辨证方面，《内经》中虽已有了阴、阳、表、里、寒、热、虚、实等病证的概念及病机，但却是与温、清、上、下等病位与病证相提并论。仲景书中通过具体运用，则初步形成了“八纲”辨证的结构；在治疗原则与方法方面，仲景提出“异病同治”，丰富了《内经》“同病异治”的理论。对《热论》伤寒病在三阳“可汗而已”的治法，指出“少阳病，不可汗”，制有小柴胡汤为治疗少阳病的主方。对《内经》而言，这是很大的创新，使治疗伤寒病的理、法、方、药向前跨出重要的一步；在选药制方方面，仲景通过六经病的用药治疗，实际上是中药药物归经的创始人。

总之，仲景对《内经》继承和发展的事实告诉我们：“勤求古训，博采众方”，不断实践，勇于创新，才是中医工作者正确的治学之路。

注：以上表格中所列仲景之文，凡称“节”者系《金匮要略》之文；凡称“条”者，系赵开美本《伤寒论》之文。

三、《内经》研究概况及实际探索

《黄帝内经》作为中医学的经典著作，两千多年来一直被历代医家所推崇，并得到广泛深入的研究。现仅就中华人民共和国建国以来，有关研究《内经》的情况及个人工作体会，简述于后。

（一）当代研究《内经》的概况

自建国以来的四十余年中，国内对《内经》的研究具有明显的从普及到逐步提高、研究范围逐渐广泛、研究手段与方法逐渐多样、研究成果从少到渐多的过程。之所以强调“国内”，是因为国外虽然也有人对《内经》很感兴趣，但从事研究的人员以及发表文章、著作的数量，远不及国内为多。当然，国外也有人对经络的实质进行了较长时间的研究，在日本还发表了若干篇有关考据的文章，并且出版了《黄帝内经太素义释》等专著。在国内，正式发行的中医药杂志、学报以及其他经常刊载涉及中医药学的刊物，逐年增加，现在已发展到40余种。发表关于《内经》研究的论文，也逐年增多，在80年代初，每年约60~70篇，至1989年则有百余篇。中华全国中医学会理论整理研究会于1987年和1989年分别召开了全国内经专题学术讨论会，两次会共收到论文254篇，其中159篇在大会、分组会上进行了交流，有来自20个省市和自治区的专家出席了会议。并且成立了全国《内经》专业委员会，该委员会决定，每两年召开一次专题学术讨论会。四十年来出版的有关研究《内经》的专著40余部。

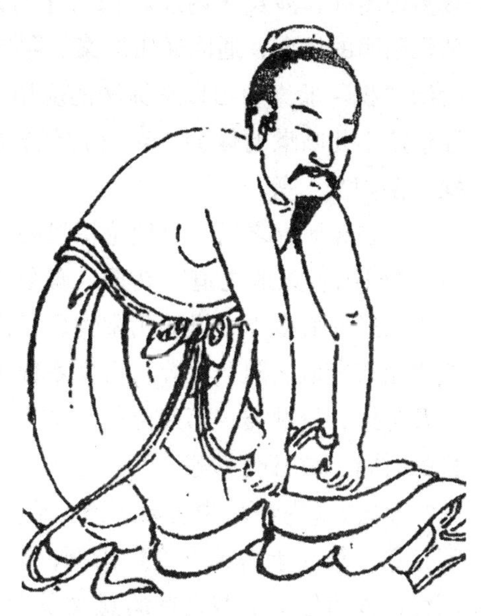

明代高濂《遵生八笺》陈希夷导引坐功图中的冬至十一月节坐功图

现从研究方法的角度，加以概括介绍。

1. 传统研究方法

《内经》文字古奥，为了发展，就必须先进行普及，因而在50年代有“白话解”、“语释”类的书籍问世。随着普及而来的是不断提高的需要，至60~70年代出版的著作，以注释类为多，如《素问注释汇粹》、《内难选释》等；为适应文献研究的需求，出版了《灵枢经校释》、《黄帝内经素问校释》、《黄帝内经素问校勘语译》等书；同时也注意到了理论联系实际的问题，而有《病机十九条临证分析》问世。其中有些书，虽然是在80年代初出版，但其工作主要在70年代。进入80年代以后，随着研究的深化，出现了专题研究的著作，如《黄帝内经素问运气七篇讲解》、《内经论丛》、《内经的哲学和中医方法学》、《内经专题研究》等；同时与全国各学科学术空气高涨、成人教育发展相适应的，中医药刊授、函授也如雨后春笋，因而《内经》教材、参考书比以往30年出版的还要多；以便于学习和研究为目的的工具书，如《黄帝内经章句索引》等出版；为进一步普及中医知识、适应世界各地“中医热”，还出版了白话丛书《黄帝内经素问》、《灵枢经》、《难经》，并已着手翻译成外文的工作。从以上研究《内经》专著的种类，可以看到其著书的目的，主要是让读者能够看懂和理解《内经》，而对如何应用《内经》的理论，去解决临床实际问题的著作，显然缺如。虽然《病机十九条临证分析》以及近年出版的《内经病证辨析》、《内经与临证》等都属于联系临床的题目，但书中的内容，仍以整理归纳《内经》有关内容、引证前人的论述为主，很少甚至没有作者的亲身体会与经验。

那么，这部分工作是否有人做呢？回答是肯定的。虽然没有形成专著，但从公开发表的论文中，大约有三分之一是《内经》联系临床研究。文章形式与体裁多种多样，涉及《内经》内容十分广泛，从其题目即可知其大略，如：治痿独取阳明的体会、通因通用医案、阴虚则内热治验、《内经》临证举隅、标本先后治“积”验案、习以平惊法的应用、误补益疾的案例分析、《素问·咳论》指导治疗小儿咳嗽的体会、对《内经》化血理论的运用、浅谈音色疗法、诊余初探“阴阳交”等。

在临床研究之后，以理论探讨的文章为多，如：阴阳五行学说的历史形态探讨、“阴阳者天地之道”新探、藏象学说与脏腑辨证、十一脏取决于胆之我见、论十二经气血多少、燥邪阴阳性质讨论、《内经》五俞探、诸寒之而热者取之阴热之而寒者取之阳刍议等；占文章数量第三位的是关于《内经》文字学的研究，以及考据、校勘类；第四位是《内经》教学研究方面，包括教学方法、课程安排的时间、教材改革等。

总之，《内经》中有数不清的研究题目，因而可以有做不完的文章。举《素问》第一篇《上古天真论》为例，即可有“素问”命名的研究、“天真”含义的探讨、该篇位于全书之首的意义及考证、正文第一句“昔在黄帝……”的研究（该句可以肯定不是《内经》时代的原文，而是王冰补入的）、下文“乃问于天师”的“天师”，究是黄帝的老师呢，还是官职名称？至于文中关于人的生、长、壮、老、死生命全过程，以及肾气盛衰的论述，更为现代临床及实验抗衰老研究中重视补肾法提供了理论依据；而关于“圣人”、“至人”、“真人”、“贤人”的论述，则可为探讨气功及特异功能机理提示某些思路。此外，文中其他理论的实际意义以及某些词句的考证与校勘，尚有不少题目可作，如“任脉通，太冲脉盛”句，即可有“太冲”的考证以及该理论在妇科学中的应用研究等课题。当然，上述所举题目中，有些前人已做过探讨，但也确有尚无人问津或者研究不够充分的。仅略举《上古天真论》一篇，可以说明《内经》162篇文章中，可以研究的题目实在是不胜枚举。而且，随着科学技术的进步，人们将会逐渐地看到，其中某些课题具有重大的科学研究价值。

2. 多学科研究

《黄帝内经》可以称为是古代多学科研究的典范，书中吸收了劳动民众和科学家对天文学、地理学、气象学、历算学、生物学、人类学、心理学、哲学等多方面的研究成果。这就给现代多学科研究《内经》提供了方便，同时也提出了多方面的研究课题。从哲学角度，不仅有专著出版，更发表了很多学术论文，如对阴阳五行学说的探讨，从“恒动观”、“整体观”、“对立统一”方面研究《内经》哲学思想。在80年代初，有人用“系统论”、“控制论”对《内经》有关内容加以联系和对照，但可能由于这种联系多处在初步或者说“表面”阶段，而未能深入研究的缘故，近年关于“系统”、“控制”与阴阳五行联系的论文已不多见；天文工作者惊奇地发现，《内经》五运六气学说的有关内容，与现代天文学在很多重要的甚至细微的认识上，颇多一致。

运用现代科技手段，研究《内经》中的某些专题，从不同的侧面验证其科学性如何，为各个学科的专家认识和理解《内经》作出了不少贡献。最初步的是应用西医学的方法和理论加以对照，如《内经新识》一书便是从《内经》中选出49篇文章或段落，与西医学的研究成果加以对照联系；还有人对阴阳学说进行专题性对照，联系西医学人体健康状态下存在着许多对偶平衡关系的见点。“对偶”即互相制约、依存，并在一定条件下相互转化，如呼与吸、血压的升与降、神经系统的兴奋与抑制、合成代谢与分解代调的调控、环磷酸腺苷（CAMP）与环磷酸鸟苷（CGMP）的增多与减少等，各层次的对偶调

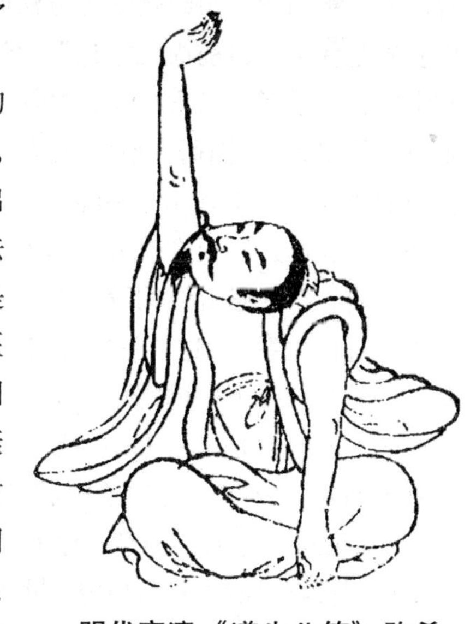

明代高濂《遵生八笺》陈希夷导引坐功图中的小寒十二月节坐功图

节的动态平衡破坏较重，便呈现出病态。用以说明阴阳学说“阴阳协调”、“阴阳对立”、“阴阳转化”的正确性；应用计算机对《内经》整理研究，也已初见成效，例如某教学单位将“五运六气”编制成软件，便于学习。某科研单位的专家，对《内经》、《太素》、《甲乙经》、《难经》建立了经文数据库、书稿编辑库、版本编辑库，可以大幅度地减少文献研究人员的劳动；在实验室研究中，有人在脏象学说方面进行了“脾主涎”、“肾开窍于耳”的研究。在“四时五脏阴阳”研究中，进行了不同光照条件下小鼠脑内活性胺变化的观察和研究、昼夜明暗对小鼠脑内单胺类神经介质的影响、测定人体血液中活性胺变化的季节规律等。

随着新兴的时间生物学的发展，中医关于生命节律的论述吸引了很多学者的注意。确实，自《内经》以降的中医学，包含了十分丰富的时间生物学内容，就节律而言，有60年、30年、一年、半年节律；有四季、六气、一月节律；有一日、昼夜、一日分四时、一日分十二时辰节律；还有营卫二气运行1/50日的节律等。这些生命节律的理论，有效地指导着中医千百年的临床实践。从已发表的文章中看到，其内容涉及到时间生理、时间病理、时间诊断、时间治疗、时间免疫、时间营养、时间功效学等方面。

关于经络形态结构的研究，很多年来一直被国内外学者所重视，《中国医药学报》1988年4期和10期，分别发表了综述和研究报告。综述中介绍了用大体解剖学、组织学、组织化学等方法研究的情况，其总的结论是：“经络现象的物质基础是什么，目前尚无定论”。但从研究中看到，“它可能是神经或者是血管和淋巴管，或者是富含神经、血管、淋巴管和细胞的结缔组织；也可能是组织细胞或其他组织。”而研究报告《经络在表皮层和角质层的低阻抗特性及其形态学实质的研究》一文指出，在经络循行线上，有低阻抗的特性，这一低阻抗在被截下的肢体表面，甚至在被剪下的表皮上仍然存在，说明“经络线的低阻抗不仅和神经、血管、汗腺等结构没有直接关系，而且和角质层以下的其他各层细胞结构也没有直接关系。”这“证明经络线低阻抗这一生物物理特性的实质，即其物质基础就是经络线上较薄的角质层”。其结论“经络系统实际上不仅是一条体表的循行线，而且也是沿着LPSC线下面的多层次的一个空间结构。”但研究人员称，尚不能回答经络这一复杂的功能和结构，何以“都集中在经络线下面这个空间”，其物质结构和“神经、血液循环系统的相互关系”等问题。

应用仪器对脉象进行研究，也有几十年的历史。目前对弦脉、滑脉、孕脉等几种脉象图有了比较可靠的描记，但总的看来成绩不够突出。我认为其原因之一在于研究部位的选择方面，多选“寸口”脉进行研究，这就必然出现很多困难。因为在这“一寸”狭小范围内有28部脉，再加上相兼脉，则28的排列组合，将会有数百种脉象，从而反映疾病的千变万化。而目前“脉象仪”等有关仪器的设计和生产技术，则不能适应这一复杂的研究对象，因而使研究工作不能取得满意的成果。假如从《内经》不仅有“独取寸口”，尚有遍身诊脉法的理论看，若能选择脉象变化少、反映人体状态单一的部位，如太溪、趺阳脉等进行研究，以目前的技术条件，似有可能较易取得某些突破。在突破一点之后，会使认识产生某种飞跃，必将有利于对“寸口”脉的研究，有利于对切脉诊病的实质的认识。

最近出版的《内经多学科研究》一书，从哲学、医学心理学、信息论、控制论、系统观、耗散结构理论、泛系分析、天文历法、医学气象学、物候学、时间生物医学、分子生物学、激光、电子计算机等 19 个方面，对《内经》进行了研究。

当然，上述介绍仅是简略言之，对《内经》的研究无论是传统的方法，还是多学科的角度，在研究的具体方法和内容方面，都远不止于此。

（二）实际探索

1.《内经》指导临床实践

《内经》对临床的指导作用可通过一些案例窥其端倪。

舌体鲜红肿大案例

张某，女，26 岁，未婚，1976 年诊。

患者突然发热烦躁，约半小时后，舌体肿大鲜红，露出口外不能缩回。

于发病后约一小时，延余诊治，症见舌红大，面赤，烦躁不安，口中发出唔唔之声，脉象弦数。

认证过程：《灵枢·五阅五使》云：“舌者心之官也”，《素问·阴阳应象大论》谓：“心主舌”，该患者突出症状为舌体鲜红肿大，当考虑其病与心有关。又知患者多年境遇不佳，心情郁闷已久，故亦应与肝有关，且脉弦，亦主肝病。因此病位当在“心、肝”二脏。

舌红脉数、心烦面赤，均为火热之象，又《素问·脉要精微论》云：“数则烦心”，言数脉为热，热扰心神故烦。其病新发，邪气正盛。因此病性当属“实热”。

确定治法：心肝两脏实热证候已定，当用清泻心肝之法，经所谓“实则泻之”。

针药处理：针刺最为简捷，故急当针之，选“内关”，用泻法。此穴为手厥阴心包经之穴，心包可“代心用事”，故刺之可泻心火；又手厥阴经与足厥阴肝经，同属“厥阴经”，在生理与病理方面有密切关系，故刺此穴亦可泻肝经之实热。前人亦有云：“内关治心胸”。

继之用药，忆起旧版《中医学大辞典》曾有冰片点舌上，治舌体红肿的记载，我在授课时多次举此条，向学生解释“心主舌”。因此药善泻心肝火热，且芳香走散，效果甚速。故取少量冰片点舌上。复用黄连温胆汤一剂，立饮。黄连苦寒，善泻心火；温胆汤原为清胆经痰热之方，用以治疗肝经火热者，正取《素问·阴阳应象大论》“阴病治阳”之意，清胆腑以泻肝脏。散者，散也；汤者，荡也。以冰片作散剂用，散其心肝之火热；复用汤剂，以荡涤之。

效果：针刺后很快使烦躁得到缓解；冰片点舌约15分钟后，患者口中流涎，40分钟后舌体缩回口腔，已能安卧；患者傍晚发病，服汤剂后即休息睡眠。次日病愈，上班工作。

2. 通过实践理解《内经》

对“四维相代”的认识

《素问·生气通天论》云：“因于气，为肿，四维相代，阳气乃竭”。如何理解“四维相代”呢？我在读《内经》时也翻了有关书籍，前人对这句话的注释不一。或谓四肢行动不利，彼此借力而相代替；或谓气虚浮肿，而肿势在手足交替发生；或谓气滞不行，四肢交替浮肿。1987年本人参加编写的高等中医院校教学参考书《内经》一书，改变了前人将“四维”作“四肢”的解释，而认为“四维”是“四季”，“四维相代”即是四时气候严重紊乱，天地间以及人体的阳气（正气）就要受到摧残。

在临证经验尚少的情况下，只能凭自己原有的理论知识判定是非，虽然认为上述各种说法，都有一定道理，但对所谓“四肢交替为肿”即手肿消而足肿，左肿消而右肿，似乎不可理解。及至临床若干年之后，则不仅见到了因为气虚而手足交替为肿的病例，也遇到了左右两足交替为肿的患者。现举一例如下。

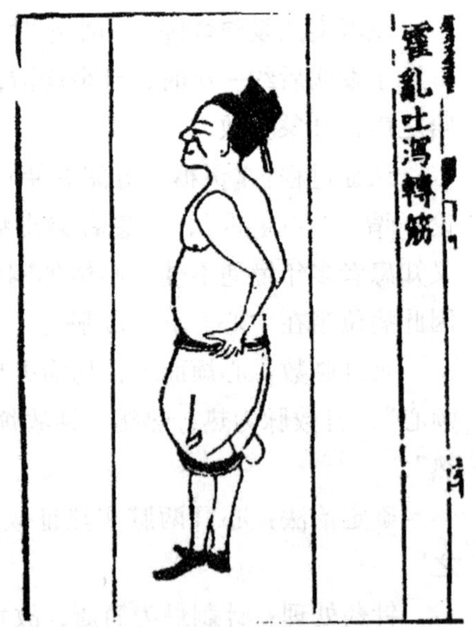

明万历刊本《杨敬斋针灸全书》针灸方图中霍乱吐泻转筋取穴图

栾某，男，56岁，1978年4月诊。

患者自诉：四年来双足踝至趾端，左右交替浮肿，约一个月交换一次。经几个医院做血、尿等多种检查，均无阳性发现。来诊时见其左足浮肿，按之略呈凹陷，皮肤颜色比小腿处明显暗黑，皮温度正常。右足不肿，肤色亦较暗。兼有乏力、腰酸，二便调，脉缓，苔薄白。

辨证过程：前人所谓“四肢交替为肿”虽未敢确信，但该患者乏力、腰酸、脉缓，苔薄白等表现，当属脾肾两虚。

确定治法：“虚则补之”，双补脾肾。

炙黄芪15克　炒白术8克　党参12克

云茯苓12克　熟附片10克　独活8克

淮牛膝12克　炒杜仲10克　细辛3克

全当归12克　赤芍药10克　防风5克

炙甘草6克

水煎服，每日一剂，连服十剂。随访年余，两足未再肿胀，告愈。

体会：尽管对“四维相代，阳气乃竭”有不同的解释，但通过临床实践，可以肯定地说“气虚而交替浮肿”的提法，是符合临床实践的。而在未经过实践的时候，对这种解释则是持怀疑态度。但是，气虚为什么会出现四肢交替浮肿呢？对于气虚不能化水，以致水液停留而见浮肿，是容易理解的，不过这类浮肿，一般并无左右上下交替的特点。其出现交替浮肿，是否可以理解为“阳气不能达于全身”所致？如同我们常以补阳还五汤治半身不遂、以桂枝黄芪五物汤治半身无汗，对此类半身症状病机的理解那样。

3. 不断学习新知识

《素问·异法方宜论》云：“圣人杂合以治，各得其所宜”，《移精变气论》谓：“去故就新，乃得真人”。圣人、真人，都是指医德高尚、医术高超的医生。杂合以治，即是根据疾病需要，选用适宜的治疗方法，或者几种方法并用。这就要求医生必须掌握多种治疗技术，同时还应随时学习新技术，切勿因循守旧、固步自封，此即所谓“去故就新”。

《内经》的这种不断进取、发展学术的观点是非常可贵的，但是多少年来我们在实践中，虽正确地采取了崇敬前贤的态度，却在一定程度上忽视了对“去故就新”的宣传。以致给人造成一种印象，似乎中医的理论与技术，一概以最古最好，永远不会发展。我的一位任人体解剖学教授的朋友，当听到我“要备课”时说：“《内经》是几千年的东西，还备什么课。”似乎做《内经》教师可以一劳永逸，读几篇原文便可圆满完成任务了，这显然是个误解。此话出自其他人之口尚可理解，却偏偏出自解剖专家之口，众所周知，人体解剖学作为一门学科，当然在不断的进步，但就其研究的对象而言，却不知要比《内经》古老多少倍。其研究对象的每一微小变化，大概也需要以十数万年计。这个事例，足以证明我们的宣传工作做得很不够。

除了宣传不足之外，在中医队伍内部也很可能确有少数人存在着某些保守思想、表现出某种保守作风，以“正统”自居，而不积极接受新事物，甚至不愿意学习自己不熟悉的中医其他疗法。这样，将会使自己的知识面、治疗技术越来越狭窄，必然限制学术水平的提高。

从公开发表的中医论文和出版的书籍中，我们看到很多中医同道，尤其是中青年同道，在中医理论和临床技术各个方面，刻苦钻研、认真总结，取得了丰硕成果。一些同道可掌握中医多种诊治技术，如药物、针灸、气功、按摩等，同时还在保持和发扬中医特色的前提下，学习其他现代科学，包括西医学的实验和临床诊治方法。这样做正是《内经》所要求的“去故就新”，也才能在临床中做到“杂合以治，各得其所宜。”

《黄帝内经》医理百家类证系方

《黄帝内经》灵素通义之百家研究泛览

一、摄生理论

摄生就是养生，是人类认识了与自然界的相应关系后，通过调摄精神形体，增强体质抗力，以达到防病却老的目的。

生物界如石燕、商羊、青蛙、候鸟……皆能预知风雨阴晴而与自然相适应，何况人类？“月晕而风，础润而雨”，“风雨寒热，不得虚，邪不能独伤人”，“动作以避寒，阴居以避暑”，“逆之则灾害生，从之则苛疾不起”，“养备而动时，天不能病”。所以，适应自然既是人类的本能，也是人类不断研究的课题。

（一）天人相应观

【原文】

天覆地载，万物悉备[①]，莫贵于人。人以天地之气生[②]，四时之法成[③]。（《素问·宝命全形论》）

【注释】

①万物悉备：任应秋：“以万物概括自然界。古代劳动人民通过长期的实践认识，开始提出万物由木、火、土、金、水五种基本元素所构成。”

②人以天地之气生：“气”是人的生命的物质基础，人和万物一样，都是天地自然之气合乎规律的产物，《庄子·知北游》：“气聚则生，气散则死”，没有什么神秘，所不同者，正如荀子说的：“水火有气而无生，草木有生而无知，禽兽有知而无义，人有气有生有知亦且有义。”（《荀子·王制篇》）故人在万物中

最为宝贵，因为人“能应四时”，“知万物”。当代科学家钱学森说：“人体不是一个封闭系统而是一个开放的、复杂的巨系统”，要维持人体的生命活动，必须与外界环境发生联系。

③四时之法成：张景岳：“春应肝而养生，夏应心而养长，长夏应脾而养化，秋应肺而养收，冬应肾而养藏，故以四时之法成。”（《类经·针刺类九》）

【名家论述】

刘长林：“天是自然，我们通过对气、阴阳、五行和形神理论的考究，已经可以大致了解《内经》的作者对‘天’的基本看法。在《内经》中，‘天’或‘天地’就是自然界。《内经》的特点在于，它着重从医疗实践论证了天就是自然科学研究的对象，是自己在那里运动变化着的物质世界，而没有什么最高的主宰者。”（《内经的哲学和中医学的方法》）

【凡按】

天人关系问题是《内经》时代哲学领域激烈争论的问题之一，《内经》天人关系学说的出发点，认为医学研究的对象是人体。因此，《内经》比较详尽地考察了人，考察了人和天的关系，用医学、天文学、气象学等自然科学的材料论证并丰富了天人关系理论。即“以人为本的天人观”。（《中国唯物论史》）

然而，时代是进步的。早在一百年前，伟大的导师恩格斯就指出：“生命是蛋白体的存在方式，这个存在方式的基本因素在于和它周围的外部自然界的不断的新陈代谢，物质交换与能量流动。”在医学实践中，蛋白质有特殊的重要意义。人是生物，中医学说中提出了“精、气、神”的观点，接触到了人体的物质、能量、信息……，这是人体不同于其他生物的最基本特征，是人体不仅具有生命，而且还具有精神。从20世纪，50年代后期开始，逐渐形成了将人体，心理活动同自然、社会环境联系起来综合防治疾病的思想，因而使生物医学模式逐步向生物—心理—社会自然医学模式迈进。即钱学森所说的“开放性复杂巨系统”。（《论人体科学》）这就超越了狭义科学的领域，而还给了中医广义科学的本来面目。它的发展前途，既体现

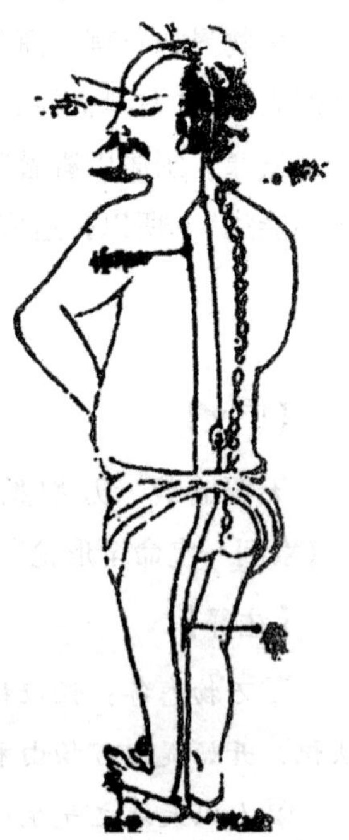

明代吴嘉言《针灸原枢》经穴图中的足太阳膀胱经人形之图

中医的整体医学，又是现代科学研究的“大生态医学模式”。正说明了“人以天地之气生，四时之法成”，聚则成形，散则无象，“万物以息相吹”的这一客观规律。

【原文】

太虚寥廓①，肇基化元②，万物资始，五运终天③，布气④真灵，总统坤元⑤，九星⑥悬朗，七曜⑦周旋，曰阴曰阳，曰柔曰刚⑧，幽显既位，寒暑弛张⑨，生生化化，品物咸章⑩。（《素问·天元纪大论》）

【注释】

①太虚寥廓：即太空广阔无边。

②肇基化元：张景岳：“肇，始也，基，立也。化元，造化之本原也。”即指宇宙是生化本元的基础。

③五运终天：张景岳云：“资始者，万物藉化源而始生，终天者，即五运终周天之三百六十度。”

④布气：张景岳云：“布天元之气，无所不至也”。

⑤坤元：指地之德为生长万物的根源。

⑥九星：指天蓬、天芮、天冲、天辅、天禽、天心、天任、天柱、天英。

⑦七曜：即日月五星（金木水火土），王冰：“周为周天之度，旋谓左循天度而行。”（《王氏次注黄帝素问》）

⑧曰柔曰刚：《类经》：“邵子曰：‘天之大，阴阳尽之。地之大，刚柔尽之。故天道资始，阴阳而已，地道资生，刚柔而已。此又以阴阳刚柔，合天地而总言。’”

⑨寒暑弛张：吴崑：“往者为弛，来者为张。”寒暑弛张即寒暑往来。

⑩品物成章：品，众也，多也。品物，即是万物。咸者是皆的意思。“章”：昭著也。吴崑：“生生化化者，生化之繁多也。章者，物形彰显也。”（《吴氏素问注》）

【名家论述】

匡调元：“《易传》：‘大哉乾元，万物资始’，‘至哉坤元，万物资生’意思是万物有它的开始，有它的生化发展，变易的思想已蕴藏在其中。这堪称是中国唯物主义与辩证思维的始基。《内经》秉受这一思想：‘太虚寥廓。肇基化元，万物资始，五运终天’等十四句，这种认识既体现了《易》的物质观念，又体现了《易》的运动观念，更体现了二者相关的思想。”（《中医体质病理学》）

孟庆云："这是在元气论的基础上又引用了五运行学说，以五运行为元气演化的动力。在现代的自然观中竟能找到元气论的影子，这些已经引起东西方文化的学者们的注意。"（《中医理论渊薮》）

【凡按】

"天"就是由列星、日月、四时、阴阳、风雨等组成的自然界，它丝毫也不神秘。这段经文的大意是，宇宙浩渺无垠，充满了具有生化能力的元气，这就是世界的始基。一切有形之体皆仰借元气的生化而成。它统摄着大地万物的升发凋谢，产生了明亮的九星悬耀太空，造成了光明五星有迟有速有顺有逆的运行，于是出现了阴阳消长、柔刚生杀、昼夜明暗、四时交替、寒暖相移的作用和现象。有了这一切，万物才生生不息，彰明昭著。可见天地未开之前，宇宙中只有元气，万物都是元气合成的。因此元气是万物的开始。这就驳斥了上帝创造世界的谰言，进一步论证了世界的物质统一性。这是我国最早的天体演化理论之一。（参《内经的哲学和中医学的方法》）

【原文】

善言天者，必应于人；善言古者，必验于今；善言气者，必彰于物；善言应者，同天地之化；善言化言变者，通神明之理①。（素问·气交变大论）

【注释】

①通神明之理：张景岳："圣人智周万物，故能通于无穷，究于无极，因天以应人，因古以知今，因气以应变化，以通神明之理。"

【名家论述】

刘长林："《内经》天人关系的出发点，基本上与先秦学者荀况的'明于天人之分'和'戡天'的主张相一致。"按：《内经》："善言天者，必有验于人"集中地表现了《内经》天人关系理论的特色，意思是关于天的知识，必须通过人体和人类活动得到验证。

陆广莘："人为本，天为标，人体正气为本，环境邪气为标"。按，人和天有共同规律。《内经》强调了天和人的统一性，把人的需要和对人的研究，放在天人关系理论的中心地位。因而也是基本上符合唯物辩证法宇宙观的。所谓"应人、验今、彰物、同化，"也是人对"天地自然"认识的深化，是通过改造客观世界来实现的。

【原文】

帝曰：地之为下否①乎？岐伯曰：地为人之下，太虚之中者也②。帝曰：冯乎[③]？岐伯曰：大气[④]举之也。燥以干之，暑以蒸之，风以动之，湿以润之，寒以坚之，火以温之[⑤]。故风寒在下，燥热在上，湿气在中，火游行其间[⑥]，寒暑六入[⑦]，故令虚而生化也[⑧]。故燥胜则地干，暑胜则地热，风胜则地动，湿胜则地泥，寒胜则地裂，火胜则地固矣。（《素问·五运行大论》）

【注释】

①否：疑问词。

②太虚之中者也：张景岳："以人之所见言，则上为天，下为地。以天地之全体言，则天包地之外，地居天之中，故曰太虚之中者也。"

③冯：冯与凭字通。张景岳注："言地在太虚之中而不坠者，果亦有所依凭否也。"它的原理，是运动则不坠。

④大气：张景岳："太虚之元气也。乾坤万物，无不赖之以立，故地在太虚之中，亦惟元气任持之耳。"（《类经》）

⑤火以温之：张景岳："此即大气之所化，是为六气而运用于天地之间者也。曰燥、曰暑、曰风、曰湿、曰寒、曰火，六者各一其性，而功用亦异。"

⑥火游行其间：张志聪："风、寒、暑、湿、燥、火，在天无形之气也。干、蒸、动、润、坚、湿，在地有形之征也。"（《素问集注》）

⑦寒暑六入：寒暑，指一年：六入，指燥、暑、风、湿、寒、火六气。盖言大气下临大地如自外而入。张景岳注："寒暑再更而气入者六"，故称六入。

⑧虚而生化：张志聪："而六者之气，皆入于地中，故令有形之地，受无形之气，而生化万物也。"

【凡按】

"帝曰：凭乎？岐伯曰：大气举之也。"这问答虽然很简单，但观点明确，表明《内经》一方面采纳了宣夜说的理论，认为地球和其他星体一样，悬浮在太空之中全靠气的作用；另一方面也吸取了浑天说的思想，说明了地与天的关系，断定我们生活的大地并非在天之下，而是在太空之中，实际上承认大地是一个立体的球体，不像盖天说那样，把大地说成是一个四方平面或拱形平面，这在当时自然科学水平尚不发达的当时，显然是非常难能可贵的。其间"寒暑六入，故令虚而生化也。"意思是太空之中，存在着燥、暑、风、湿、寒、火六气，能分别发生干、蒸、动、润、坚、温六种使用。一年之中，随着阳光的照射，四季寒暑的变迁，六气侵入大地，使大地生化万物。这样，《内经》就在气的基础上，把天体演化、宇宙构成和大地上的气化三种学说统一起来，组成一体了。

然而，“地球是太阳系的绿洲，是滋生生命的温床，是各种生物和人类繁衍生息的乐园。地球大气圈、水圈、地壳岩石圈及其风化产物——土壤圈构成了地球生命起源，与生物进化的大环境。因而，生物与人类的生命过程同地壳表面的化学成分，保持着血肉联系。”（张斌《全息医学论》）说明《内经》作者的宇宙观是非常符合辩证唯物主义的，与现代科学的研究似乎有着某种默契。

【原文】

天气，清静净光明者也，藏德不止，故不下也①。天明则日月不明，邪害空窍②，阳气者闭塞，地气者冒明③，云雾不精④，则上应白露不下。交通不表⑤，万物命故不施，不施则名木多死。恶气不发⑥，风雨不节，白露不下，则菀槁⑦不荣。贼风数至，暴雨数起，天地四时不相保⑧，与道⑨相失，则未央⑩绝灭。唯圣人从之⑪，故身无奇病⑫，万物不失，生气⑬不竭。（《素问·四气调神大论》）

【注释】

①故不下也：王冰：“四时成序，七曜周行，天不形言，是藏德也。德隐则应用不屈。故不下也。”

②邪害空窍：马莳注：“扰人之邪气塞害空窍而空窍不通也。”此乃借人以论天。“空窍指耳、目、口、鼻。”（《内经素问注证发微》）”

③冒明：昏冒而不光明。

④云雾不精：王冰：“云雾不化精微之气上应于天，而为白露不下之咎。”

⑤交通不表：交通，指天地之气相互感应。不表，即不彰明，失常的意思。吴崑：“阴阳二气，贵乎交通，若交通之气，不能表扬于外，则万物之命，无所施受，无所施受则名木先应而多死。”

⑥恶气不发：恶气，害气也，即上文邪害空窍，闭塞冒明之气。不发，不发散也。

⑦菀槁：菀，通郁。槁，枯槁也，此指万物抑郁枯槁而不荣。

⑧不相保：保，保持。不相保，谓天地升降和四时寒暑失常。

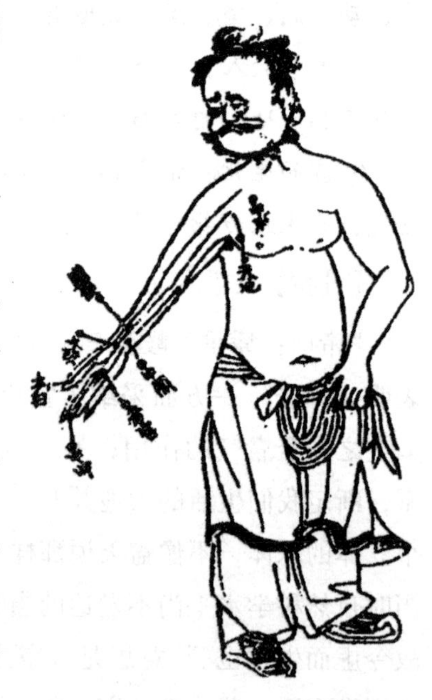

明代吴嘉言《针灸原枢》经穴图中的手厥阴心胞络经人形之图

⑨道：四时调神之道。

⑩未央：犹未半也，未央绝天。即不得尽其天年而死的意思。

⑪从：顺也。《太素》作“顺”。

⑫身无奇病：胡澍：“奇当为苛字，形相似而误。苛亦病也，古人自有复语耳，字本作‘疴’。《说文》：‘疴，病也’。”

⑬生气：即生机。张志聪注：“万物不失其自然，而生气不绝也。”

【名家论述】

赵棣华：“此段经文，阐明人不适应四时气候的变化，就会发生疾病，进而提出‘预防为主’的方针，以及‘春夏养阳，秋冬养阴’的具体预防措施。”（《内经新识》）

【凡按】

“天明则日月不明”，历代注家认为是个棘手问题。《黄帝内经素问校注》曰：“天明之明与萌通，萌又与蒙通（《易·蒙》郑康成注）。天明即天蒙，有阴霾晦塞之象。”此说甚是，如“乌蒙磅礴”，“日照短，阴雨多，气温低，湿度大”（《江山多娇》）即其例证。可见经文“天明则日月不明”，一句中两个明字，形同而音义不同，则象形、指事有天壤之别，此一关键词注释清楚，则下文“阳气者闭塞，地气者冒明，云雾不精，则上应白露不下”等迎刃而解。

【原文】

万物之外，六合之内，天地之变，阴阳之应，彼春之暖，为夏之暑，彼秋之忿[①]，为冬之怒[②]，四变之动[③]，脉与之上下，以春应中规[④]，夏应中矩[⑤]，秋应中衡[⑥]，冬应中权[⑦]，是故冬至四十五日，阳气微上[⑧]，阴气微下；夏至四十五日，阴气微上，阳气微下。阴阳有时，与脉为期[⑨]，期而相失，知脉所分，分之有期，故知死时。（《素问·脉要精微论》）

【注释】

①彼秋之忿：指秋气劲急。

②为冬之怒：气势充盈，不可遏抑，这里指冬气严寒。高士宗注：“春暖夏暑，秋忿冬怒”。忿、怒，这里是凉、寒的代词。（《素问直解》）

③四变之动：指春夏秋冬四季的变动。上下，指脉象的浮沉。

④春应中规：张景岳：“规者所以匀圆之器。春气发生，圆活而动，故应中规。而人脉应之，所以圆滑也”。

⑤夏应中矩：张景岳："矩者所以为方之器。夏脉洪大滑数，如矩之象，方正而盛，故曰夏应中矩也。"

⑥秋应中衡：张景岳："衡，平，秤横也。秋脉浮毛，轻涩而散，如衡之象，其取在平，故曰秋应中衡也"。

⑦冬应中权："权"，秤锤也。张景岳："冬时天气闭藏，脉应沉石深重，则下沉而中权之度矣"。规矩权衡四字。是形容应四时的脉象。

⑧阳气微上：张景岳；"冬至阳生，故冬至后四十五日以至立春，阳气以渐而微上，阳微上则阴微下矣。夏至阴生，故夏至后四十五日以至立秋。阴气以渐而微上，阴微上则阳微下矣。"

⑨与脉为期：脉与四时阴阳变化时期相应，是为正常，若不相应，则可根据季节和脉象判断病在何脏，而知其死亡的时节。

【名家论述】

匡调元："医易相通，天下万物没有一样不在动，一动就要变，《周易》的'易'字，就是变和动的意思，这是《周易》一书的精髓所在。《内经》遵循《易》理，从《四气调神论》讲春夏秋冬四时之变，《生气通天论》则讲天人相应之变，继论阴阳应象协调之变，后论阴阳上下离合开阖之变，最后七篇大论讲五运六气之变，由此可见，《内经》处处强调一个'变'字。"按：此不啻为本条原文画龙点睛。

【原文】

《上经》[①]曰：夫道者上知天文，下知地理，中知人事，可以长久，此之谓也[②]。帝曰：何谓也？岐伯曰：本气位也。位天者，天文也。位地者，地理也。通于人气之变化者，人事也。故太过者先天，不及者后天，所谓治化[③]而人应之也。（《素问·气交变大论》）

【注释】

①《上经》：古经书名。

②此之谓也：姚止庵："三才之气，各有定位，是其本也。天文者，星辰风雨寒暑也，其气本天而位乎上。地理者，山川飞潜动植也，其气本乎地而位于下。人事者，气血虚实表里顺逆也，其气本于人而位乎中。三者本相应，而其气不能不偏，偏盛则先时而气至，偏衰则后时而气至。天之'治化'见于上，于是人之实者无病而虚者病矣。"此注要言不烦。

③治化：张景岳云："天之治化应于上，则人之安危应于下"，亦说明这一

问题。

【名家论述】

李聪甫："'人与天地相应'的思想。自《内经》始即已引进医学领域。由于人之动止本乎天地，故人必须顺应自然变化。以百病、百候、百变，皆天地阴阳逆从而生，故养生治病均必须认识和掌握自然变化之规律。'知人者必有验于天，知天者必有验于人'。从而，鉴者决之以药、济之以针，则形体有可救之病；化之以道，佐之以事，则天地有可去之灾。"（《中藏经校注》）。

【凡按】

古人立说，都有个中心思想，把实践的东西作高度概括。如司马迁写《史记》："究天人之际，通古今之变，成一家之言"。《内经》"上知天文，下知地理，中知人事。"都是启发后人宏通博识，况《内经》为性命之学，乃古代的"百科全书"，学者更宜究心。

（二）适应自然

【原文】

苍天[①]之气，清净则志意治[②]，顺之则阳气固，虽有贼邪，弗能害也，此因时之序[③]。故圣人传精神[④]，服[⑤]天气而通神明[⑥]，失之则内闭九窍，外壅肌肉，卫气散解[⑦]，此谓自伤，气之削也[⑧]。（《素问·生气通天论》）

【注释】

①苍天：张景岳注："天气深玄，故曰苍天"。

②清净则志意治：吴崑："清净，谓上下天光无疾风骤雨之意，人之生气通天，故志意亦治。治，谓精爽也，人能顺之，勿令暴喜暴怒，如苍大之清净，则胸次悠然，阳气因之而固矣。"

③因时之序：序，顺序、次第。因时之序，则顺四时的次第而养生。张景岳谓："因四时之序，如四气调神之谓是也"。

④传精神：俞樾《内经辨言》云："传，读为抟，聚也。抟聚其精神，即《上古天真论》，所谓精神不散也。"

⑤服：从也，顺也。

⑥神明：指阴阳的变化。如《素问·阴阳应象大论》说："阴阳者，……神明之府也"。

⑦散解：即涣散不收。《灵枢经》曰："卫气者，所以温分肉而充皮肤，肥腠理而司开阖者也。

⑧气之削也：削，消削、消耗。王冰注："夫逆苍天之气，违清静之理，使正直之气如削去之者，非天降之，人自为之尔。"

【名家论述】

赵棣华："经文说明人类不能离开自然界而生活，人和自然界的关系是非常密切的。这种'天人相应'的道理，是有一定的科学性的，但'天定胜人'，'人定亦能胜天'，并且还能改造自然，决不能'自伤'、'气削'。"

【凡按】

赫胥黎《天演论》："物竞天择，适者生存"。通过大量生物进化现象，揭示出凡是不能适应环境的物种必遭淘汰，适应自然环境的物种才能保存下来，得以繁衍。但，有了人类，已不再有"纯自然界"，因为人类出现后即对自然界进行了干预。《阴符经》作者看到人向自然索取的必然性，却没有指出人向自然索取有一个限度，无限索求，必遭自然界的报复。比如滥伐林木，滥垦荒地，滥捕鸟兽，破坏生态平衡，会造成洪水泛滥、土地沙漠化，给人类自身的生存带来威胁。人是一个小自然界"无失天信，无失气宜，无翼其胜，无赞其复，是谓至治。"这正是《内经》告诫人们必须依循客观世界运动变化，以稳定机体的生态平衡的法则。

【原文】

故风者，百病之始也①，清静则肉腠闭拒，虽有大风苛②毒，弗之能害，此因时之序也③。(《素问·生气通天论》)

【注释】

①百病之始：姚止庵云："善入而人不知者，风也。诸邪病人，惟风为最。"

②苛：杨上善注："苛，害也"。

③因时之序：即能随时序的变化而顺应的意思。

【名家论述】

张景岳：凡邪伤卫气，如寒暑湿燥风者，莫不缘风气以入，故风为百病之始。然卫气者，阳气也，人惟清静，无过劳扰，则腠理闭而阳气固，虽有大风苛毒，弗之能害也。所谓清静者无他，在因时之气序耳。如四气调神论曰：应春气以养生，应夏气以养长，应秋气以养收，应冬气以养藏。逆之则灾害生，从之则苛疾不起，顺其自然，是得四时规矩权衡之道。”

【凡按】

上节强调内因，此强调外因，说明治病须治人的道理。但不能片面理解，六淫是致病因素，应明确“风雨寒热，不得虚，邪不能独伤人”之经旨。

【原文】

黄帝问曰：余闻古之治病，惟其移精变气①，可祝由而已②。今世治病，毒药治其内，针石治其外，或愈或不愈，何也？岐伯对曰：往古人居禽兽之间，动作以避寒，阴居以避暑，内无眷慕③之累，外无伸宦④之形，此恬惔之世，邪不能深入⑤也。故毒药不能治其内，针石不能治其外，故可移精祝由而已。当今之世不然，忧患缘其内，苦形伤其外，又失四时之从，逆寒暑之宜，贼风数至，虚邪朝夕，内至五藏骨髓，外伤空窍肌肤，所以小病必甚，大病必死。⑥（《素问·移精变气论》）

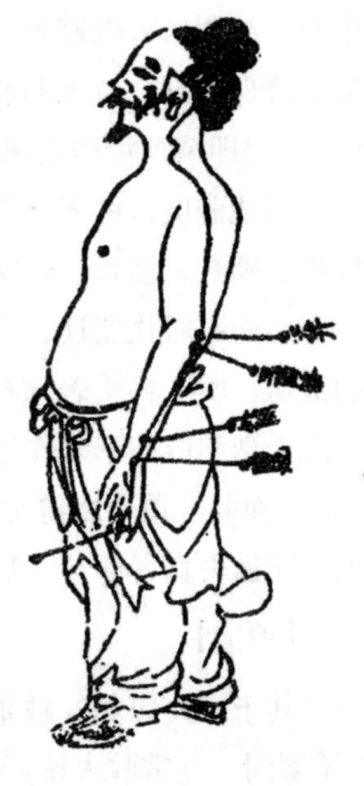

明代吴嘉言《针灸原枢》经穴图中的手少阳三焦经人形之图

【注释】

①移精变气：王冰云：“移谓移易，变谓改变。皆使邪不伤人，精神复强而内守也。”

②可祝由而已：“告神之辞曰祝”，祝与咒同。“由，病所从生也。”马莳：“上古毒药未兴，针石未起，惟移精变气，可祝由而已其病。”③眷慕：高士宗注：眷恋思慕也。

④伸宦：张景岳：“伸，屈伸之情。宦，名利之累。”胡天雄云：“‘伸宦’二字疑为误文，应是外无劳累之形。”可从。

⑤邪不能深入：张景岳：“性淡则天真完固，气血充实，邪不能入。”

⑥大病必死：张志聪：“心志忧虑则伤神，苦形烦劳则伤精，逆其四时则伤气。贼风，贼害之风。虚邪，虚乡不正之邪也。精神内虚，故小病必甚。无正气以胜邪，故大病必死也。”

【凡按】

“古者巢居穴处，夕隐朝游禽兽之间，然动躁阳盛，故身热足以御寒；凉处生寒，故阴居可以避暑。而志捐思想，内无眷慕之累；心无愿欲，故外无伸宦之形。静保天真，自无邪胜。是以移精变气，无假毒药，祝说病由，不劳针石即已。”此即精神疗法之嚆矢，以诱导人体的自然疗能。

明代制度，医术十三科：大方脉、小方脉、妇人、伤寒、疮疡、针灸、眼、口齿、咽喉、接骨、金镞、按摩、祝由。今祝由失其传，惟民间尚有之。

然而，时代变迁，古今异轨，“祝由已病”类似今之催眠术，实属精神疗法的范畴。明·韩悉著《韩氏医通》载：“治白虎历节风，久卧，尚巫不能药者，以霞天膏和白芥子未作墨，书字入水，顿服一缶，吐利交作，去胶痰、臭汗数斗（升）而起。谓予之符水有神。因忆古有祝由科，全类巫觋，莫亦仁人出奇以活人，而遂失真者耶。”其临床实践疗效尚佳，似可作为佐证。

【原文】

其于寿夭何如？岐伯曰：阴精所奉其人寿，阳精所降其人夭①。帝曰：善。（《素问·五常政大论》）

【注释】

①其人夭：王冰：“阴精所奉，高之地也。阳情所降，下之地也。阴方之地，阳不妄泄，寒气外持，邪不易中而正气坚守，故寿延。阳方之地，阳气耗散，发泄无度，风湿数中，真气倾竭，故夭折……”。

【名家论述】

巫君玉：“此条是两节内容，第一节‘阴精’、‘阳精’，不能机械地以西北、东南为区划，尚有人的素质和阴阳相济的条件在内，否则将误解为东南人皆夭，西北人皆寿矣。解放后，人口调查报道中，武汉、闽、浙间高寿者比比皆是，岂东南人定夭哉”。

【凡按】

人之寿夭关键在于人体脏腑强弱，气血盛衰。内脏形质强固，营卫调和，气血旺盛，则能长寿，反之则短寿或卒死或已病难愈。本节强调天赋素质之重要，《灵枢·本藏》也反映了相似的看法。如：“五脏皆坚者无病，五脏皆脆者不离于病。”并认为五脏位置、形态、性质，因禀赋不同而各有差异，这于健康及发病有较大影响。先天固属重要，而后天调养亦不可忽视。如使“六腑化谷，津液布扬”，生理活动得以正常进行，寿命即能维持长久。

【原文】

无先天信，无逆气宜，无翼其胜，无赞其复，是谓至治。①《素问·六元正

纪大论》

【注释】

①是谓至治：张景岳："客主气运，至必应时，（春温、夏热、秋凉、冬寒）天之信也。不知时气，失天信矣。与之相适应的寒热温凉药物，用之必当，气之宜也。不知逆从，逆气宜矣。翼其胜，赞其复，皆助邪也。知而勿犯，是谓至妙之治。"

【凡按】

这段话的意思是，治疗时不可违背天时节气（天信），不可与寒热温凉之气相逆，必须遵守"用温远温，用热远热，用凉远凉，用寒远寒（"气宜"）之类的原则，如春用麻黄，夏用桂枝，秋用黄芩，冬用石膏，此逆寒热温凉之时，宜疏远与气候不相适应的寒热温凉之药，以免翼其胜而赞其复。不仅用药如此，就是饮食也是同样的道理，如"夏饮水、冬饮汤"之类。但有反常者如夏天气候反寒，冬天气候反温，又宜舍时从证矣。据《中医体质病理学》的研究，"证候是病因作用于个体体质之后，所产生的临床表现。"如夏月'伏阴"，有病"洞泻寒中"者，王好古《阴证略例》用理中、四逆是也；冬令"愆阳"，亦有风寒郁而产生内热者，张仲景《伤寒论》用白虎、承气是也。这就是辨证论治亦即"辨质论治"，不为时令所拘也。

（三）自我调节

【原文】

上古之人，其知道者[①]，法于阴阳，和于术数[②]，食饮有节，起居有常[③]，不妄作劳[④]，故能形与神俱[⑤]，而尽终其天年[⑥]，度百岁乃去。今时之人不然也，以酒为浆[⑦]，以妄为常，醉以入房[⑧]，以欲竭[⑨]其精，以耗[⑩]散其真，不知持满[⑪]，不时御神[⑫]，务快其心，逆于生乐[⑬]，起居无节，故半百而衰也。（《素问·上古天真论》）

【注释】

①道：如马莳注："道，大道也。天地万物之所同具也。违背自然规律，即失养生之道。

②法于阴阳，和于术数：法，取法、仿效的意思。阴阳，指自然变化的规律。和，调和，协调的意思。术数，诸注不一。主要是导引、按摩、吐纳等修身

养性之法。

③起居有常：起，活动；居，止息。吴昆："饮食有节，则不伤其肠胃，起居有常，则不殃其精神"。

④不妄作劳：吴崑云："用力谓之作，过作谓之劳……不妄作劳，则能和其气血"。

⑤形与神俱：姚止庵："形者神所依，神者形所根。故惟知道者，为能形与神俱，俱犹偕也"。

⑥尽终其天年：天年，天赋的寿命，亦即自然寿命。古人认为人的自然寿命是一百二十岁。如《尚书·洪范》说："一曰寿，百二十岁也"。本文中所谓"度百岁"、"天寿"等都是指的自然寿命。人活到百岁以上而死，叫做"尽终其天年"。

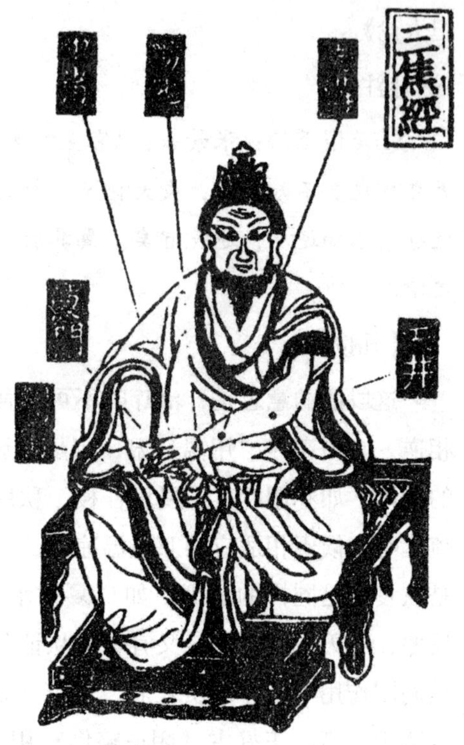

《铜人图经》五腧穴图中的三焦经图

⑦以酒为浆：吴崑："古人每食，必啜汤饮，谓之水浆"。这里作汤水解。

⑧醉以入房：入房，即指性交，古称房事。马莳："彼则以酒为浆，异于上古之人饮食节者矣。以妄为常，异于上古之人不妄作劳者矣。醉以入房，以情欲而竭其精，以竭精而耗散其真。"

⑨竭：这里作动词用，犹"竭泽而鱼"的竭。

⑩耗：即嗜好，胡澍注："耗，读嗜好之好，好亦欲也"。

⑪不知持满：王冰："言爱精保神如持盈满之器，不慎而动，则倾竭天真"。

⑫不时御神：胡澍："时，善也。不时御神，谓不善御神也"。御，统摄，治理的意思。《孙子家语》注云："御，统也，治也"。

⑬生乐：王冰作养生之乐解，注云："快于心欲之用，则逆养生之乐矣"。

【名家论述】

赵棣华："本段经文，迄今仍为健康的良言。反之，若生活不轨，饮食无节，饮酒无度，醉酒行房，纵情色欲，必耗精伤神，体质日衰，不但易于百病丛生，而且可以短命，若能引以为戒，则教育意义非浅。"

【凡按】

本节主要用对比，说明重视养生（预防）方法的人，能“百岁而动作不衰。”不懂养生的人，即不注意锻炼身体，调节精神，又不适应气候的变化，生活不规律，这样便容易发生疾病，导致“半百而衰。”总之，是告诫人们要注意预防，则可以减少疾病，达到身心健康，延年益寿的目的。陈立夫先生长寿诀：“养生在动，养心在静”，与此互发。我国人口解放前平均年龄35岁，解放后47年平均寿命70岁。这一过程，比目前的发达国家所经历的时间短，这主要是建国以来医疗预防科学取得了长足进步，并在延缓衰老方面有实质性的突破。

【原文】

夫上古圣人之教下[①]也，皆谓之，虚邪贼风[②]，避之有时，恬憺虚无[③]，真气[④]从之，精神内守，病安从来。是以志闲[⑤]而少欲，心安而不惧[⑥]，形劳而不倦，气从以顺，各从其欲，皆得所愿。故美其食，任其服[⑦]，乐其俗，高下[⑧]不相慕，其民故曰朴[⑨]。是以嗜欲不能劳其目，淫邪不能惑其心，愚智贤不肖[⑩]不惧于物，故合于道，所以能年皆度百岁而动作不衰者，以其德全[⑪]不危也。（《素问·上古天真论》）

【注释】

①教下：杨上善：“上古圣人使人行者，身先行之，为不言之教。不言之教胜有言之教，故百姓仿行者众。故曰下皆谓之。”（《黄帝内经太素》）

②虚邪贼风：高士宗云：“凡四时不正之气，皆谓之虚邪贼风。

③恬憺虚无：张景岳：“恬，安静也；憺，朴素也。恬憺者，泊然不愿乎其外，虚无者，漠然无所动于中也。”

④真气从之：真气，即元气。从，随也，顺也。诸注对“精神”有两种看法：一种认为，指人体的精神活动，李中梓注：“真气从之者，神是性兮气是命，神不外弛气自定。”即自我控制精神的结果。另一说认为，精神是两种物质，如张琦：“心藏神，肾藏精，内守者，阴为阳守，阳为阴使，水火交济，则内外之邪不作。”二说可参。（《素问释义》）

⑤志闲：《说文》：“闲也，从门中有木。”《广韵》：“防也，御也。”这里是限止、控制的意思。张景岳注“志闲而无贪，何欲之有。”

⑥心安而不惧：张景岳：“心安而无虑，何惧之有？形劳而神逸，何倦之有？气得所养，则必从顺。惟其少欲。乃能从欲，故无所往而不遂。”

⑦任其服：任，随便的意思：服，即服装。马莳注：“有所食，则以为美而

不求过味；有所服，则任用之而不求其华。”

⑧高下不相慕：高下，此处是指社会地位高低而言。马莳言：“高者不凌下，下者不援上，而不出位以相慕。”

⑨朴：朴素，诚实。马莳：“其民诚曰朴。”

⑩不肖：肖，似也，即不如人的意思。这里是与肾相对而言，贤人，为有能力的人；不肖即无能的人。

⑪以其德全：马莳：“盖修道者有得于心，则德全矣，危者，即动作之衰也。”德即“行”。养生有得于心，称谓“德”。全面符合养生之道，即德全。

【名家论述】

郑守谦：“人以气为本，以息为元，以鼻为宗，以心为根，以肾为本，以脑为用，气功是预防疾病的妙法。必使呼吸匀静，常在心肾之间，则百脉自调，七情不炽，则血气安定，百病潜踪，故不必服药求助也。”（《医案余笺》）按：此亦“真气从之，病安从来”的自我保健，特表而出之。

【凡按】

本节经文指出疾病的发生，分两个方面：预防外在刺激因素的侵袭，即虚邪贼风，避之有时；防止内在刺激因素的产生是“恬惔虚无，真气从之”。外来因素不外乎六淫，此乃一年四季非时的气候；内在因素不离乎七情，乃属于精神上的刺激。善于精神调摄，是消除内在刺激因素的有效方法。要消除这种刺激因素，必须做到思想上清心寡欲，精神上乐观愉快，人体的真气才能充沛；正气存内，才不受六淫病邪的侵袭。

但《内经》摄生理论中稍嫌夸大了天地自然对人体的决定作用，对于人体在自然界中的相对独立能力估计不足。它强调人体必须适应天地四时的变化，这是对的；但没有看到人体正气——抗御病邪的能力不单依靠饮食居住的调养，还需要通过与自然环境的适当抗争，才能增强。而且单纯适应摄生思想会引导人们消极退避，放弃进取，其社会效果也有不良影响。提倡“美其食，任其服”，“高不下相慕”，要人们安其现状，这种无为主张与“有道以来，有道以去”的有为精神也是背道而驰的。学者应加以分析。荀子《天论》云：“养备而动时，则天不能病”，“养略而动罕，则天不能使之全”，“从天而颂之，孰与制天命而用之”。《归潜志》云：“天定能胜人，人定亦能胜天”，与《天论》之意互发。

【原文】

帝曰：人年老而无子者，材力[①]尽邪？将天数[②]然也？岐伯曰：女子七岁，肾气盛，齿更发长[3]；二七[4]而天癸至[5]，任脉通，太冲脉盛[6]，月事以时下，故有子[7]；三七，肾气平均[8]，故真牙[9]生而长极[10]；四七，筋骨坚，发长极，身体盛壮；五七，阳明脉衰，面始焦，发始堕[11]；六七，三阳脉衰于上[12]，面皆焦，发始白；七七，任脉虚，太冲脉衰少，天癸竭，地道不通[13]，故形坏[14]而无子也。

丈夫八岁，肾气实，发长齿更；二八，肾气盛，天癸至，精气溢泻，阴阳和[15]，故能有子；三八，肾气平均，筋骨劲强，故真牙生而长极；四八，筋骨隆盛，肌肉满壮；五八，肾气衰[16]，发堕齿槁；六八，阳气衰竭于上[17]，面焦，发鬓颁白；七八，肝气衰，筋不能动[18]，天癸竭，精少，肾藏衰，形体皆极[19]；八八，则齿发去。肾者主水，受五脏六腑之精而藏之，故五脏盛，乃能泻。今五脏皆衰，筋骨解堕，天癸尽矣。故发鬓白，身体重，行步不正，而无子耳。[20]（《素问·上古天真论》）

【注释】

①材力：张景岳："材力，精力也。"

②天数：即自然所赋寿数。

③齿更发长：齿更，更换乳齿。张景岳："肾主骨，齿为骨之余，故齿更。肾为精血之脏，发者血之余，故发长。"

④二七：为十四岁。沈祖系云："人之发育，有寒、温、热三带之别，此云二七、二八，言温带人民之休气"

⑤天癸至：张景岳："愚按天癸之义，诸家俱即以精血为解。然详玩本篇谓女子二七天癸至，月事以时下，男子二八天癸至，精气溢泻，是皆天癸在先，而后精血继之，分明先至后至，各有其义，焉得谓天癸即精血，精血即天癸？本末混淆，殊失之矣。故天癸者，言天一之阴气耳。气化为水，因名天癸。"又说："肾气，即天癸也。"因此，不难理解，所谓天癸，即由肾气生成的具有促进性机能作用的一种物质。

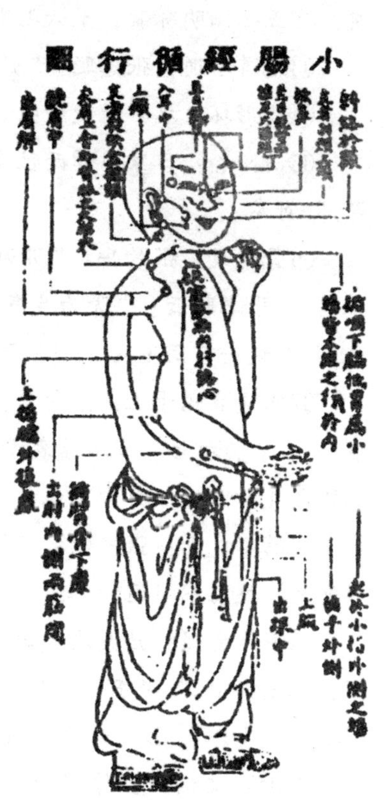

清代陈惠畴《经脉图考》经脉图中的小肠经循行图

⑥任脉通，太冲脉盛：任脉与太冲脉，均属奇经八脉，同起于胞中，故此与女子月经及生殖

有密切关系，因而有“任主胞胎”“冲为血海”的说法。《素问指归》云：“任脉通，指子宫血脉通也。”

⑦有子：这里是指有生殖能力。

⑧平均：张景岳注：“平均，充满之谓。”

⑨真牙：即智齿。张志聪注：“真牙者，尽根牙也。”

⑩长极：有二说，一说身长至此而极，如姚止庵注“长极者，谓身长至此，后不更加也。”一说为牙齿此长齐，如张景岳注：“故肾气平均则真牙生而长极。”观下文有“发长极”当从张注。

⑪面始焦，发始堕：焦，憔也。堕，脱落。张景岳注：“女为阴体，不足于阳，故其衰也，自阳明始。阳明之脉行于面，循发际，故面焦发堕。”高士宗注：“阳明多气多血，衰则血气不充益于毛窍，故发始堕。”以上二说互有补充。

⑫三阳脉衰于上：高士宗：“三阳，太阳、阳明、少阳也。三阳之脉皆起于面，故脉衰于上，始则面始焦者，至此则皆焦矣；始则发始堕者，至此则始白矣。言五七阳明脉衰，至六七则三阳皆衰也。”（《素问直解》）

⑬地道不通：张志聪：“癸水藏于肾，天癸竭，是足少阴下部之脉道不通。”

⑭故形坏：坏，衰败。张志聪注：“冲任虚，是以形衰而无子也。”

⑮阴阳和：各家多作两性交合解。一说：“阴阳和，盖谓男女阴阳气血调和耳。”可参。

⑯肾气衰：张景岳：“男为阳体，不足于阴，故其衰也，自肾始，而齿发其征也。”张志聪云：“肾为生气之原，男子先衰于气，故根气先衰，而发堕齿槁也。”二说一言阴不足，一言气先衰，但本皆在肾，互相发明。

⑰阳气衰竭于上：张景岳：“阳气亦三阳之气也。”据上文“五七，阳明脉衰……”，“六七，三阳脉衰于上……”。所以这里的阳气，当是三阳经脉之气。三阳之气所以衰，系由“五七，肾气衰”发展而来。

⑱筋不能动：张志聪：“肝乃肾之所生，肾气衰，故渐及于肝矣。肝主筋，肝气衰，故筋不能运动。”

⑲形体皆极：丹波元坚曰：“推上下文‘天癸竭’云云四句，似宜移于八八下，恐是错出。”考王注：“丈夫天癸，八八而终。”则“天癸竭”应属“八八”。否则如“七八”已“形体皆极”，“八八”仅“齿发去”，如何讲得通？对照女子“七七”文例，当作“七八，肝气衰，筋不能动。八八，天癸竭，精少，肾藏衰，则齿发去，形体皆极”。如此则上下文义合。“极”有“病”义。形体皆极，谓形体皆病。（《黄帝内经素问校注》）

⑳而无子耳：姚止庵：“夫肾”五脏之精，是肾为五脏之本矣。男女之壮也，并始于肾气之壮实。其弱也，亦由于肾气之衰微，人之盛衰皆本原于肾，此故总以肾结之。”

【名家论述】

匡调元：“人自受精卵开始变，怀胎十月而分娩，经青、长、壮、老而寿终正寝的时刻都在变。正因为体质是可变的，所以病理体质可以通过适当的手段加以调治的。不仅体质可变，气质亦可变。亦易的思想既来源于《周易》，亦来源于《内经》更符合于现实，这就是辩证的观点。”

【凡按】

人的生殖能力和生长发育过程，主要是由肾的精气所决定的。人从幼年开始，由于肾的精气逐渐充盛，男自八岁，女从七岁开始“肾气盛（实）”，则出现“齿更发长”等变化。发育到青春时期，肾的精气充盈，男子二八、女子二七，产生一种叫“天癸”的物质（相当于性激素），于是男子“精气溢泻”，女子“月事以时下”等生殖机能开始具备的现象。特别是女子，由于“肾气盛”，促进冲、任二脉的发育，因而“任脉通，太冲脉盛”，此时阴阳相合故有子。但是随着肾气逐渐充盛而至“肾气平均”，男子三八到四八，女子三七到四七，在生理上出现“真牙生而长极”，“筋骨隆盛”，身体强的表现，显示智力和形体已经发展到逐渐成熟阶段。然而，当男子从六八，女子从六七以后，三阳经脉开始衰败，则出现“面焦”、“发鬓颁白”衰老现象。以致男子八八，女子七七，由于肾气衰退，脏腑精血不足，故而出现“发堕齿槁”以至“齿发去”等“形体皆极”的衰老征象。在生殖机能上，由于“天癸竭”，男子表现“精少”，女子便出现“地道不通”等生殖机能衰退终至丧失的现象。

以上分析表明，人体生长发育和生殖能力皆赖肾气旺盛，而人之衰老、生殖功能减退，均由肾气衰而致。故肾气在主持人体生长、发育和生殖功能方面，具有十分重要的作用。但社会发展与人类体质变化亦有关系。据近人调查，现在妇女的绝经年龄平均为51岁，过去的估计比较，推迟了2岁。

【原文】

帝曰：调此二者[①]奈何？岐伯曰：能知七损八益[②]，则二者可调；不知用[③]此，则早衰之节也。年四十，而阴气自半[④]也，起居衰矣；年五十，体重，耳目不聪明矣[⑤]；年六十，阴痿[⑥]，气大衰，九窍不利[⑦]，下虚上实，涕泣俱出矣[⑧]。故曰：知之则强，不知则老[⑨]，故同出[⑩]而名异[⑪]耳。（《素问·阴阳应象大论》）

【注释】

①二者：张景岳认为指阴阳偏胜。其注云："帝以阴阳为病俱能死，故问调和二者之道。"

②七损八益：诸注不一。丹波元简注："天真论云：女子五七阳明脉衰，六七三阳脉衰于上，七七任脉衰，此女子有三损也。丈夫五八肾气衰，六八阳气衰于上，七八肝气衰，八八肾气衰齿落，此丈夫有四损也。三四合为七损矣。女子七岁肾气盛，二七天癸至，三七肾气平均，四七筋骨坚强，此女子有四益也。丈夫八岁肾气实，二八肾气盛，三八肾气平均，四八筋骨隆盛，此丈夫有四益也。四四合为八益矣。"

③用：运用。即上文"调"的意思。

④阴气自半；李士材："此概男子而言。半，指阴阳升降之半。李东垣云：'行年五十以上，降气多而气升少。'降者阴也，升者阳也，是则四十之时，正升阳之气与降阴之气相半，阳胜阴则强，阴胜阳则衰，阴阳相半，衰兆见矣。"阴气，当指肾气。

⑤不聪明矣：张景岳："肝受血而能视，足受血而能步，今精血渐衰，故体重而目不聪明矣。"

⑥阴痿：痿，通萎，枯萎也；阴痿即阳事不举，肾衰之征。

⑦九窍不利：张志聪："九窍为水注之气，精水竭而精气衰，则九窍为之不利也。"

⑧涕泣俱出：李士材："下虚者，少火虚也。上实者，阴乘阳也。涕泣俱出，阳衰不能摄也。"（《内经知要》）

⑨不知则老：吴崑："知持满之道，和于阴阳，则精力强健。不知此道，耗其天真，则易衰老。"

⑩同出；吴崑注："同得天地之气以成形。"

⑪名异：马莳："或强或老，其名则异"。

【名家论述】

赵棣华，本段用阴阳学说来揭示人的生长发育规律。人体由壮到衰的过程，即是阴精阳气由旺盛到衰减的过程。如何才能抗衰老，做到"老者复壮，壮者益治"呢？就是要保护阴精阳气，使之不衰，或放慢衰减的速度。至于经文所指的具体方法"恬憺虚无"。应从积极方面去理解，意思就是要乐观。国外有人通过实地观察和对长寿者的调查，以及动物实验，证明乐观者长寿。

【凡按】

“七损八益”注者纷纷，实际意义何在？有的学者认为，在正常生理情况下，并不存在一方面有余而另一方不足，而恰恰是“阴平阳秘，精神乃治”。诚如任应秋解释“七损八益”时指出：“阳不当损，阴应该益，强调阴阳平衡。”这种看法是可取的。

但《内经》的“七损八益”是说明生长衰老的自然规律。本文强调阴阳平衡，是体现“二者”能调，即“人定胜天”之旨。与长沙马王堆出土医书《天下至道谈》的“七损八益”名同而实异。《至道谈》云：“今之复壮有道，去七损以振其精，用八益以贰（增）其气，是故老者复壮，壮者不衰……。”本条主要强调去“七损”和用“八益”是养生健身的一种方法，其基本精神则是古房中家主张合理节欲与保存精力的学术思想一致的。

【原文】

春三月，此谓发陈[1]，天地俱生，万物以荣[2]，夜卧早起，广步于庭[3]，被发缓形，以使志生[4]，生而勿杀，予而勿夺[5]，赏而勿罚，此春气之应[6]，养生之道也。逆之则伤肝[7]，夏为寒变，奉长者少[8]。（《素问·四气调神大论》）

【注释】

①春三月：谓农历正、二、三月。“发陈”：王冰：“春阳上升，气潜发散，生育庶物，陈其姿容，故曰发陈也。”

②天地俱生，万物以荣：生，生发；荣，欣欣向荣之意。张志聪注：“天地之气俱主生发，而万物亦以生荣。”

③广步于庭：广，缓也；广步，即缓缓散步。庭，《玉篇》：“堂阶前也”。张志聪：“缓步所以运动生阳之气。”

④被发缓形，以使志生：被，与披通。马莳注：“被发而无所束，缓形而无所拘，使志意于此而发生。”

⑤予而勿夺：予同“与”。马莳：“其待物也，当生则生之而勿杀，当与则与之而勿夺。凡若此者，皆以应春气而尽养生之道也。”

⑥应：顺应。吴崑注：“天道发生，人事应之，故曰应。”

⑦逆之则伤肝：张志聪：“逆，谓逆其生发之气也。肝属木，王于春，春生之气，逆则伤肝。”

⑧奉长者少：张志聪：“木伤而不能生火，故于夏月火令之时，反变而为寒病。”少，不足的意思。奉长者少，即奉迎夏长之气的力量不足。

【名家论述】

吴崑："四气调神，言顺于温热凉寒四时之气，调摄精神，亦上医治未病也。"

【凡按】

"一年之计在于春"，必须适应春气养生之道，否则就易损伤肝脏，因肝属木，旺于春。春天若不顺乎条畅之气以养生，则木气郁而不发，夏长的基础就差，人适应夏天的能力就弱，所以易患寒性病。

【原文】

夏三月，此谓蕃秀[①]，天地气交，万物华实[②]，夜卧早起，无厌于日[③]，使志无怒，使华英成秀[④]，使气得泄，若所爱在外[⑤]，此夏气之应，养长之道也。逆之则伤心[⑥]，秋为痎疟，奉收者少[⑦]，冬至重病[⑧]。(《素问·四气调神大论》)

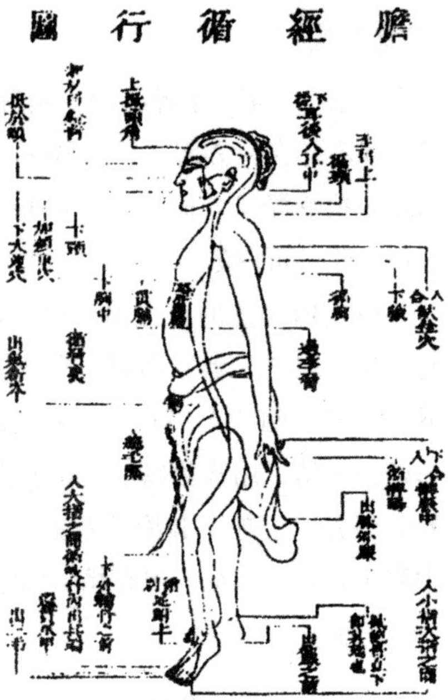

《刺灸心法要诀》中的胆经循行图

【注释】

①夏三月：谓四、五、六月。马莳："阳气已盛，物蕃且秀故气象谓之蕃秀也。"

②万物华实：华，古"花"字：实，果实，王冰注："然阳气施化，阴气结成，成化相合，故万物华实也。"

③无厌于日：无，即不要：厌，指厌烦；日，在此指夏季。无厌于日谓夏日昼长，人所烦厌，以防阳之过泄也。然夏主长气，人气不宜惰也。

④华英成秀：成，读如"常"，盛也。张景岳注："长夏火土用事，则肝气易逆，脾土易伤，故欲使志无怒，则华英成秀。华英，言神气也。

⑤若所爱在外：形容精神外向，意气舒展，对周围事物兴趣浓厚。

⑥逆之则伤心：张志聪："心属火，主于夏，逆夏长之气，则伤主矣。"

⑦痎疟：马莳注："痎疟者，疟之总称也。"张景岳注："心伤则暑气乘之，至秋而金气收敛，暑邪内郁，于是阴欲入而阳拒之，故为寒，火欲而出阴束之，故为热，寒热往来而为痎疟。"

⑧冬至重病：就是重复再发生病变。丹波元简云："据前后文例，四字恐乘

文。”（《素问识》）

【凡按】

夏天最忌汗孔闭塞，郁热于内，宜汗泄散热，故曰：“所爱在外”，还须胸怀开朗，以保持人体旺盛的生机。这就是夏天养生之道。否则，就易损伤心气，固为心属火，火旺于夏，心气伤，抵抗力逐渐削弱，到了秋天，就不能适应环境的变化，所以叫做“奉收者少”。

【原文】

秋三月，此谓容平①，天气以急，地气以明②，早卧早起，与鸡俱兴③，使志安宁，以缓秋刑④，收敛神气，使秋气平⑤，无外其志，使肺气清⑥，此秋气之应，养收之道也，逆之则伤肺⑦，冬为飧⑧泄，奉藏者少。（《素问·四气调神大论》）

【注释】

①秋三月：谓七、八、九月。马莳据王注曰：“阴气已上，万物之容，至此平定，故气象谓之容平。”王玉川曰：“容平者，即丰收季节的别称。”此说与“万物华实”相应，亦可从。

②地气以明：张景岳：“风气劲急曰急。物色清明曰明。”

③与鸡俱兴：张志聪：“鸡鸣早而出埘（shi 音时）晏。与鸡俱兴，与春夏之早起少迟，所以养秋收之气也。”

④以缓秋刑：秋气肃杀，则万物收敛，故称“秋刑”。张景岳：“阳和日退，阴寒日生，故欲神志安宁，以避肃杀之气。”

⑤使秋气平：王冰注；“神荡则欲炽，欲炽则伤和气，和气既伤，则秋气不平调也，故收敛神气，使秋气平也。”

⑥使肺气清：马莳：“无驰其志，使肺气之藏吾内者，清净也。”

⑦逆之则伤肺：张志聪：“肺属金，主于秋，逆秋收之气则伤肺矣”

⑧飧泄：飧音孙，飧泄即水谷不分，完谷不化的病症。

【凡按】

秋季是由夏入冬的过渡季节。北方冷空气势力日渐增强，气温日降。但由于大地还积贮不少热量，所以气温常中午热，早、夜凉。人们常说的：“春捂秋冻”，就是认为晚些日子加衣服，可以锻炼身体对气候的适应能力。但是，有时气候变化异常，即使同一地区也会出现：“一天四季，十里不同天”的气候变化，所以调摄身体，不能一味地“冻”或“捂”。

【原文】

冬三月，此谓闭藏[①]，水冰地坼[②]，无扰乎阳，早卧晚起，必待日光[③]，使志若伏若匿[④]，若有私意，若已有得，去寒就温，无泄皮肤，使气亟[⑤]夺，此冬气之应，养藏之道也。逆之则伤肾[⑥]，春为痿厥[⑦]，奉生者少。（《素问·四气调神大论》）

【注释】

①冬三月，此谓闭藏：冬三月。谓十、十一、十二月。闭藏，马莳曰：“阳气已伏，万物潜藏，故气象胃之闭藏也。”

②坼：坼音折，裂也，马莳注：“水以寒而冰，地以寒而坼。”

③必待日光：张景岳：“所以避寒也。”

④使志若伏若匿：伏，潜伏也。匿，藏也。伏为静而不动，匿为藏而不见。其意是使人的精神安定而不浮躁。保持阳气潜藏于体内，而不外泄，以避免冬季寒凉气候。

⑤气亟：亟音气，频数也；气，指阳气。马莳注：“无泄皮肤之汗而使阳气数夺。”一说“亟”有速义，亦可从。

⑥逆之则伤肾：张志聪：“肾属水，王于冬，逆冬藏之气则伤肾。”

⑦痿厥：手足软弱无力称为痿，逆冷称为厥。马莳注：“逆冬气则伤肾水，肾水不能生肝木，而至春之时，有痿厥之病。正以肝主筋，筋之不能举者为痿，春木旺而水虚，则阳气上逆而为厥，厥之为言逆也。岂不由于少阴肾水之气失藏，以影响肝藏欲生之气哉。”

【名家论述】

赵棣华：“四气调神论经文，讨论了不同季节的养生方法和意义，强调人体必须适应外界自然环境的变化。所谓养生，就是锻炼人体的适应能力和调节机能，因此，锻炼方法，也得因季节变化而异。根据季节的特点，选择与之相应的养生方法，不仅炼形体，而更重要的是锻炼精神意志，这是祖国医学养生之道的一大特点。”

【凡按】

顺应四时节气，调养五脏神志，乃古人观察到，庶物应节候而变异的这一“物候”。如草木之春生秋杀，昆虫之秋藏春发，候鸟之随气候改变而往来皆是。

纵观《内经》所论，大凡五脏发病不仅与其相应季节气候的变化有关，因失于调摄或感受时邪，导致人体阴阳平衡失调而产生疾病者颇多。如“春三月……逆之则伤肝，夏为寒变……”。说明人体如违背四时养生之道，不但与本季节相应脏腑会产生病变，同样也会影响到与下一季节相应的脏腑而致病。因而《素问·宣明五气篇》也强调：“阳病发于冬，阴病发于夏……”。多由于逆冬气之藏，秋天肺疾，每因于逆夏气之长……。故本论强调：“春夏养阳”、“秋冬养阴”。即春夏养生长之气，以为秋冬之地；秋冬养收藏之气，以为春夏之基。这是《内经》四时五脏阴阳的思想体系。

【原文】

逆春气，则少阳不生，肝气内变①。逆夏气，则太阳不长，心气内洞②。逆秋气，则太阴不收，肺气焦满③。逆冬气，则少阴不藏，肾气独沉④。（《素问·四气调神论》）

【注释】

①肝气内变：气机不迭，必致肝气抑郁而胁痛胀满。

②心气内洞：即心气内虚。洞，中空。

③肺气焦满：张景岳：“逆秋气，而太阴之令不收，而肺热叶焦，为胀满也”。

④肾气独沉：《黄帝内经素问校注》按：“独”有“乃”字之义，“肾气独沉”即“肾气乃沉”之意。吴昆：“少阴失其养藏之令，则肾气独沉，令人足漆沉重是也”。

【凡按】

一年四季阴阳的变化是春生夏长秋收冬藏。本节是以五脏与四时阴阳的配合，进一步说明天人相应之理。所以经义中举了春为少阳之气，应肝与胆；夏为太阳之气，应心与小肠；秋为太阴之气，应肺与大肠；冬为少阴之气，应肾与膀胱。若逆四时之气，则五脏易发生病变。

【原文】

夫四时阴阳者，万物之根本也，所以圣人春夏养阳，秋冬养阴，以从其根，故与万物沉浮于生长之门①。逆其根，则伐其本，坏其真矣。故阴阳四时者，万物之终始也，死生之本也，逆之则灾害生，从之则苛疾不起，是谓得道。道者，圣人行之，愚者佩之②。从阴阳则生，逆之则死，从之则治，逆之则乱。反顺为

逆，是谓内格[3]。（《素问·四气调神大论》）

【注释】

①沉浮于生长之门：随生长收藏的规律而运动。吴崑："圣人应时以养生养长，是谓与万物浮沉于生长之门。"

②佩：通背，违背之意。

③内格：格，即格拒，指内外阴阳格拒不通，失去协调而为病。

【名家论述】

姚止庵："阴阳互根，为万物之本，四时所当并养，圣人何独分为二哉？不知春夏者阳气发生之日，秋冬者阴气用事之时，发用过多是易竭，圣人养之于易竭之际，是所谓从其根也，根固则应用不穷矣。若不能如圣人之养，则本伐而真气败坏矣。"（《素问经注节解》）

【凡按】

《内经》根据春生、夏长、秋收、冬藏四时生化规律，提出了"春夏养阳，秋冬养阴"的养生原则。即春养少阳，以助生发之气；夏养太阳，以助盛长之气；秋养少阴，以助收敛之气；冬养太阴，以助闭藏之气。王冰说："阳气根于阴，阴气根于阳，无阴则阳无以生，无阳则阴无以化。"《外台》引《删繁》："肝心为阳，肺肾为阴。"是以"阴阳"分属四脏，申释"养阳"、"养阴"可为确解。盖春夏养肝心，可免"肝气内变"与"心气内洞"之病；秋冬养肺肾，可免"肺气焦满"与"肾气独沉"之病。

【原文】

阴气者，静则神藏，躁则消亡，饮食自倍，肠胃乃伤。（《素问·痹论》）

【名家论述】

马莳："阴气者，营气也，阴气精专，随宗气以行于经脉之中，惟其静，则五脏之神自藏而不消亡。"

王冰："脏以躁动致伤，腑以饮食俱损，皆谓过用越性，肠胃传化饮食，若饮食自倍，则传化有愆，而肠胃

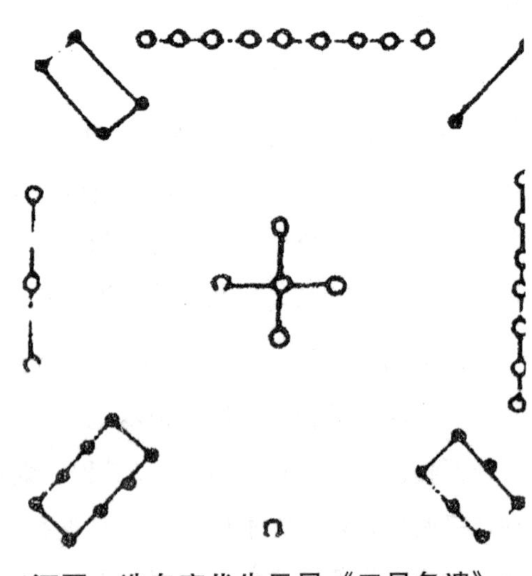

河图，选自宋代朱元昇《三易备遗》

乃伤。”

【凡按】

阴气之静躁，与肠胃之损伤相提并论者，以营气出于中焦，“逆其根，则伐其本，坏其真矣”，此溯及受病之原也。

【原文】

食岁谷以全其真，避虚邪以安其正。（《素问·六元正纪大论》）

【名家论述】

吴崑：“岁谷……其得岁气最厚，故能全真。虚邪者，天之八风，应时而至，其后时至者，谓之虚邪，以其从虚方来也。”（《素问吴注》）。按：真者，精气也。

巫君玉：“虚邪贼风避之有时，当赅贼风而言。”

二、阴　阳

阴阳本是我国古代哲学思想，在《内经》以前的古籍早有记载，《周易·系辞上》提到：“一阴一阳之谓道”，就是古代的两点论；如《老子·下篇》提出：“万物负阴而抱阳，冲气以为和”，就是阴阳相辅相成论；《春秋左传》：伯阳父曰“阳伏而不能出，阴迫而不能蒸，于是有地震”，即“阳”为“阴”所镇压，迫使它不能上升，而丧失了自己的处所。“阳”为了突破“阴”的包围于是便爆发地震使自己发泄出来。此与现代地震起因——“地球膨胀”（美·科学家马丁·科古斯）之说互发。说明我国在春秋时代，甚至更早已经有阴阳学说了。而医学家们所论述的阴阳，往往是自然科学中的阴阳、哲学中的阴阳与论述人体和疾病内容相结合的产物。可见古人所讲的道理是从实践中产生的。近人俞长荣在其《论医集》中说：“中医的阴阳学说是在气的一元论的基础上发展起来的。”气可以归纳为：1. 气是构成宇宙万物的原始材料的最小单位物质；2. 气是促进万物生长变化的内部动力，“气聚则生，气散则死”。这是对阴阳二气运动变化的高度概括，也是民族传统的辩证思维。说明阴阳不是静止相对事物。

（一）对立依存

【原文】

故积阳为天，积阴为地。阴静阳躁，阳生阴长，阳杀阴藏[1]。阳化气，阴成

形[②]。（《素问·阴阳应象大论》）

【注释】

①阳生阴长，阳杀阴藏：张景岳云："阳生阴长，言阳中之阴阳也；阳杀阴藏，言阴中之阴阳也。盖阳不独立，必得阴而后成，如发生赖于阳和，而长养由乎雨露，是阳生阴长也。阴不自专，必因阳而后行，如闭藏因于寒冽，而萧杀出乎风霜，是阳杀阴藏也"，《吕览·长利》："子孙弥杀"。高诱注："杀是衰也"，可从。

②阳化气，阴成形：张景岳："阳动而散，故化气；阴静而凝，故成形。"

【名家论述】

谢浴凡："这里的'阳'和'阴'，还是指的天地。所谓'阳生阴长，阳杀阴藏'，就是说天行春夏生长的气候时，地上的万物就发生、成长，天行秋冬杀藏的气候时，地上的万物就衰退、收藏。所以《素问·四气调神论》云：'故阴阳四时者，万物之终始也，死生之本也，逆之则灾害生，从之则苛疾不起，是谓得道。'这些都说明了'阳生阴长，阳杀阴藏'的所以然，也是对前文的阴阳'生杀之本始'的透彻解释"。（《内经析疑》）

傅景华："'阴阳'代表自然过程中两类相反相与的运动方式。阴阳不是具体的物质，蔌'物质元素'，也不是'矛盾的双方'。阴阳相互作用是最基本的作用方式。阴阳学说是反映这一作用过程中二者相互关系及其变化规律的理论。二进位制是阴阳作用方式的数学表达。……阴阳有气、性、象之别，其作用规律不外同气相求，异气相害、同性相斥，异性相吸，故能相反互补，相反相成。正气与邪气异气相害，相与则相冲，彼胜我衰，彼消我长。如阴邪损阳气，故论治伤寒时，不忘助阳；阳邪伤阴气，故论治温病时则须刻刻顾护阴液。"（《中医沉思录》）

【凡按】

阴阳是科学的抽象，不仅是对立依存，消长转化，其实质是，事物在运动过程中的能量得失，产生或获得了能量为阳，丢失或释放了能量为阴。说明"阴阳"不仅是单纯的哲学，而且还包含着物质基础和科学内容。

【原文】

在天为气，在地成形，形气相感[①]而化生万物矣。（《素问·天元纪大论》）

【注释】

①形气相感：感，感应。张景岳："形，阴也。气，阳也，形气相感，阴阳

合也。合则化生万物矣。故《宝命全形论》曰：'天地合气，命之曰人。'正此义也。”东汉王充说：“夫天地合气，人偶自生也”，“天不能故生人”。这是科学的论断，是“死生有命，富贵在天”的反证。

【凡按】

自然界在那里运动变化着，而这种运动功能就是“神”。它是自然界本身的属性。在这里古人对神作了唯物主义的解释。荀况力图用自然界本身说明自然界。他说：“天地合而万物生，阴阳接而变化起。”（《荀子·礼论》）肯定万物生成和变化是天地阴阳相互作用的结果，而决没有支配万物的鬼神存在。他还用阴阳来解释一些怪异现象，指出：“星坠、木鸣，国人皆恐，曰：是何也？曰：无何也。是天地之变，阴阳之化，物之罕至者也。怪之可也，而畏之非也。”（《荀子·天论》）指明那些现象，都属阴阳变化规律，并不神秘，且提出了“人定胜天”思想，与《素问·五脏别论》“拘于鬼神者不可与言至德”互发。

【原文】

天地者，万物之上下也；阴阳者，血气之男女也；左右[①]者，阴阳之道路也；水火者，阴阳之征兆[②]也。阴阳者，万物之能始[③]也。（《素问·阴阳应象大论》）

【注释】

①左右：天和地是一个整体，互相作用，互相影响。天气总是由左向下，地气总是由左向上。从属性来说，天属阳，地属阳，就是说，阳总是由右向下，阴总是由左往上，阴阳升降，动而不已，故曰：“左右者阴阳之道路。”

②阴阳之征兆：张景岳：“征，证也。兆，见也。阴阳不可见，水火即其证而可见者。”

③能始：即胎始，本始。能，通胎。

【凡按】

阴阳两个方面是互相对立的。更重要的是他们之间还存在着相互依存的关系。任何一方都不能脱离另一方面而存在。从自然现象看，没有天就无所谓地；没有昼就无所谓夜；从方位看，没有上，就无所谓下；从人的性别看，没有男，就无所谓女……所有互相对应的阴阳两方面都是这样，“无阴则阳无以生，无阳则阴无以化”，“阳根于阴，阴根于阳”，“孤阴不生，独阳不长”，每一方都以另一方为存在条件。所以说：“阴阳者，万物之能始也”。

【原文】

阳胜则身热……能[①]冬不能夏。阴胜则身寒……能夏不能冬。此阴阳更胜之变，病之形能[②]也。(《素问·阴阳应象大论》)

【注释】

①能：通耐。

②形能：即形态。姚止庵："犹言情状。"此"能"通"态"。

【名家论述】

张景岳："阳盛者火盛故身热，……阳极则伤阴，阴竭者得冬之助犹可支持，遇夏之热不能耐受矣；阴盛则阳衰故身寒，……阳衰者喜暖恶寒，故能夏不能冬也。"

【凡按】

此关系人的素质受天时的影响，所以治病必须治人也。

【原文】

阴胜则阳病，阳胜则阴病[①]。阳胜则热，阴胜则寒。(《素问·阴阳应象大论》)

【注释】

①阴胜则阳病，阳胜则阴病：吴崑："水胜则火灭，火胜则水干。"人体阴阳应保持相对平衡。如阴气偏胜，则见阳气亏损之病。反之，阳气偏胜，则见阴精亏损之病。

【名家论述】

谢浴凡："'阴胜则阳病，阳胜则阴病'，乃阴邪偏胜，使阳气亏损则阳病；阳邪偏胜，使阴气耗伤则阴病，把'阴胜'、'阴胜'的阴阳，理解为邪气，庶几近之。盖人体阴阳正气，只患其衰，不患其盛。《素问·通评虚实论》所谓'邪气盛则实，精气夺则虚'也。故经文所言'阴胜'、'阳胜'，只能理解为邪气。"

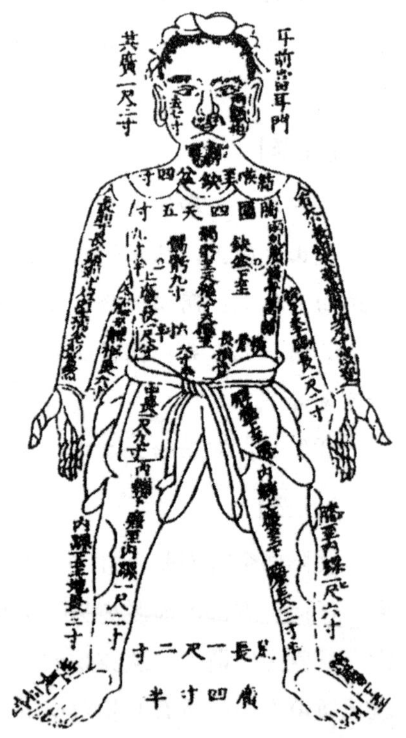

元代滑涛《十四经发挥》中的正人骨度图

【凡按】

以邪正言，如阴邪胜，则阳气被抑或受损，出现形寒肢冷、面白舌淡、便溏、脉迟等阴盛阳衰的病理表现；如阳邪盛，则阴血受损，出现发热、面红、目赤、舌红、心烦、脉数等阳盛阴衰的病理表现。“阴胜则阳病，阳胜则阴病”，是疾病过程中阴阳相争的必然反应。

【原文】

重寒则热，重热则寒①。寒伤形，热伤气。气伤痛，形伤肿②。（《素问·阴阳应象大论》）

【注释】

①重寒则热，重热则寒：张景岳：“物极生变也。此即寒极生热，热极生寒之义。盖阴阳之气，水极则似火，火极则似水，阴盛则格阳，阳盛则格阴，故有真寒假热，真热假寒之辨，此而错认，则死生反掌。”

②形伤肿：姚止庵：“这里的形指形体，气指气分，意指寒邪伤人形体，热邪伤人气分。故李中梓注云：‘气喜宣通，气伤则壅闭而不通，故痛；形为质象，形伤则稽留而不化，故肿’。”

【原文】

以天地为之阴阳，阳之汗，以天地之雨名之①；阳之气，以天地之疾风名之。暴气象雷，逆气象阳，故治不法天之纪，不用地之理，则灾害至矣。（《素问·阴阳应象大论》）

【注释】

①阳之汗，以天地之雨名之：郭霭春：“夫人汗泄于皮腠者，是阳气之发泄尔。然其取类于天地之间，则云腾雨降而相似也。”

【名家论述】

张景岳：“汗出于阳而本于阴，故以天地之雨名，雨即人之汗，汗即天之雨，皆阴精之所化。知雨之为义，则可与言汗矣。气本属阳，阳胜则气急，故以天地之疾风名之，知阴阳之权衡，动静之承制，则可与言气矣。天有雷霆，火郁之发也；人有刚暴，怒气之逆也。天地之气，升降和则不逆矣。天不降，地不升，则阳亢于上，人之气逆变犹此也。上文言人之阴阳无不合乎天地，故贤人者必法天地以治身。设不如此，而反天之纪，逆地之理，则灾害至矣。”

赵棣华：“汗犹如雨，气犹如风，暴发之气来势凶猛如闪电雷鸣，不正之气，有升无降如久晴不雨。所以治病时，若不参看季节时令的变化，不了解地理环境及五行化育之理，就会给人体造成危害，甚至治不好病。”

【原文】

阴在内，阳之守也；阳在外，阴之使也[①]。（《素问·阴阳应象大论》）

【注释】

①阴守阳使：郭霭春：“阴静，故为阳之镇守，阳动，故为阴之役使。”

【名家论述】

日医·内藤希哲：“阴在内，非独阴，阳附阴而守也；阳在外，非独阳，阴从阳使也。”（《黄帝内经素问校注》）

【凡按】

阴阳相为内外，须臾不可相离。以人体功能和物质作例，功能属阳，物质属阴。功能以物质为基础，物质以功能为表现。功能表现于外，物质镇守于内，两者互相依存，不可分割，如此生生不息。如果物质与功能之间关系一旦失常，那末就会出现种种病态，甚至可导致死亡。所谓“气聚则生”中有守也，“气散则死”中无守也。

【原文】

阴者，藏精而起亟[①]也；阳者，卫外而为固也[②]。（《素问·生气通天论》）

【注释】

①藏精而起亟：“亟”，急也。又频数也。《太素》“起亟”作“极起”。极，亟，古通用。阴精为阳气的物质基础，阴精不断充养表阳，是谓阴者藏精而起亟，汪机注：“起者，起而应也。外有所召，则内数起以应之也。”（《续素问钞》）

②卫外而为固也：高士宗：“阴者藏精而起亟也，精藏于阴而起亟，阴中有阳矣；阳者卫外而为固也。阳卫外为阴中之固，阳中有阴矣。”

【凡按】

阴阳是互相依存，互相为用的。当阴邪侵害阳气之时，阴精就会“起亟”，化为阳气，补充阳气；当阳邪侵害阴精时，阳气又会起卫固阴精的作用，以体现出入之机阴阳互根的自然之理。

【原文】

阴不胜其阳，则脉流薄疾[①]，并乃狂[②]；阳不胜其阴，则五藏气争[③]，九窍不

通。(《素问·生气通天论》)

【注释】

①脉流薄疾:《吕氏春秋》:“流”,行也。“薄”与“搏”通。

②并乃狂:《素问病机气宜保命集》卷上“并”引作“病”。

③五脏气争:《素问校注》“争”疑为“静”之坏字,传刻误脱偏旁而致。阳不胜阴,阴胜则静,阳失运行,郁滞为病,故九窍不通。

【凡按】

当作为功能的阳胜过物质的阴的时候,会使血脉流动急迫,甚至令人发狂;当作为生命物质基础的阴胜过功能的阳的时候,会使五脏不和九窍不畅等。总之,在《内经》看来,无论什么病,都应该用相应的阴阳不平衡来解释。所谓“阴阳乖戾,疾病乃起”。由此《内经》提出,尽管病类繁多,治法无数,但万变不离一个总的原则,即:“谨察阴阳所在而调之,以平为期。”

【原文】

凡阴阳之要,阳密乃固[①],两者不和,若春无秋,若冬无夏,因而和之,是谓圣度[②]。故阳强不能密[③],阴气乃绝。(《素问·生气通天论》)

【注释】

①阳密乃固:张景岳:“阳为阴之卫,阴为阳之宅。必阳气闭密于外,无所妄耗,则邪不能害,此培养阴阳之要,即生气通天之道也。”

②是为圣度:吴崑:“能于阴阳而和之,则圣人陈阴阳之法度也。”

③阳强不能密:张景岳云:“强,亢也。孤阳独用,不能固密,则阴气耗而竭绝矣。”

【凡按】

阳强即阳气亢奋。阴阳二气的平衡协调,是人体正常生命活动的重要保证,一旦阴阳偏胜,这种平衡状态就会受到破坏,一方的偏亢可以影响另一方,以致阴阳失调而形成疾病。同时,一如阳强不能密,则体内的阴气又受亢阳耗损或被蒸迫外泄,以致亏损。因此,日常起居生活,情志宜静,不使五志过极而化火。声色宜抑,不使相火妄动而损精,从而使阳气平和固密,阴精得以存养,则“阴平阳秘”可延长寿命。

【原文】

阴平阳秘,精神乃治,阴阳离决[①],精气乃绝。(《素问·生气通天论》)

【注释】

①阴阳离决：郭霭春："阴气和平，阳气固密，则精神益治。若阴不和平，阳不固密，强用施泄，损耗天真，二气分离，乃绝流通矣。"

【名家论述】

张景岳："平，即静也。秘，即固也。人生所赖，惟精与神，精以阴生，神从阳化，故阴平阳秘，则精神治矣。决，绝也。有阳无阴则精绝，有阴无阳则气绝，两相离决，非病则亡，正以见阴阳不可偏废也。"

【凡按】

人体的正常生理活动，是体内阴阳两个方面保持对立统一的协调关系，达到动态的相对平衡，没有阴精则无以生产阳气，没有阳气则无以化生阴精。如果人体的阴阳能维持这种平衡、协调关系，身体就健康。反之，如果阴阳的平衡、协调关系被打破，阴阳二者不能相互为用，以致分离，那末人的精气就会因生化无源而衰竭，生命活动也就随之而停止。

【原文】

人生有形，不离阴阳。(《素问·宝命全形论》)

【名家论述】

石寿棠："阴，人之形也；阳，人之气也。大凡形质之失宜，莫不由气行之失序……人身一分阳气不到之处，则处处便有病；然阴阳互根，凡阳所到之所，皆阴所到之处，若阳到而阴不到，则此处亦有病。"(《医原》)

【凡按】

"宝命全形"，在于阴阳平衡，石注深得其理。此不仅为针刺而言，药物的配合，方剂的组成，莫不如此，所谓"万物尽然，不可胜数"是也。

【原文】

阴中有阴，阳中有阳[①]，平旦至日中，天之阳，阳中之阳也；日中至黄昏，天之阳，阳中之阴也"合夜至鸡鸣，天之阴，阴中之阴也；鸡鸣至平旦，天之阴，阴中之阳也。故人亦应之。(《素问·金匮真言论》)

【注释】

①阴中有阳，阳中有阴：《素问校主》："平旦至日中，即清晨到中午。日中至黄昏，即中午到日落。合夜至鸡鸣，即日落到半夜，鸡鸣至平旦，即半夜到清晨。"

【名家论述】

刘长林："白天为阳，黑夜为阴。白天可分为日中之前和日中之后两部分，前半日阳光越来越充足，故为阳之阳，后半日阳光越来越减弱，故为阳中之阴。同理，黑夜也可分为前后两部分，鸡鸣之前，夜色和寒气越来越深沉，故为阴中之阴，鸡鸣之后，夜色逐渐消退，晨曦慢慢来临，故为阴中之阳。"

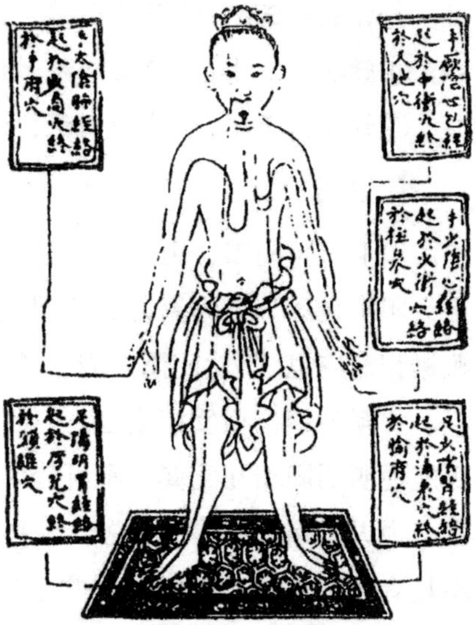

明抄本《普济方》中的铜人正图，图中标注了人体的经脉及穴

【原文】

夫言人之阴阳，则外为阳，内为阴；言人身之阴阳，则背为阳，腹为阴；言人身之脏腑中阴阳，则脏者为阴，腑者为阳，肝、心、脾、肺、肾五脏皆为阴，胆、胃、大肠、小肠、膀胱、三焦六腑皆为阳。（《素问·金匮真言论》）

【名家论述】

谢浴凡："经文首三句，谓人体即阴阳对立统一体也。人之生命变化，即阴阳对立统一法则而变化者。人有躯壳，则有内外，故曰'外为阳，内为阴'。此从内外以分阴阳也。四、五、六句，乃从人身之表分阴阳，总结百骸曰身，以一'身'字区别于上文，则指背与腹矣。督脉行于背，总督一身之阳；任脉行于腹，统任一身之阴。故曰：'背为阳，腹为阴'，以此背腹分阴阳也。七、八、九句，乃从人身之里分阴阳。里者，脏腑也。脏主藏而不泻；腑主泻而不藏，故曰'脏者为阴，腑者为阳'。此以脏腑功能分阴阳也。"

【原文】

背为阳，阳中之阳，心也①；背为阳，阳中之阴，肺也②；腹为阴，阴中之阴，肾也③；腹为阴，阴中之阳，肝也④；腹为阴，阴中之至阴，脾也⑤。此皆阴阳表里内外雌雄相输应也，故以应天之阴阳也。（《素问·金匮真言论》）

【注释】

①心也：王冰："心为阳藏，位处上焦，以阳居阳，故为阳中之阳也。"

②肺也：王冰："肺为阴藏，位处上焦，以阴居阳，故谓阳中之阴也。"

③肾也：王冰："肾为阴藏，位处下焦，以阴居阳，故谓阳中之阴也。"

④肝也：王冰："肝为阳藏，位处中焦，以阳居阳，故谓阳中之阴也。"

⑤脾也：王冰："脾为阴藏，位处中焦，以太阴居阳，故谓阴中之至阴也。"

【凡按】

以上所言阴阳，由于区分之不同，则阴阳之所指亦不同。由于阴阳中复有阴阳，阴阳之区分极为繁复，不可简单以概之。故曰："此皆阴阳、表里、内外、雌雄相输应也。"然阴阳之要，不仅观其相对，尤当观其互根。互根者，相互依存、相互为用，相反相成也。"雌雄"二字，不见于上文而忽出于此者，以雌雄更能说明阴阳相互配偶，不可分离的关系。老子《道德经》说："知其雄，守其雄，为天下谿。"这就是说，天下有如大谿（空虚之谷），其中的万事万物，无不具有阴阳雌雄互相配偶的两个方面，"在物理学中，阴电和阳电"，（《矛盾论》）这也就是数之可数者。

【原文】

所以欲知阴中之阴、阳中之阳者何也？为冬病在阴，夏病在阳，春病在阴，秋病在阳，皆视其所在，为施针石也。（《素问·金匮真言论》）

【名家论述】

马莳："冬者阴也，而冬病在阴经，故当知阴中之有阴也。夏者阳也，而夏病在阳经，故当知阳中之有阳也。春则去冬未远，其病犹在阴经，秋则去夏未远，其病犹在于阳经，各视其病之所在为施针石耳，用药亦然。"

【原文】

故善用针者，从阴引阳，从阳引阴，以右治左，以左治右，以我知彼，以表知里，以观过与不及之理，见微得过，用之不殆。（《素问·阴阳应象大论》）

【名家论述】

张志聪："此言针者，当取法乎阴阳也。夫阴阳气血，外内左右，交相贯通。故善用针者，从阴而引阳分之邪，从阳而引阴分之气；病在左者取之右，病在右者取之左（按：谓之"缪刺"）；以我之神，得彼之情；以表之证，知里之病，观邪正虚实之理而补泻之；见病之微萌，而得其过之所在，以此法用之，而不至于危殆矣。"（《素问集注》）按：用针如此，用药亦然。

【原文】

形弊血尽[①]而功不立者何？岐伯曰：神不使也[②]。（《素问·汤液醪醴论》）

【注释】

①形弊血尽：指身体衰败，气弱血亏。

②神不使也：神，指精神；使，运用。

【名家论述】

滑伯仁："药非正气不能运行，针非正气不能驱使。故岐伯又曰：针石，道也。精神不进，意志不治，故病不可愈。"又曰："嗜欲无穷，而忧患不止，精气驰坏，荣泣卫除，故神去之而病不愈也。"

【凡按】

"神不使"还包括医生之神，临病人"心无营于众物"，谓之"守神"。

（二）消长转化

【原文】

四时之变，寒暑之胜，重阴必阳，重阳必阴[①]，故阴主寒，阳主热，故寒甚则热，热甚则寒，故曰："寒生热，热生寒，此阴阳之变也。(《灵枢·论疾诊尺篇》)

【注释】

①重阴必阳，重阳必阴：陈璧琉："倒如春夏属阳，冬秋属阴，由夏季的炎热，会转变到秋凉冬寒；由冬季的严寒，也会转变到春温夏热的气候，所以说重阴必阳，重阳必阴。"(《灵枢经白话解》)

【名家论述】

刘长林："重阴必阳，重阳必阴，也就是阴阳所代表的事物发展到极限必然要向相反的方面转化。四季更换是如此，疾病变化也是如此。如寒证未能得到及时治疗可以转化为热证，反过来热证也可能转化为寒证。又如寒证极重的病人，由于阴盛于内，格阳于外，反而出现一派热象；相反，热证极重的病人，由于阳盛于内，拒阴于外，又会出现寒象。这种阴阳格拒的病候，也是阴阳相互转化的一种特殊表现。"

【凡按】

一般来说，"阴阳消长"的观点，是符合辩证法思想的。所谓"阴阳转化"，《内经》在当时条件下，仅仅认识到大自然和人体内的阴阳的转化，提出了"重阴必阳，重阳必阴"等论点。但是还没有明确认识到阴阳的转化是要有一定条件的。在一定条件下，因为人体抗病能力强弱，或因病邪的性质不同，或因治疗上的差异等因素，使虚实寒热之间发生了转化。由此可见，证情的转化，必须具备一定的条件，否则是不会转化的。只有树立了这种正确的观点，才能坚持辨证论治，彻底摆脱唯心论和形而上学的影响。

【原文】

冬伤于寒，春必温病[1]；春伤于风，夏生飧泄；夏伤于暑，秋必阂疟；秋伤于湿，冬生咳嗽。(《素问·阴阳应象大论》)

【注释】

①温病：赵本、吴本、周本等并作“病温”为是。

【凡按】

伤于四时之邪皆能为病，以伤寒最为杀厉之气，中而即病故曰伤寒，不艰险病者，由于体弱致虚，至春容易病温，至夏容易病暑，故病伤寒之后，宜从秋冬养阴之法以防变。《生气通天论》云：“春伤于风，邪气留连，乃为洞泄。”与“夏生飧泄”为同义语。“夏当与汗出勿止”，暑气宜散而不散，延到秋令，热不得发，而成阂疟矣。秋伤于湿，湿以收而不能散，至冬水湿相搏，寒凝于肺则生咳嗽，语云：“功之成非成于成之日，祸之作非作于作之时”是也。

【原文】

寒极生热，热极生寒。寒气生浊，热气生清。清气在下，则生飧泄[1]；浊气在上，则生膜胀[2]。此阴阳反作，病之逆从也。(《素问·阴阳应象大论》)

【注释】

①飧泄：泻泄完谷不化。

②膜胀：胸膈胀满。

【名家论述】

裘沛然：“清气主升，浊气主降，升清与降浊是相对而言的。清浊之气升降相因，是消化功能的重要因素。清阳不升，中气下陷，

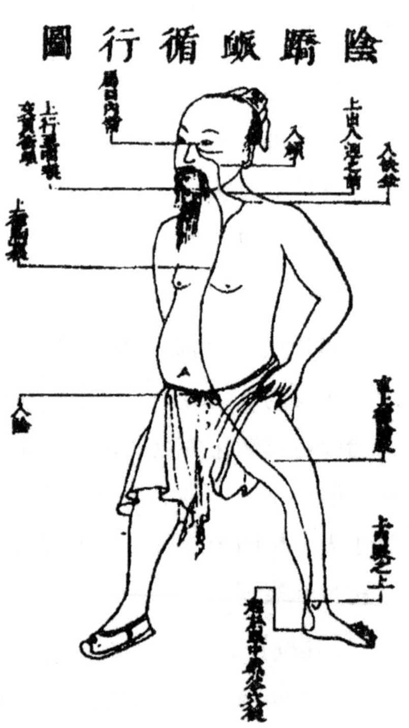

清代吴谦等人《刺灸心法要诀》中的阴跻脉循行图

可引起泄泻等症。浊阴不降，阻滞脘腹，可引起胀满等症。就脏腑功能特点而言，脾主升清而胃主降浊。清气不升而致完谷不化的泄泻（即飧泄），多与脾失运化升发无力有关；浊气不降而致胸腹胀满（即䐜胀），多与胃气不和失于通降有关。此即‘阴阳反作，病之逆从也’。”（《中医名言辞典》）

【凡按】

阴阳在一定条件下，是可以互相转化的；寒冷到了极点，就转化为热；热到了极点，就转化为寒。这也是“物极必反”的道理。阴盛之极，格阳于外，虚火浮动，躁扰如狂，阴证似阳之类，非真热也，寒之极也。如《伤寒论》：“少阴病，下利清谷，里寒外热，身反不恶寒，其人面色赤”，乃通脉四逆汤证是也。阳盛于内，火闭不通，四肢厥冷，甚或战栗，阳证似阴之类，非真寒也，热之极也。如《伤寒论》：“脉滑而厥者，白虎汤主之。”是也。

【原文】

水为阴，火为阳，火为阳[①]，阳为气，阴为味[②]。味归形，形归气[③]，气归精，精归化[④]；精食气，形食味[⑤]，化生精，气生形[⑥]，味伤形，气伤精[⑦]，精化为气，气伤于味[⑧]。阴味出下窍，阳气出上窍[⑨]。（《素问·阴阳应象大论》）

【注释】

①水为阴，火为阳：水润下而寒故为阴，火炎而上热故为阳。

②阳为气，阴为味：张景岳：“气无形而升，故为阳，味有质而降，故为阴，此以药食气味言也。”

③形归气：张景岳：“归，依投也。五味生精血以成形，故味归形。形之存亡，由气之聚散，故形归于气。”

④精归化：张志聪：“阳气生于阴精，故气归于精。”马莳：“化乃生化，化为精之母，故精归于化。”

⑤精食气，形食味：食，音义同饲，以食与人也。引伸之，即仰求供养的意思。马莳：“其曰精食气者，明上文气归精也。其曰形食味者，明上文味归形也”。王冰云：“气化则精生，味和则形长，故云食也。”

⑥化生精，气生形：此二句即上文“精归化”、“形归气”的补充说明。精归化，故化生精；形归气，故“气生形”。

⑦味伤形，气伤精：马莳：“凡物之味，因所以养形也。然味或太过，适所以伤此形耳。如《生气通天论》：阴之所生，本在五味，阴之五宫，伤在五味’。”

⑧精化于气，气伤于味：张景岳："精化为气，谓元气由精而化也。……然上文既云气归精，是气生精也，而此又曰精化气，是精生气也。二者似乎相反，而不知此正精气互根之妙，以应上文天地雨云之义也。……上文云味归形，则未有形伤而气不伤者，如云味过于酸，肝气以津，脾气乃绝之类，是皆味伤气也。"

⑨阳气出上窍：阳主升，阴主降。王冰："味有质，故下流于便泻之窍；气无形，故上出于呼吸之门。"

【名家论述】

胡天雄："本节经文是《内经》论述人体生命科学的重要组成部分，理论极为完整。"

谢浴凡："本节经文当分四段来读。"

第一段，两句。'阳为气，阴为味'，说明食物气味亦有阴阳，是起首语，亦即点题，点出本节经文之要，在于阴阳的对立互根，消长转化规律，论述人体味、形、气、精之生化及其影响。

第二段，四句。以'味'为主体，从正面论述味、形、气、精之生化，及其相互关系。

第三段，四句。以'化'为重点，进一步论述味、形、气、精之生化，及其重要作用。

第四段，四句。以'伤'为中心，从反面论述味、形、气、精之互相影响，及其病理变化。

仅十四句，四十四字，将味、形、气、精之生化，作用，互相关系、互相影响，说得既清楚又深刻，有主有次，有正有反，而三字为句，一字多用，意趣盎然"。

【凡按】

应弄清文中"形"、"气"、"精"、"归"、"食"等字的含义。其中"气"字尤宜着眼。"形"是指包括脏腑、经络、筋骨、血脉、肌肉、皮毛等在内的形体。"气"，文中凡八见，马莳指出："后世不明此节之义者，乃将其气字混看耳。"可见明确气字的含义，实乃理解本节意义的关键。注家多认为指人身之气，不确。这里从马注有两方面的意义：一为食物之气——"阳为气"、"气归精"、"精食气"、"气伤精"之气属之。一为人体气化功能——"形归气"、"气生形"、"精化为气"、"气伤于味"之气属之。

此外"气生形"之"气"，则两种含义兼而有之。"精"是指饮食物所化生的营、血、津液等精微物质。“归”即归附，引伸有充养或转化、生成之意。“食”，音义同“饲”，是取食以为养之的意思。

根据以上的分析，便可以更简单地说，食物中的气味，能转化为人体的精气，并通过体内精气的相互化生，又促使形体的不断成长。如果食物的气味太过，则能害及人的精气，从而使形体受到损伤。这就是一节回环往复而又层见叠出的文字所表述的基本意义。

【原文】

味厚者为阴，薄为阴之阳；气厚者为阳，薄为阳之阴。味厚则泄，薄则通；气薄则发泄，厚则发热。（《素问·阴阳应象大论》）

【名家论述】

马莳：“味之大体固为阴，而其阴中亦有阳。故味之厚者为纯阴，而味之薄者为阴中之阳也。气之大体固为阳，而其阳中亦有阴。故气之厚者为纯阳，而气薄者为阳中之阴也。惟味之厚者为纯阴，主于荡泻是也。味之薄者为阴中之阳，所以用之则流通不致于泄泻也，如木通、泽泻，为阴中之阳，主于流通是也。气之薄者为阳中之阴，所以用之则发其汗于上，如麻黄为气之薄者，阳也升也，故能发表出汗。气之厚者为纯阳，所以用之则发热，不止于发汗也，如用附子则大热之类是也。”

姚止庵：“此言药性气味，各有不同，发散涌泻，贵得其宜也。”

【原文】

壮火之气衰，少火之气壮[①]，壮火食气，气食少火[②]，壮火散气，少火生气[③]。（《素问·阴阳应象大论》

【注释】

①壮火之气衰，少火之气壮：火，即指阳气。壮火、亢盛的阳气，即病理之火（能耗气、食气、散气）。少火，平和的阳气，即生理之火（能养气并促进气化）。

②壮火食气，气食少火：前“食”字，消蚀之意。后“食”字，同饲。

③壮火散气，少火生气：森立之：“此即‘壮火食气，气食少火’的互词。”

【名字论述】

李士材：“火者，阳气也，天非此火，不能发育万物，人非此火，不能生养命根，是以物生必本于阳，但阳火之火则生物，亢列之火则害物。故太过，则气反衰，火和平，则气乃壮，壮火散气，故云食（侵蚀）气，少火生气，故云食（饲养）火。阳气者，身中温暖之气也，此气绝，则身冷而毙矣，运行三焦，熟腐五谷，畴非真火之功，是以《内经》谆谆反复，欲人善养此火。但少则壮，壮则衰。”（《内经知要》）

熊继柏：“关于‘壮火’与‘少火’，后世医家所释不一。有从生理、病理而言者，如李中梓所述。有从药物阴阳作用而言者，如马莳说：‘气味太厚者，火之壮也，用壮火之品，则吾人之气不能当之而反衰矣，如乌、附之类，而吾人之气不能胜之，故发热。（按：汪昂讥之谓‘是桂附永无用期矣’。）气味之温者，火之少也，用少火之品，则吾人之气渐尔生旺，血亦壮矣，如参、归之类，而气血渐旺者是也。’马氏所注虽与经文前后相联系，但仅局限于药物作用之一点，不若论生理、病理之意义广。”（《内经理论精要》）

【原文】

辛甘发散为阳①，酸苦涌泄为阴，咸味涌泄为阴②，淡味渗泄为阳③，六者或收或散，或缓或急，或燥或润，或软或坚，以所利而行之④，调其气使其平也。（《素问·至真要大论》）

【注释】

①辛甘发散为阳：高士宗注：“辛主发散，从内而外，必济以甘，故辛甘之味，为能发散，而属于阳。”

②咸味涌泄为阴：高士宗注：“咸味润下，主能下泄，亦能上涌。故咸味涌泄为阴。”

③淡味渗泄为阳：高士宗注：“淡味主渗，其性通利，气薄升浮，故为阳。”

④以所利而行之：高士宗注：“要根据五味阴阳之性，对五藏疾病有利者，而适当选用之。”

【名字论述】

张景岳：“涌，吐也；泄，泻也。渗泄，利小便及通窍也。辛甘酸苦咸淡六者之性，辛主散主润，甘主缓，酸主收主急，苦主燥主坚，咸主软，淡主渗泄。《脏气法时论》曰：辛散，酸收，甘缓，苦坚，咸软。故五味之用，升而者为阳，降而重者为阴，各因其利而行

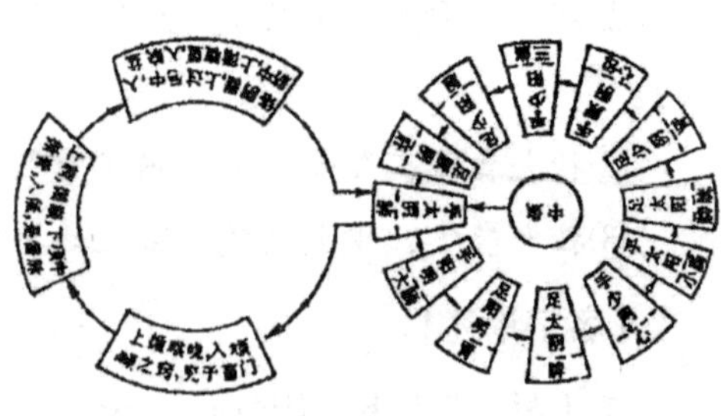

营气流注示意图

之，则气可调而平矣。”

【原文】

阴[①]之所生，本在五味[②]，阴之五宫[③]，伤在五昧。是故味过于酸，肝气以津[④]。脾气乃绝。味过于咸，大骨[⑤]气劳，短肌，心气抑[⑥]。味过于甘，心气喘满，色黑，肾气不衡。味过于苦，脾气不濡，胃气乃厚。味过于辛，筋脉沮[⑦]弛，精神乃央[⑧]。是故谨和五味，骨正筋柔，气血以流，腠理以密，如是则骨气以精。谨道如法，长有天命。(《素问·生气通天论》)

【注释】

①阴：当指五脏所藏之精。

②五味：高士宗：“本在五味，伤在五味，如水能浮舟，亦能覆舟。”

③五宫：即指五脏，因五脏为藏精之所，故称五宫。

④津：溢也。有过盛的意义。

⑤大骨：张景岳：“大骨大肉皆通体而言，如肩、脊、腰、膝，皆大骨也。”

⑥短肌、心气抑：短肌，即长肌肉之反言；心气抑即胸闷气短之意。

⑦沮：坏也。

⑧央：同殃。

【凡按】

阴精的产生，来源饮食五味，但是藏精的五脏，即又可因五味的太过而受伤，所以过食酸味，则肝气太盛，脾运就要受制。过食咸味，咸入肾入骨，能软缩诸物，过则大骨受损，肌肉缩短，心气抑郁。过食甜味，因甘性缓滞，故令心气烦满，面色黑，肾气不能平衡；过食苦味，因苦性坚燥，故脾气不需润，胃气就会强厚；过食辛味，辛主发散，则筋脉松弛，久散则神气不收，精神亦同时受殃。所以注意饮食的调和，可使骨胳正直，筋脉柔和，气血通畅，腠理固密，如此则骨气精强，能谨守养生的法则，才能享受天赋的寿命。

（三）升降出入

【原文】

清阳为天，浊阴为地；地气上为云，天气下为雨；雨出地气，云出天气[①]。故清阳出上窍，浊阴出下窍[②]；清阳发腠理，浊阴走五脏[③]；清阳实四肢，浊阴归六腑[④]。(《素问·阴阳应象大论》)

【注释】

①云出天气：马莳："故积阳为天，则阳气之至清者为天也；积阴为地，则阴气之至浊者为地也。然地虽在下，而阴中之阳者升，故其上也为云；天虽在上，而阳中之阴者降，故其下也为雨。由云而后有雨，则雨虽天降，而实本之地气所生之云也，故雨出于地气。有雨之降而后有云之升，则云虽地升，而实本之天气所降之雨也，故云出天气。""此"宣肺以利尿，升清以止泻"的理论根据。

②上窍、下窍：上窍指耳目口鼻。下窍指前后阴。

③清阳、浊阴：清阳指温养皮肤肌肉的阳气：浊阴指五脏所藏的精血津液。

④四肢、六腑：这里清阳，指饮食物化生的清气；浊阴，指糟粕。张志聪注："四肢为诸阳之本。六腑者，传化物而不藏，此言饮食所生之清阳充实于四肢。而浑浊者归六腑也。"

【名家论述】

李东垣："万物之中，人一也，呼吸升降，效象天地，准绳阴阳，盖胃为水谷之海，饮食入胃，而精气先输脾归肺，上行春夏之令，以滋养周身，乃清气为天者也。升已而降下输膀胱，行秋冬之令，为传化糟粕转味而出，乃浊阴为地者也。"

【凡按】

《内经》看到水气轻清到天空而为云，云凝聚化雨变得重浊又降到地面；雨从天降而出自地气，云从地升，却是天气下降的雨水蒸发出来的。东垣认为机体内的物质代谢也有类似的过程：清阳之精气向上向外布散，使眼耳鼻舌皮肤四肢发挥各自的机能。浊阴浓重的物质归入体内脏腑向下运行，蒸化了有用的精微又向上布散周身，无用废物则通过二便排出体外。这是拿天地之间水气云雨的升降转换与人体的代谢类比。

然而"生长壮老已，动物之始终也，故必赖呼吸之出入。生长化收藏，植物之盛衰也，故必赖阴阳之升降"。凡物之成形者皆曰器，而生化出其中，故谓之生化之宇。

【原文】

岐伯曰：气之升降，天地之更用也。……升已而降，降者谓天；降已而升，升者谓地。天气下降，气流于地；地气上升，气腾于天。故高下相召，升降相因，而变作矣。（《素问·六微旨大论》）

【凡按】

在古代哲学认为，气是构成整个宇宙的最基本物质。由于气的运动，才产生了天地间的万物及各种自然现象。升降是气的主要运动形式。如天之气下降，地之气上升的交流运动，可以产生四季气候的变化，亦可形成云、雨等自然现象。《素问·阴阳应象大论》曰："地气上为云，天气下为雨；雨出地气，云出天气。"说明了地气被蒸发而上腾为云，天气凝聚而下降为雨，天上所下之雨来源于地面上升的水气，地气所能上升为云，还必须赖天上的阳热之气蒸发，随着气之升降出入，自然界在不断地运动而生长化收藏的变化作矣。

【原文】

夫物之生从于化，物之极[①]由乎变，变化之相薄[②]，成败之所由也……成败倚伏[③]生乎动，动而不已，则变作矣。（《素问·六微旨大论》）

【注释】

①物之极：指事物发展的最末阶段，即衰颓败坏。

②相薄：侵迫也。

③倚伏：相为因果的意思。《老子》："祸兮福之所倚，福兮祸之所伏。"

【凡按】

"物之生"是指事物形成、发育、生长的过程，这是阴阳气化的升进作用，即"化"的力量占上风，因而使事物繁荣兴盛，处于生化的阶段；"物之般"是指事物兴盛到了极点就开始衰败，这是由于阴阳气化的降退作用，即"变"的力量占了上风，从而使事物走可死亡，处于极变的阶段。

从以上可以看出：第一，《内经》已接触到量变和质变的问题。在一定意义上，"物之生"属于量变。"物之极"属于质变。第二，《内经》发现事物内部包含两种对立力量诸因素，一种起肯定作用，名曰"化"，一种起否定作用，名曰"变"。第三，"变化之相薄，成败之所由"，这句话说明，事物内部包含的肯定和否定，既化与变这两种因素在相互斗争着。"相薄"即相互斗争之义。

【原文】

根于中者[①]，命曰神机，神去则机息[②]。根于外者[③]，命曰气立，气止则化绝[④]。（《素问·五常政大论》）

【注释】

①根于中者：张景岳："凡动物之有血气心知者，其生气之本，皆藏于五内，

以神气为主，故曰中根。”

②神去则机息：张景岳：“物之根于中者，既以神为之王，而其知觉运动，即神机之所发也，故神去则机亦随而息矣。”

③根于外者：张景岳：“凡植物之无知者，其生成之本，悉由外气所化，以皮壳为命，故根于外。”

④气止则化绝：张景岳：“物之根于外者，必假外气以成立，而其生长收藏，即气化之所立也，故气止则化亦随而绝矣。”

【名家论述】

刘长林：“《内经》断定一切生命都来自‘天地之运，阴阳之化’，这是原则上是正确的。依据吸收营养的方式不同，《内经》把生物分为‘根于中者’和‘根于外者’两大类。‘根于中者’是指把食物吞进体内再消化吸收的动物；‘根于外者’是指通过显露于外的根叶来吸取营养的植物。”按：此论剖析入微。

【原文】

出入废[①]则神机化灭[②]，升降息[③]则气立孤危[④]。故非出入，则无以生长壮老已[⑤]；非升降，则无以生长化收藏。是以升降出入，无器不有[⑥]。（《素问·六微旨大论》）

【注释】

①出入废：出入，指人类和动物呼吸空气，饮食水谷，排泄废物而言。废，停止的意思。

②神机化灭：神机，指精神和一切功能。如果人类和动物不呼吸，不饮食、排泄，则精神和一切功能活动都要毁灭。

③升降息：升降，就植物而言，根部吸收水分养料而上升，为之阴升。叶部吸收阳光制造养料而下降，是为阳降。故曰升降。息，是停止，即不升不降。

④气立孤危：气立，即依气而立，就是依气而生存。孤危，有孤立危害之意。

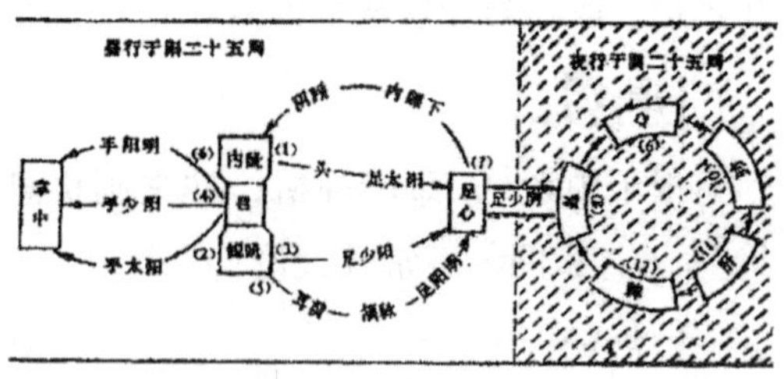

卫气流注示意图

⑤生长壮老已：张景岳：“生长壮老已，动物之始终也，故必赖呼吸之出入。生长化收藏，植物之盛衰也，故必赖阴阳之升降。”

⑥无器不有：器，指物之有形器质，为神与气的物质基础。高士宗：

“凡有形者，谓之器，人与万物生长于天地之中，皆属有形，均谓之器，是以升降出入无器不有。”

【名家论述】

孙庆玺：“出入废则神机化灭，升降息则气立孤危。这与心、肺、脑三死门之西说，形近而实不同，它除了‘已’（死的代名词）以外，主要还含有生、长、壮、老的一切生物体，故《内经》之说，是自然哲学的高度概括。”（《首届全国中医药防治感染性休克讨论会资料》）按：此说深刻理解“出入废则神机化灭，升降息则气立孤危。”切入预防和抢救“三衰”，有着重要的临床意义。

【凡按】

生物体和所有器物一样，时刻不停地发生着运动和变化，生命现象来自生物体升降出入的特殊机能。生物体一旦失去了这种机能，就“出入废”、“升降息”停止了生命活动。

【原文】

故器者生化之宇，器散则分之，生化息矣。故无不出入，无不升降，化有小大①，期有近远②，四者之有，而贵常守③，反常则灾害至矣。（《素问·六微旨大论》）

【注释】

①化有小大：化，指生化；小大，指物体。万物都是生化的物体，都有升降出入的机能，但物体有大有小，故曰化有小大。

②期有近远：期，指间隔之期。即生与死的间隔之期有近有远。

③四者之有，而贵常守：谓“升降出入”四者缺一不可，时刻不能停；只升不降，或只降不升，只有宣发而无灌注，或只有灌注而无宣发，概属异常。异常一出现，灾害随之而至。由此可见，在正常生理活动的情况下，升和降，出和入是处于相对平衡协调之中的。

【凡按】

气机升降是自然界物质运动变化的普遍现象，也是人体脏腑经络气血阴阳矛盾运动的基本形式。学习和掌握气机升降学说，对于深刻认识人体的生理、病理，以及辩证立法、制方遣药都具有重要的意义，因此，为历代医家所重视。清代医家吴东喝说：“明乎脏腑阴阳升降之理，凡病皆得其要领矣。”尤在泾说：“制方用药必本升降浮沉之理。”《内经》则奠定了气机升降学说的理论基础。

《内经》认为，自然界一切有生命的物体，大而天地日月星辰，小而草木鱼虫，其阴阳对立双方，无不是在升降出入中运动着；如果这种升降出入的运动一旦停止，其生命也就不存在了，如《素问·六微旨大论》说："升降出入，无器不有。""出入废则神机化灭，升降息则气立孤危，故非出入则无以生长壮老已，非升降则无以生长化收藏。"

三、五　行

《汉书·律历志》曰："五星（天上的五大行星）合于五行"，《尚书·洪范》曰："五行：水、火、木、金、土。水曰润下，火曰炎上，木曰曲直，金曰从革，土爰稼穑；润下作咸，炎上作苦，曲直作酸，从革作辛，稼穑作甘。"说明我国青铜器时代的人们，认为宇宙间的一切事物，均由木火土金水五种最基本的物质运行和变化所构成。它们是日常生活中的必不可缺少的东西。所以五行之说的基本观点是唯物的不是唯心的。最原始的五行，是阴阳的进一步发展，而且五行与数学中的奇数、偶数结合在一起，促进了我国古代数学的发展，奠定了十进位。所以五行之说是科学的。郭沫若在《十批判书》中也是持肯定态度的。（《郭沫若全集·历史编》）近人孟庆云说："五行作为方法论，唯物主义用它，唯心主义也用它，两家都对五行学说的发展作出了贡献。"但五种原素本身是唯物的，由物质产生能量、与之相提并论的整体、信息，而不是孤立的，行者运动变化也，所以"亢害承制"、"生克制化"是中医的理论依据。

（一）比类取象

【原文】

五行[①]者，金木水火土也，更贵更贱[②]以知死生，以决成败，而定五脏之气，间甚[③]之时，死生之期也。（《素问·脏气法时论》）

【注释】

①五行者，金木水火土也：行，就是强调物质的运动变化。张景岳："五行即阴阳之质，阴阳即五行之气，气非质不立，质非气不行。行也者，所以行阴阳之气。"

②更贵更贱：任应秋："贵贱即是盛衰，更贵更贱，也就是五行各有阴阳而互为盛衰，由其盛衰不同，五脏六腑病变之间，甚、成、败、死、生，都可以从此而判断了。"

③间甚：即轻重的意思。张志聪："间者，转轻之时，甚者加重之时也。"

【名家论述】

刘长林："事实证明，五行学说与现代的系统理论的确有许多相似之处。如果说阴阳是一种古代的对立统一学说，那么完全有理由把《内经》的五行称作是一种原始朴素的普通系统论。"

傅景华："'五行'代表自然过程中相互作用的五类运动方式。五行不是五种物质或'物质元素'。五行学说是反映这一作用过程中各种方式的相互关系及其变化规律的理论。五行是在阴阳的基础上出现的更为复杂的作用方式，属于自然过程中的五元系列。五行的作用关系主要表现为同气五行的生克制化，异气五行的胜复乘侮。如正气五行的和谐作用，生即是制，克即是化。生者从无制有，克者从有化无。无生有，以气成形；有化无，以形化气。阳化气，阴成形，生命过程中形气的演化必赖元阴与元阳。故相克之藏气不化则责之阳虚，相生之藏形不成则责之阴虚。"

【凡按】

内经以五脏为中心，以比类取象的方法，将五个系统与自然界的四时阴阳、寒暑六气、五方地域等密切联系在一起，而形成为一个完整的开放系统结构，用来认识人与自然之间的关系。人体自身的各种形态与功能、生理与病理，并且为养生保健、临床治疗提供了依据。

【原文】

天有四时五行，以生长收藏，以生寒暑燥湿风。人有五脏化五气①，以生喜怒悲忧恐。故喜怒伤气，寒暑伤形②。暴怒伤阴，暴喜伤阳③。厥气上行，满脉去形④。喜怒不节，寒暑过度，生乃不固。（《素问·阴阳应象大论》）

【注释】

（1）五气：五脏之气。

②喜怒伤气，寒暑伤形：喜怒概五志，由内而发，故先伤五脏之气。寒暑概六淫，从外而入，故先伤肢体身形。

③暴怒伤阴，暴喜伤阳：张志聪："多阳者多喜，多阴者多怒，喜属阳而怒属阴也。是以卒暴而怒，则有伤于阴矣；卒暴之喜，则有伤于阳矣。"

④厥气上行，满脉去形：张志聪："阴阳之气，厥逆上行，则五藏之气，满于脉而离脱于真藏之形矣。

【名家论述】

姚止庵：“按《天元纪大论》悲作思，脾主思，是也。本篇下文亦言脾在志为思。而此既言悲，又言忧，悲忧并为肺志，反失却脾志，必错误也。宜云喜怒悲思恐为是。”按：此说可从。

【凡按】

《内经》把五行学说应用于医学，对研究和整理古代人民积累的大量临床经验，形成祖国医学特有理论体系，起了巨大的推动作用。它促使人们从系统结构观点观察人体，有助于辩证地认识人体局部与局部，局部与整体之间的有机联系，以及人体与生活环境的统一。整体观念属中医学的一个基本特点，这是大家所共认的。五行学说的应用，则加强了中医学关于人体是一个统一整体的论证。

【原文】

论理人形，列别①脏腑，端络经脉②，会通③六合，各从其经；气穴④所发，各⑤有处名；谿合属骨，皆有所起；分部逆从⑥，各有条理；四时阴阳，尽有经纪⑦，外内之应⑧，皆有表里，其信然乎？（《素问·阴阳应象大论》）

【注释】

①列别：即分别。

②端络经脉：端，即详审，络，即联系之义。

③会通：会合变通。

④气穴：即经气输注的孔穴，又称经穴。

⑤各：明·绿格抄本作“皆”。

⑥分部逆从：张志聪曰：“分部者，皮之分部也，皮部中之浮络，分三阴三阳，各有顺逆，各有条理也。”

⑦经纪：指四时阴阳变化的常规。

⑧外内之应：人之脏腑形身，与天时、四季、阴阳、内外是息息相关的。

【名家论述】

蔺云桂：“人之所以生（生存），病之所以成（发生和形成），人之所以治（防疫、治疗和保健），病之所以起（病愈），都与经络的功能有着密切的关系；阴阳的调节，五行的变化，营卫气血的运输，五脏六腑的气血供应和内脏、五官、骨肉、皮毛之间的联系等，基本上是由经络来完成的，因此，‘经脉者，所以决生死，处百病，调虚实，不可不通’之说，是出于实践经验的。”（《经络图解》）

【凡按】

此节经文叙述，关于辨明五脏六腑并了解与经络之间的关系，以及三阴经与三阳经的会合，各有其具体的循行路线；经络上的气穴各有一定的部位和名称。肌肉连接在骨节上，都有一定的起止点；分布在体表的十二经脉，其经气循行有顺有逆，有条不紊。四时阴阳的变化都有一定的规律，人体与之相应，而且体内与体表还有一定的联系，是否真的如此？但据下文岐伯的回答，并未涉及前段内容，只回答了四时气候与人本的关系和体内与体表的联系。故此单乍一般。

【原文】

东方生风，风生木，木生酸[①]，酸生肝，肝生筋，筋生心，肝主目。其在天为玄[②]，在人为道[③]，在地为化[④]。化生五味，道生智，玄生神[⑤]。神在天为风，在地为木，在体为筋，在脏为肝，在色为苍，在音为角，在声为呼，在变动为握，在窍为目，在味为酸，在志为怒。怒伤肝，悲胜怒；风伤筋，燥胜风；酸伤筋，辛胜酸。（《素问·阴阳应象大论》）

【注释】

①木生酸：《尚书·洪范》："木曰曲直，曲直作酸。"

②在天为玄：张景岳："玄，深微也，天道无穷，东为阳升之方，春为发生之始，故曰玄。"

③在人为道：张景岳："道，天地之生意也，人以道为生，而知其所生之本，则可与言道矣。"

④在地为化：张景岳："化，生化也。有生化而后有万物，有万物而后有终始，凡自无而有，自有而无，总称曰化。"

⑤玄生神：阴阳不测谓之神。张介宾："玄冥之中，无有而无不有也，神神奇奇，所以生矣。"

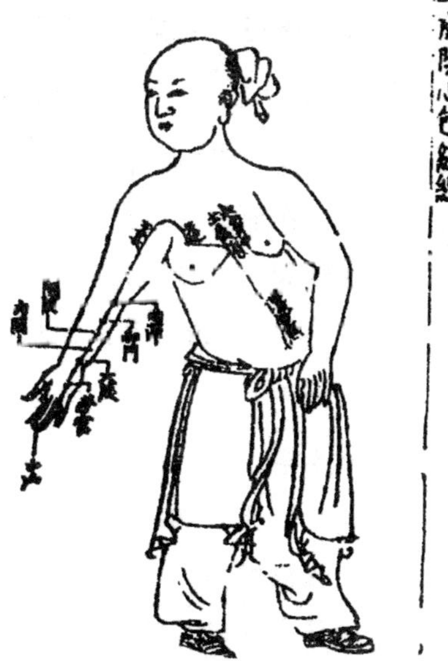

明代高武《针灸聚英》经穴图中的手厥阴心包络经图

【凡按】

徐荣斋认为："在天为玄至此六句，他方皆无，而东方独有之，盖东方为生物之始，而元贯四德，春贯四时，言东方之化，则四气尽乎其中矣。此盖通举五运六气之大法，非独指东方为言也。”又说：“此段系《天元纪大论》之文，见于此篇——‘东方生风’段中，文气不类。”供参考。

【原文】

南方生热，热生火，火生苦，苦生心，心生血，血生脾，心主舌。其在天为热，在地为火，在体为脉，在脏为心，在色为赤，在音为徵，在声为笑，在变动为忧[①]，在窍为舌，在味为苦[②]，在志为喜。喜伤心，恐胜喜；热伤气，寒胜热；苦伤气，咸胜苦。(《素问·阴阳应象大论》)

【注释】

①在变动为忧：张景岳：“心藏神，神有余则笑，不足故忧。”

②在味为苦：《尚书·洪范》：“火曰炎上，炎上作苦。”

【原文】

中央生湿，湿生土，土生甘[①]，甘生脾，脾生肉，肉生肺，脾主口。其在天为湿，在地为土，在体为肉，在脏为脾，在色为黄，在音为宫，在声为歌，在变动为哕[②]，在窍为口，在味为甘，在志为思。思伤脾，怒胜思；湿伤肉，风胜湿；甘伤肉，酸胜甘。(《素问·阴阳应象大论》)

【注释】

①土生甘：《尚书·洪范》：“土爰稼穑，稼穑作甘。”

②哕：呃逆。吴崑：“脾气作逆，名曰哕。”

【原文】

西方生燥，燥生金，金生辛[①]，辛生肺，肺生皮毛，皮毛生肾，肺主鼻。其在天为燥，在地为金，在体为皮毛，在脏为肺，在色为白，在音为商，在声为哭，在变动为咳，在窍为鼻，在味为辛，在志为忧[②]。忧伤肺，喜胜忧；热伤皮毛，寒胜热[③]；辛伤皮毛，苦胜辛。(《素问·阴阳应象大论》)

【注释】

①金生辛：《尚书·洪范》：“金曰从革，从革作辛。”

②在志为忧：姚止庵：“按《宣明五气篇》言：精气并于肺则悲。……然悲极则忧，忧极则悲，悲忧同情，故皆为肺志。”

③热伤皮毛，寒胜热：《太素》作“燥伤皮毛，热胜燥。”

【原文】

北方生寒，寒生水，水生咸[①]，咸生肾，肾生骨髓，髓生肝，肾主耳。其在天为寒，在地为水，在体为骨，在脏为肾，在色为黑，在音为羽，在声为呻，在变动为栗[2]，在窍为耳，在味为咸，在志为恐。恐伤肾，思胜恐；寒伤血，燥胜寒[3]；咸伤血，甘胜咸。（《素问·阴阳应象大论》）

【注释】

①水生咸：《尚书·洪范》："水曰润下，润下作咸。"

②在变动为栗：肾为阳气之根，肾阳虚衰则寒战栗。

③寒伤血，燥胜寒：《太素》作"寒伤骨，湿胜寒。"

【名家论述】

任应秋："用木、火、土、金、水来说明一年五个季节的基本性质，实是指人们日常必需的五种生活资料而言，这种概念都是唯物的。即各个季节正常气候的多方面表现。"（《论医集》）

赵棻："五行学说原是说明地球绕日一周，成为春、夏、秋冬四季，在这四季中，地球上的一切生物，均随着四季的变化而变化，四季本身也在变化，都是有物质基础，且又互相关系的。古人为了说理方便，以木、火、土、金、水五字为代名词，以东方、春季等为木；南方、夏季等为火；西方、秋季等为金；北方、冬科等为水；地球为中土，为长夏。它的主要精神实质，是承认一切事物都有联系，不是孤立的，并且时时都在变化。这正是辩证法的观点。"（《名老中医之路》）

【凡按】

《内经》把日月星宿，季节变迁，人体、动植物等各种自然界的事物，看作一个具有统一结构和统一运动节奏的整体。就是说，宇宙是一个具有阴阳五行法则伸展开阖的特大系统。在这个大系统中，空间的基本结构是五方，时间的基本结构是五季，这是世界的基本间架。万事万物依照阴阳五行法则配列在这个系统中，各自形成一个五行小系统。天体运行，气象变化，人体气血循环以及五色、五味、五音……相互之间存在着横向和纵向的关联，处于永恒的螺旋式循环运动之中。……天地万物的生成变化，均取决于五行阴阳的作用，以五行阴阳为死生之本所造成。这也就是为何属于同一行的不同类事物，会有相应的联系，属于不同行的不同类事物也会发生相生相胜关系的根源。

（二）生克制化

【原文】

帝曰：人生有形，不离阴阳，天地合气，别为九野[1]，分为四时，月有小大，日有短长，万物并至，不可胜量，虚实呿吟[②]，敢问其方[③]？岐伯曰：“木得金而伐[④]，火得水而灭，土得木而达[⑤]，金得火而缺[⑥]，水得土而绝，万物尽然，不可胜竭[⑦]。（《素问·宝命全形论》）

【注释】

①九野：指天的中央和八方。

②虚实呿吟：根据呿吟这样细小的声音就能判断虚实。

③敢问其方：方，即方法。张景岳：“此详求针治之方也。”

④木得金而伐：伐，砍伐，此处有损伤的意思。

⑤土得木而达：达，通达之意，此处可作疏松解。即土能被树木所疏通，为木克土之义。

⑥金得大而缺：缺，残缺之意。金属遇火便溶化，而改变原来形状。

⑦不可胜竭：数不尽的意思。张景岳：“天地阴阳之和，五行尽之，万物虽多，不能外此五者，识五行相克之道，则法可约而知矣。”

【名家论述】

姚止庵：“五行相胜，此其常也。乃土独与众异者，土厚顽，苟无物焉以通之，则且为石田而何以生长夫万物。是故乘其弱而克之者木也，疏其理而通之者亦木也。土得木而达，其义精哉。”

【凡按】

五行学说认为，自然界的一切事物都是由木、火、土、金、水五种物质的运动与变化所构成的。这五种物质之间不仅具有相互资生（相生）的关系，还存在相互制约（相克）的关系。比如金能伐木，水能灭火，土受木克则疏达，金被火熔则缺损，水受土制则绝止。古人将此五行的属性加以抽象推演，认为自然界万物之间都具有这类相互制约的规律，因而举不胜举，不可穷尽，这一规律在医学理论中得到广泛应用。

【原文】

木郁达之[①]，火郁发之[②]，土郁夺之[③]，金郁泄之[④]，水郁折之[⑤]，然调其气，过者折之，以其畏也，所谓泻之（原注：谓泻其胜气也）。（《素问·六元正纪大论》）

【注释】

①木郁达之：张景岳：“凡木郁之病，风之属也，其经在胁肋，其主在筋爪。

其伤在脾胃，在血分，然木喜条达，故在表者当疏其经，在里者当疏其脏，但使气得通，皆谓之达。诸家以吐为达者，又安足以尽之。”

②火郁发之：张景岳：“发，发越也。凡火郁之病，为阳为热之属也。其脏应心与小肠、三焦，其主在脉络，其伤在阴分，凡火之居，其有结聚饮伏者，不宜蔽遏，故当因其势而解之，散之，升之，扬之，如开其窗，如揭其被，皆谓之发，非独止于汗也。”

③土郁夺之：张景岳：“夺，直取之也。凡土郁之病，湿滞之属也。其脏应脾胃，其主在肌肉四肢，其伤在胸腹，土畏壅滞，凡滞在上者夺其上，吐之可也；滞在中者夺其中，伐之可也；滞在下者夺其下，泻之可也。凡此皆谓之夺，非独止于下也。”

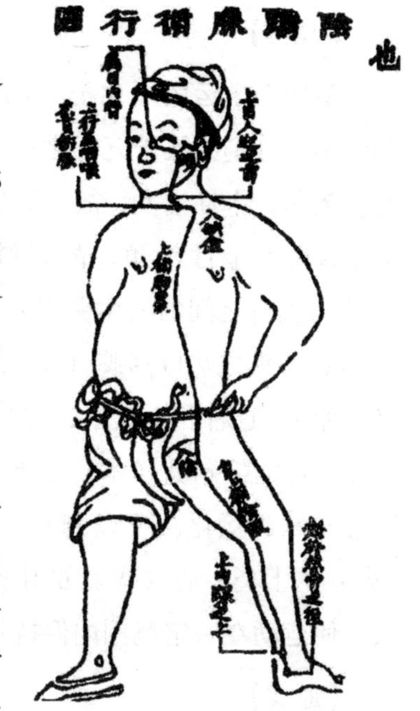

清代陈惠畴《经脉图考》奇经图中的阴跻脉循行图

④金郁泄之：张景岳：“泄，疏利也。凡金郁之病，为饮为闭，为燥为塞之属也。其脏应肺与大肠，其主在皮毛声息，其伤在气分，故或解其表，或破其气，或通其便。凡在表在里，在上在下，皆可谓之泄也。”

⑤水郁折之：张景岳：“折，调制也。凡水郁之病，为寒为水之属也。水之本在肾，水之标在肺，其伤在阳分，其反克在脾胃，水性善流，宜防泛滥。凡折之之法，如养气可以化水，治在肺也；实土可以制水，治在脾也；壮火可能胜水，治在命门也；自强可以帅水，治在肾也；分利可以去水，治在膀胱也。凡此皆谓之折，岂独抑之而已哉。”

【名家论述】

高士宗：“虽曰达之、发之、夺之、泄之、折之，然必调其正气，若郁之过者，则逆其气而折之，折之以其所畏也。所谓实则泻之也。”

【原文】

夫圣人之治病，循法守度，援物比类[①]，化之冥冥。（《素问·示从容论》）

【注释】

①援物比类：即《易经》的“引而伸之，触类而长之。”

【凡按】

祖国医学运用“比类”的方法，把功能活动不同的脏腑，按照各自的性质和作用，分别归属于五行之中。脾为生化之源，土能生万物，故以脾属“土”；肝喜条达，木性生发，故以肝属“木”；心阳温煦，火性阳热，故以心属“火”；肺主肃降，金性清肃，故以肺属“金”；肾主水藏精，水性润下，故以肾属“水”。五行之间的相生关系：如肾（水）之精以养肝（木）；肝木藏血以养心（火）；心火之热以温脾（土）；脾土化生水谷精微以充肺（金）；肺金清肃以助肾（水）。这种相生关系，称为母子关系。五行之间的相克关系：肺（金）清肃下降，可能抑制肝（木）的上亢；肝（木）的条达，可以疏泄脾（土）的壅郁；脾（土）的运化，可以制止肾（水）的泛滥；肾（水）的滋润，可以防止心（火）的上炎；心（火）的阳热，可以制约肺（金）肃降太过。这种相克的关系，使运动在一定范围内保持相对的平衡。

【原文】

气有余，则制①已所胜而侮②所不胜；其不及，则己所不胜侮而乘③之，已所胜轻④而侮之。（《素问·五运行大论》）

【注释】

①制：克制、制约。

②侮：欺侮。

③乘：趁着，乘虚侵袭。

④轻：轻蔑。

【名家论述】

张景岳：“己所胜，我胜彼也。所不胜，彼胜我也。假令木气有余，则制己所胜而土受其克，湿化乃衰；侮所不胜，则金反受木之侮，而风化大行也。木气不足，则己所不胜者乘虚来侮，而金令大行；己所胜者，因弱相轻，而土邪反甚也。《六节藏象论》曰：未至而至，此谓太过，则薄所不胜而乘所胜也，命曰气淫。至而不至，此谓不及，则所胜妄行，而所生受病，所不胜薄之也，命曰气迫。运气相同，举此可类推矣。”

姚止庵：“五行之理以用相制者，气之平也。若夫旺而有余，或衰而不及，则气反其常，但有强弱之势，而无上下之分矣。制者以上临下，侮者以强凌弱也。”

【原文】

相火之下，水气承[1]之；水位之下，土气承之；土位之下，风气承之；风位之下，金气承之；金位之下，火气承之；君火[2]之下，阴精承之。(《素问·六微旨大论》)

【注释】

①承：张志聪："承者，谓奉承其上而制之。"

②君火：五行之数与六气相配，则火分为二，故有君火相火之别。君火之下，阴精承之，相火之下，水气承之，皆阴能制阳之意。

【名家论述】

周学海："火承以水，则火自有所涵而不越；水承以土，则水自有所防而不滥；土承以木，则土自有所动而不郁；木承以金，则木自有所裁而不横；金承以火，则金自有所成而不顽。承者，隐制于未然，斯不待其亢而害，消于不觉矣。"(《读医随笔》)

【原文】

亢则害，承乃制[1]，制则生化，外列盛衰，害则败乱，生化大病。(《素问·六微旨大论》)

【注释】

①亢则害，承乃制：张景岳："亢害，盛之极也。承制，因其极而抑之也。"

【名家论述】

何时希："'亢则害，承乃制'二语，亦为五脏平衡之要旨，对治疗方法极有作用，历来医家皆重视之，如'见肝之病，知肝传脾，当先实脾"，肝受制则不能传脾，终于得到相对平衡而不病，这就是'承乃制"'。(《名老中医之路。程门雪病例按》)

四、藏　象

《内经》把脏腑学说命名为藏（脏）象学说，是为了说明人体脏腑、经络、精、气、神的生理作用和病理变化，以及它们的外在表现等是一个有机整体，同时说明人体和自然界也是一个密切关系的统一整体。脏象学说贯穿了整体观念，体现了祖国医学朴素的唯物论和自发的辩证思想，是祖国医学理论体系的核心。

古人用"象"来做思维模型以推论事物。那么藏象的涵义显然就是：通过表现于外的信息，来推断内部的功能。即以“观象识藏”的黑箱方法建立了脏藏象显的藏象学说。《内经》称此法为“外揣”。

（一）脏　腑

1. 脏藏象显

【原文】

帝曰：藏象[1]何如？岐伯曰：心者，生之本[2]，神之变[3]也；其华在面，其充在血脉，为阳中之太阳，通于夏气[4]。（《素问·六节藏象论》）

【注释】

①藏象：藏指内脏，包括五脏六腑。象指外象，王冰注：“象谓所见于外，可阅者也。”所以说，“脏藏于内，象显于外”。

②生之本：高士宗：“心者，身之主，故为生之本。”

③神之变：《新校正》：“详‘神之变’，全元起本并《太素》作‘神之处’”。律以下文“魄之处”、“精之处”、“魂之居”，以“神之处”为是。处，即居处。心藏神，故为神之处。

④阳中之太阳，通于夏气：马莳：“心肺居于膈上，皆属阳，而心则为阳中之阳，当为阳中之太阳也。自时而言，夏主火，心也属火，故通于夏气。”

【原文】

肺者，气之本[1]，魄之处也；其华在毛，其充在皮，为阳中之太阴[2]，通于秋气。（《素问·六节脏象论》）

【注释】

①气之本：肺主气，故为气之本。

②阳中之太阴：《新校正》：“按‘太阴’《甲乙经》并《太素》作‘少阴’。当作‘少阴’。

【原文】

肾者，主蛰[1]，封藏之本[2]，精之处也；其华在发，其充在骨，为阴中之少阴[3]，通于冬气。（《素问·六节脏象论》）

【注释】

①蛰：虫类伏藏于土中称为蛰。此为闭藏之意。

②封藏之本：肾主藏精，肾气实则精固藏，虚则遗泄，故为封藏之本。

③阴中之少阴：《新校正》：“按全元起本并《甲乙》、《太素》‘少阴’作‘太阳’，当作‘太阴’。肾在十二经虽为少阴，然在阴分之中，当为太阴。”《灵枢·阴阳系日月》：“肾为阴中之太阴。”

【原文】

肝者，罢极之本[1]，魂之居也；其华在爪，其充在筋，以生血气，其味酸，其色苍，此为阳中之少阳[2]，通于春气。《素问·六节脏象论》

【注释】

①罢极之本：姚止庵：“罢与疲通，肝主筋，过劳则运用乏竭而困倦矣，故云罢极。”

②阳中之少阳：《灵枢·阴阳系日月》：“肝为阴中之少阴。”

【名家论述】

胡源民：“肝脏主要功能之一是消化代谢，人体生存所必需的蛋白质代谢，肝脏是其惟一的器官。食物中的淀粉和糖类，消化后变成葡萄糖，经肠道吸收后由肝脏将它合成肝糖原并贮存于肝脏，当劳动等消耗需要时，肝脏又可将肝糖原分解为葡萄糖供给机体利用，从而能调节血液中的血糖浓度。……而发挥其抗疲劳的作用。所以称为‘罢极之本”’。(《美妙神奇的中医药王国》)

【原文】

脾、胃、大肠、小肠、三焦、膀胱者，仓廪之本[1]，营之居[2]也，名曰器[3]，能化糟粕，转味而入出[4]者也；其华在唇四白[5]，其充在肌，其味甘，其色黄，此至阴之类，通于土气[6]。凡十一藏取决于胆也。(《素问·六节藏象论》)

【注释】

①仓廪之本：《礼记·月令》：“谷藏曰仓，米藏曰廪。”脾胃为水谷之海，气血生化之源，故曰仓廪之本。

②营之居：王冰：“营起于中焦，中焦

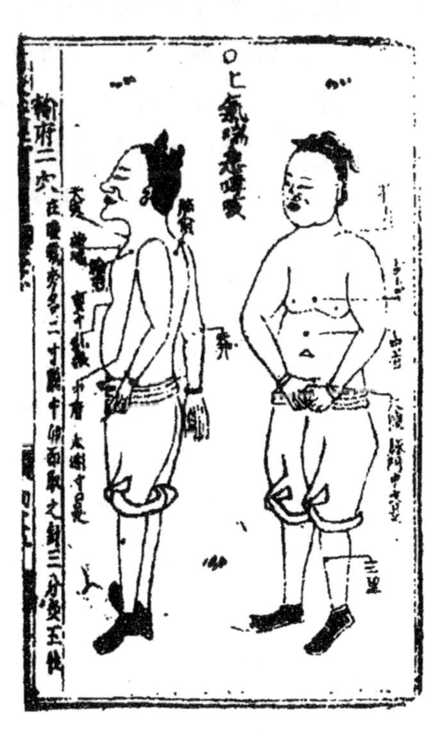

明代何柬《针灸捷径》针灸方图中的气喘急哮咳取穴图

为脾胃之位，故云营之居也。”

③器：器皿，容器。脾、胃、大肠、小肠、三焦、膀胱盛水谷，排泄粪便，故比喻为器。

④转味而入出：指对水谷精气糟粕的升降出入。

⑤其华在唇四白：胡天雄曰：“‘四白’二字当衍，脾为营之居，营血充足，则唇色红润，故曰其华在唇。与心之其华在面，肺之其华在毛，肾之其华在发，肝之其华在爪，句式一致。”

⑥至阴之类，通于土气：张景岳：“脾以阴中之至阴而分旺四季，故通于土气，此虽若指脾为言，而实总结六腑者，皆仓廪之本，无非统于脾气也，故曰此至阴之类。”

【名家论述】

吴崑：“《素问·六微旨大论》曰：‘是以升降出入，无器不有，故器者化之宇。’六腑能运行糟粕，转五味而养五脏，故六腑为水谷精气糟粕升降出入之路也。”

李东垣：“胆者少阳春升之气，春气升则万化安。故胆气在升，则余脏从之。所以十一脏皆决于胆。”（《脾胃论》）

程杏轩：“勇者气行则已，怯者着而成病”，遇大风不畏，则不为风伤，遇大寒不畏，则不为寒中，气以胆壮，邪不可干，故曰十一脏皆取决于胆也。”按：此从另一方面，取决于胆的决断功能。

【凡按】

“藏象”一词，首见于《素问·六节藏象论》。可分为现象、意象和法象三者。事物自然的、人为的表态或动态的显露为现象，由抽象思维的、意念虚拟的想象为意象；由现象和意象而推理取法的为法象。《素问·五脏生成篇》“五脏之象可以类推”。在类推时的诸般所见，是藏象之意象。由表推里，是以外部表象为信息，来推测内脏。所以“藏象”仅对活的机体而言，本质上是属于动态——活的生命，其脏腑功能不能象外部器官那样可以直接观察，也不能解剖而视之，但可用“司外揣内”、“司内揣外”（《灵枢·外揣》），由此知彼，由表知里的方法测知。

藏象学说认为，五脏六腑，体表内脏各层次之间的联系，主要是靠经络来联属实现的。经络的联系作用，使人体得以实现“脏腑相关”和“体表内脏相关”。各脏腑器官密切联系的结果，使得在人体任何一部分都可获得全身的信息，可以视为全身的缩影，有整体分布的定位。因此，藏象学说表述的人体，又是一个全息的系统模型，它反映了祖国医学认识和诊治疾病的特点。

【原文】

心之合[①]脉也，其荣色也，其主[②]肾也。肺之合皮也，其荣毛也，其主心也。肝之合筋也，其荣爪也，其主肺也。脾之合肉也，其荣唇也，其主肝也。肾之合骨也，其荣发也，其主脾也。（《素问·五脏生成篇》）

【注释】

①心之合：合，内外的配合。指与五脏有特殊配合关系的组织。

②其主：主，制约，亦即“克我者”。姚止庵：“主者仆从之所畏。”

【名家论述】

张景岳：“心生血，血行脉中，故合于脉。血华在貌，故荣于色。心属火，受水之制，故以肾为主。肺属金，皮得金之坚，故合于皮。毛得皮之养，故荣于毛。……金受火之制，故肺以心为主。肝属木，木曲直而柔，筋体象之，故合于筋。爪者筋之余，故荣于爪。木受金制，故肝以肺为主。脾属土，肉象地之体，故合肉也。脾气通于唇，故荣唇也，土受木之制，故脾以肝为主。肾属水，肾藏精，骨藏髓，精髓同类，故肾合骨。发为精血之余，精髓充满，其发必荣，故荣在发。水受土之制，故肾以脾为主。”

【凡按】

藏象学说以五脏六腑为中心，联系到躯体、五官、九窍等组织器官，形成了生理学的五大系统，而又以整体观念为指导，说明人体的组织器官，构成了一个完整的人体模型。“象”是指脏腑生理活动、病理变化反映于外的征象，象变是疾变信息的反映。“藏”是指隐藏于人体内部的，主要是指五脏六腑及其有关的器官。藏变决定象变，象变推知藏变。经络是人体内运行气血的通路，是沟通表里上下，联系脏腑器官的独特系统。《灵枢·海论》说：“夫十二经脉者，内属于脏腑，外络于肢节。”明确指出了经络沟通表里的作用，可见经络是运行气血，传递信息的通路。

2. 脏腑功能

【原文】

黄帝问曰：“愿闻十二脏之相使[①]，贵贱[②]何如？岐伯对曰：悉乎哉问也，请遂言之。心者，君主之官也，神明出焉。肺者，相傅之官，治节出焉[③]。肝者，将军之官，谋虑出焉[④]。胆者，中正之官，决断出焉[⑤]。膻中[⑥]者，臣使之官，喜乐出焉[⑦]。脾胃者，仓廪之官，五味出焉[⑧]。大肠者，传导之官，变化出焉[⑨]。小肠者，受盛之官，化物出焉[⑩]。肾者，作强之官，伎巧出焉[⑪]。三焦者，决渎之官，水道出焉[⑫]。膀胱者，州都之官，津液藏焉，气化则能出矣[⑬]。凡此十二官者，不得相失[⑭]也。故主明则下安……主不明则十二官危。《素问·灵兰秘典论》）

【注释】

①相使：张景岳："相使者，辅相臣使之谓。"指十二脏腑的功能及其相互联系。

②贵贱：职位之高低。此指脏腑功能的主要、次要之分。

③相傅之官，治节出焉：张景岳："肺与心皆居膈上，位高近者，犹之宰辅，故称相傅之官。肺主气，气调则营卫脏腑无所不治，故曰治节出焉。"

④将军之官，谋虑出焉：高士宗："气勇善怒，犹之将军之官。运筹揆度，故谋虑由之出焉。"

⑤中正之官，决断出焉：王冰："刚正果决，故官为中正；直而不疑故决断出焉。"

⑥膻中：张景岳："按十二经表里，有心包络而无膻中，心包之位正居膈上，为心之护卫。胀论曰：'膻中者，心主宫城也'，正合心包臣使之义。"

⑦臣使之官，喜乐出焉：吴崑："是行君相之令，故曰臣使。然膻中气化则阳气舒，而令人喜乐，气不化则阳气不舒，而令人悲愁，是为喜乐之所以从出也。"

⑧仓廪之官，五味出焉：张志聪："脾胃运纳五谷，故为仓廪之官，五味入胃，脾为转输，以养五脏气，故五味出焉"。

⑨传导之官，变化出焉：张志聪："大肠居小肠之下，小肠之受盛者，赖以传道，变化糟粕而出。"

⑩受盛之官，化物出焉：张景岳："小肠居胃之下，受盛胃中水谷而分清浊。"

⑪作强之官，伎巧出焉：伎，通技，指技能。巧，精巧。唐容川："盖髓者，肾精所生，精足则髓足，髓在骨内，髓足则骨强，所以能作强，而才力过人也。精以生神，精足神强，自多伎巧，髓不足者力不强，精不足者智不多。"

⑫决渎之官，水道出焉：张景岳："决，通也；渎，水道也。上焦不治，则

水泛高原；中焦不治，则水留中脘；下焦不治，则水乱二便。三焦气治则脉络通而水道利，故曰决渎之官。”

⑬州都之官，津液藏焉，气化则能出矣：张景岳：“膀胱位居最下，三焦水液所归，是同都会之地，故曰州都之官，津液藏焉……津液之入者为水，水之化者由气，有化有入，而后有出，是谓气化则能出矣。”

⑭不得相失：马莳：“凡此十二官者，上下相使彼此相济，不得相失也。”

【名家论述】

程士德：“本篇主要论述了人体十二脏腑的生理功能，及其相互之间的联系，并着重指出人体的整体活动，是以心主神明为之主宰。这是祖国医学‘藏象学说’的内容之一，也是祖国医学关于人体生理活动规律的基本观点。”（《素问注释汇粹》）

傅景华：“中医学将一切生命活动的发生过程统称作‘肾’，将一切生命活动的动力过程统称作‘心’，将一切生命转换的过程统称作‘肺’，将一切生命活动的调控过程统称作‘肝’，将一切生命的演化过程统称作‘脾’。可见中医学的‘五脏’与西医学的神经、呼吸、消化、心血管、内分泌、生殖、泌尿等系统根本不同，而又完全交叉。有者横观生命过程，后者纵观实体结构。作为人类认识的双翼，二者卓然自立，可以和谐互补、结合运用。”

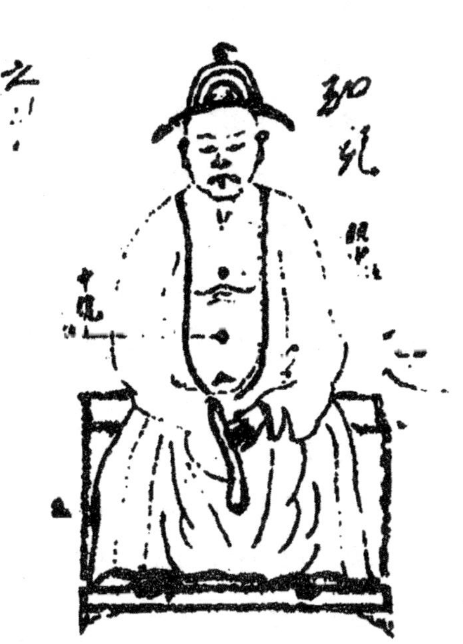

明抄本《针灸集成》针方图中的气逆取穴图

【凡按】

“心者君主之官，神明出焉。”这里的“神明”是进行思维和统率全身生理机能的特殊功能，是全身的主宰。同一篇又说：“凡此十二官者，不得相失也。故主明则下安，……主不明则十二官危，使道闭塞而不通，形乃大伤。”体内各器官，必须动作协调，不得相失，完成协调作用的就是心。《灵枢·邪客篇》说：“心者，五脏六腑之大主也，精神之所舍也，其脏坚固，邪弗能容也，容之则心伤，心伤则神去，神去则死矣。”所谓“神去”就是

"神机化灭"。《内经》从生理病理学的角度根本否定了灵魂不死的妄说。

但由于时代的局限，《内经》不知道大脑才是主导全身生理机能和产生精神活动的实质性器官，而把思维情志功能分属于五脏，这与实际情况不符。但它认为人体内有司控情志和思维活动的物质系统，这是正确的。临床实践证明，五脏与七情之间确实有一定的相应关系，是今天仍需要研究的课题。英、德、俄、日等国，15 世纪以前同样也认为心脏是主理论思维活动的，如亚里士多德、柏拉图等都曾认为精神能力位于心脏，而脑不过是人体的一个冷却装置。《内经》中有关于"脑"的记载，但并没认识到脑与思维的联系。第一次提出脑具有思维作用的是明代李时珍，称"脑为元神之府"。其后，李梴论述了血肉之心与神明之心，将心主神明与主血脉的功能看作为二个组织器官的作用。清代王清任则直接提出了"灵机记性，不在心在脑"之说。可见中医对精神活动的产生部位是有一段逐渐深化的认识过程的。

3. 脏腑转化

【原文】

五脏者，藏精气而不泻也，故满而不能实[①]。六腑者，传化物而不藏，故实而不能满也。所以然者，水谷入口，则胃实而肠虚[②]；食下，则肠实而胃虚，故曰实而不满，满而不实也。(《素问·五脏别论》)

【注释】

①满而不能实：满，指精气盈满。实，指水谷充实。

②胃实而肠虚：姚止庵："食之所在为实，食之所不在为虚。"

【名家论述】

张景岳："五脏主藏精气，六腑主传化物。精气质清，藏而不泻，故但有充满而元所积实；水谷质浊，传化不藏，故虽有积实而不能充满。"(《类经·藏象类二十三》)

【原文】

胃满则肠虚，肠满则胃虚，更虚更满，故气得上下，五脏安定，血脉和利，精神乃居，故神者，水谷之精气也。(《灵枢·平人绝谷篇》)

【名家论述】

张景岳："盖胃中满则肠中虚，肠中满则胃中虚，有满有虚，则上下之气得以通达，五脏血脉得以和调，而精神乃生，故神为水谷之精气也。"(《类经·藏

象类二十七》)

《全息医学论》:“通过肠道进行物质流通,其功能变化主要有三种类型:1. 吸收功能亢进;2. 吸收功能减弱;3. 既有亢进,又有减弱,即功能紊乱。”按:此有别于“更实更虚,其气乃居”的生理状态。

【原文】

五脏者,所以藏精神血气魂魄者也。六腑者,所以化水谷而行津液者也。(《灵枢·本藏篇》)

【名家论述】

张志聪:“精神魂魄,五脏之所藏也;水谷津液,六腑之所化也。是以气血神志和调。是五脏不受邪而形体得安。”(《灵枢集注》)

【原文】

肝藏血,血舍魂[①],肝气虚则恐,实则怒。脾藏营,营舍意,脾气虚则四肢不用,五脏不安,实则腹胀经溲不利[②]。心藏脉,脉舍神,心气虚则悲,实则笑不休。肺藏气,气舍魄,肺气虚则鼻塞不利少气,实则喘喝,胸盈仰息[③]。肾藏精,精舍志,肾气虚则厥,实则胀,五脏不安。必审五脏之病形,以知其气之虚实,谨而调之也。(《灵枢·本神篇》)

【注释】

①血舍魂:舍,有住宿、寄居的意义。血舍魂,即魂的功能凭依于血。余藏同。

②经溲不利:经溲之经,《素问·调经论》王注引《针经》文均作“泾”,泾,水道也,泾溲,指大小便也。《史记仓公传》索隐:“前溲指小便,后溲指大便。”

③喘喝,胸盈仰息:喝,形容气喘的声音。胸盈,胸中胀满,仰息,仰而呼吸。

【名家论述】

赵棣华:“肝有调节蓄藏血液的功能。与肝相关的精神意识中的魂,就依附于血。肝气虚,血不足,则魂失其舍,可表现出失魂落魄的恐惧状态,肝气盛,则血旺魂壮,就易发怒。脾有生化营血的功能,思维活动中的意,就寄附于营中,脾气虚,则营气不足,不仅思维呆钝,而且不能正常主宰四肢的活动。脾为后天之本,营养五脏,脾虚则五脏失养而不调和,脾气实,就出现四肢壅滞,腹部发生胀满，而大小便不利。心主血脉，代表一切思想意识的神，是寄附于血脉为，所以有‘心主神’之说。心气虚弱，就会产生悲伤的情绪；心之志为喜，心气实，就会大笑不休。肺主一身之气，魄是寄附于气之中。肺气虚，就可表现为没有气魄，缺乏魄力；肺开窍于鼻，肺气虚，容易遭受外邪；肺气实，气机壅滞胸膈，胀满喘急。肾主藏五脏六腑的精气，人的记忆力与精气有关。肾精充足则记忆力强；肾精虚衰，则记忆力减退。肾气虚，元阳不足，还会出现手足厥冷；肾的病邪有余，寒气盛，水湿内聚，便会发腹胀。”

【凡按】

本节推论了五脏虚实也可影响情志的变化，在用针药时必须观察病人的神态，以测知精神魂魄的存亡。特别是心主血液循环，脑为元神之府，与情志的关系更为密切。

4. 脏腑相合

【原文】

肺合大肠，大肠者，传道①之腑：心合小肠，小肠者，受盛之腑；肝合胆，胆者，中精之腑②；脾合胃，胃者，五谷③之腑；肾合膀胱，膀胱者，津液之腑也。少阴属肾，肾上连肺，故将两脏④。三焦者，中渎之腑也，水道出焉，属膀胱⑤，是孤之腑⑥也。是六腑之所与合者。（《灵枢·本输篇》）

【注释】

①传道：道，通导。马莳：“凡小肠已化之物，从此传道而出也。”

②中精之腑：杨上善：“胆不同肠胃受传糟粕，惟藏精液于中也。”

③五谷：通指各种食物。

④少阴属肾，肾上连肺，故将两脏：少阴，原误作“少阳”，依《太素》而改。足少阴经脉属肾而上膈络肺，其经气通行于肺肾两脏。《素问·水热穴论》：“少阴者，冬脉也，故其本在肾，其末在肺。”

⑤属膀胱：属，连接之意。三焦之下输也于委阳，合并于太阳经脉，而联络膀胱。

⑥孤之腑：丹波元简：“肺合大肠，心合小肠，肝合胆，脾合胃，肾合膀胱，而三焦唯属膀胱，无所配合，故谓孤之腑也。”

【凡按】

三焦一腑，好象四通八达的水网系统，有通调水道功用，下和膀胱联系，但它在这里无脏相配，所以名为孤独之腑，以上是说明六腑与五脏相合的关系。但在《灵枢·经脉篇》又说，心主手厥阴心包络之脉，与三焦手少阳之脉是相表里的，在这一意义上说，三焦是大腑，而不是孤腑。

中医对人体生理认识的系统思想，突出地体现在藏象学说中。藏象学说认为，构成人体的各个组成部分，在结构上与时间、空间是不可分割的，在功能上是互相协调，互相制约的。五脏之间的联系，通过系统中脏腑相关，五个系统之间互相配合，完成一定的生理功能。如饮食的转化、输布和排泻，除靠脾胃的腐熟、消磨和转输作用外，还须依赖肝气的疏汇，肾气的温煦，肺气的宣散，心脉的载运，以及小肠的泌别清浊和大肠的传导，膀胱之气化等。这种互助协调，互相制约的关系，表现了中医五脏一体的系统观念。

5. 上关七窍

【原文】

肺气通于鼻，肺和则鼻能知臭香矣；心气通于舌，心和则舌能知五味矣；肝气通于目，肝和则目能辨五色矣；脾气通于口，脾和则口能知五谷矣；肾气通于耳，肾和则耳能闻五音矣。五脏不和则七窍不通，六腑不和则召结为痈。（《灵枢·脉度篇》）

【名家论述】

张景岳：“《阴阳应象大论》曰：肺在窍为鼻，心在窍为舌，肝在窍为目，脾在窍为口，肾在窍为耳。故其气各有所通，亦各有所用，然必五脏气和而后各称其职，否则脏有所病则窍有所应矣。”

李东垣：“视听明而清凉，香臭辨而温暖，此内受天之气而利九窍者也。”按：证明人的内外环境是密切相关的。

【原文】

五脏六腑之精气，皆上注于目而为之精[1]。精之窠为眼[2]，骨之精为瞳子[3]，筋之精为黑眼[4]，血之精为络[5]，其窠气之精为白眼[6]，肌肉之精为约束[7]。裹撷[8]筋骨血气之精而与脉并为系，上属于脑，后出于项中。

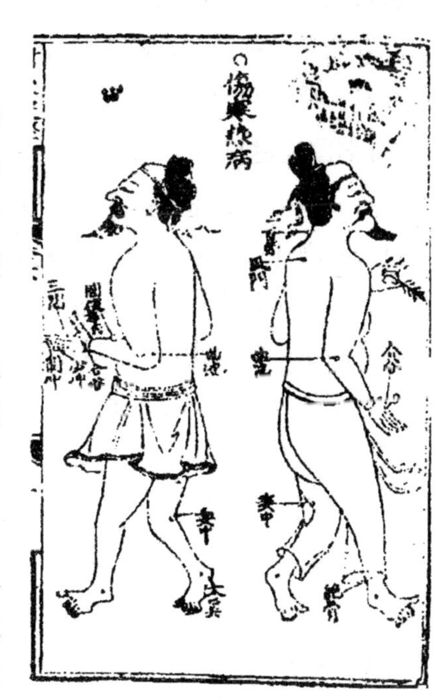

明代何柬《针灸捷径》针灸方图中的伤寒热病取穴图

（《灵枢·大惑论》）

【注释】

①上注于目而为之精：张景岳："为之精，为精明之用也。"杨上善："五脏六腑精液，及脏腑之气清者上升注目，以为目之精也。"

②精之窠为眼：脏腑精气结聚于眼窠便于眼睛。张景岳："窠者，窝穴之谓。眼者，目之总称。五脏六腑之精气皆上注于目，故眼为精之窠而五色具焉。"

③骨之精为瞳子：骨，借代肾。张景岳："骨之精，主于肾，肾属水，其色玄，故瞳子内明，而色正黑。"

④筋之精为黑眼：筋，借代肝。张景岳："筋之精，主于肝，肝色青，故其色浅于瞳子。"

⑤血之精为络：血，借代心，指目眦内血络。张景岳："络，脉络也。血脉之精主于心，心色赤，故眦络之色皆赤。"

⑥其窠气之精为白眼：《甲乙经》无"其窠"二字。气，借代肺。张景岳："气之精主于肺，肺属金，故为白眼"。

⑦肌肉之精为约束：肌肉，借代脾。张景岳："约束，眼胞也，能开能合，为肌肉之表，主于脾也。"

⑧裹撷：撷音洁，包裹之意。张景岳："脾属土，所以藏物。故裹撷筋骨血气四脏之精，而并为目系。"

【名家论述】

裘沛然："眼睛与五脏六腑的功能密切相关。眼睛的视觉功能由脏腑的精气通过经脉灌注于目而产生。具体而言，肺之精与白睛，肾之精与瞳子，肝之精与黑眼，心之精与内外眦、血络，脾之精与上下眼胞相联系。因此，内脏的病变可以在眼睛上反映出来，观察眼睛的局部变化，亦可了解相应的内脏情况。"按：后世医家根据这一理论发展为"五轮学说"，成为眼科辨证论治的纲领和虹膜诊断法。

【凡按】

"五脏六腑之精华皆上注于目而为之精"。治眼病，不能只察局部不察整体，只见树木不见森林也。"滋苗者必溉其根，伐下者必枯其上。"应注意整体调节。

6. 四海之输

【原文】

人有髓海，有血海，有气海，有水谷之海，凡此四者，以应四海也。……胃者水谷之海[①]，其输[②]上在气街[③]，下至三里[④]。冲脉者为十二经之海[⑤]，其输上在于大杼[⑥]，下出于巨虚之上下廉[⑦]。膻中者为气之海，其输上在于柱骨之上下[⑧]，前在于人迎[⑨]。脑为髓之海，其输上在于其盖[⑩]，下在风府[⑪]。(《灵枢·海论》)

【注释】

①水谷之海：张景岳："水谷入口，藏于胃，以养五脏气，故五脏六腑之气味皆出于胃，而胃为水谷之海也。"

②其输：输通腧、俞。指气血流注的俞穴。

③气街：即气冲穴，属足阳明胃经，在任脉曲骨穴旁开二寸。

④三里：指足三里穴。属足阳明胃经。

⑤十二经之海：即血海。马莳："冲脉为十二经之血海。"

⑥大杼：即大杼穴。属足太阳膀胱经，在第一胸椎下旁开三寸。

⑦巨虚之上下廉：指足阳明胃经之上巨虚（膝下六寸）和下巨虚（膝下九寸）。

⑧柱骨之上下廉：指督脉经之哑门穴与大椎穴。柱骨，即颈椎骨。

⑨人迎：属足阳明胃经，颈部喉结旁开1.5寸，胸锁乳突肌前缘处。

⑩盖：张志聪："盖，谓督脉之百会，督脉应天道之环转复盖，故曰盖"。

⑪风府：属督脉，后正中线发际上1寸，当枕骨粗隆下凹陷处。

【名家论述】

陈璧琉："海是百川汇聚之处，凡有汇合的现象，一般常以海来比喻，例如人们群集称为人海等。"

郭霭春："人身四海为精神气血的来源，它的循行和输注有一定规律，它的有余和不足，也一定会出现一些病候，从而提出了调治针刺原则。"

【原文】

气海有余[①]者，气满胸中，急息[②]面赤；气海不足，则气少不足以言。血海有余，则常想其身大，怫然不知其所病；血海不足，则常想其身小，狭然不知其所病。水谷之海有余，则腹满[③]；水谷之海不足，则饥不受谷食。髓海有余，则轻劲多力，自过其度；[④]髓海不足，则脑转耳鸣，胫痠眩冒，目无所见，懈怠安卧。黄帝曰：余已闻逆顺，调之奈何？岐伯曰：审守其输[⑤]而调其虚实，无犯其害[⑥]，顺者得复，逆者必败。(灵枢·海论》)

【注释】

①气海有余：马莳：“有余者，邪气有余而实也。不足者，正气不足而虚也。”下文各海之有余、不足皆仿此。

②急息：喘息气急。

③腹满：《甲乙》“腹”下有“胀”字，《太素》“满”下有“胀”字。

④自过其度：超过一般人的正常兴奋。

⑤审守其输：意即审察和掌握“四海”所流布部位的输穴。

⑥无犯其害：意谓不要犯实实虚虚的错误。

【名家论述】

赵棣华：“上述人体中的四海，脑比喻为髓海，胃比喻为水谷之海，均有解剖学依据的支持。”

俞慎初：“特别是脑的功用，19 世纪傅路伦试验野鸽的脑，远放飞回，不迷故路。这说明，鸟类的大脑有特殊的学习记忆能力。清代医学家王清任也发表了他的‘灵机记忆不在心而在脑’的学说，更证实了《内经》所说的脑的功用。”（《俞慎初论医集》）

任继学：“夫脑者一身之宗，百神之会。因此，神统五脏精华之血，六腑清阳之气，皆上奉于脑，温养诸窍，而生精神，感觉意识、思维、记忆运动以及喜、怒、忧、思、悲、恐、惊、哀、乐、160 亿个脑神经细胞，从而形成人体的中枢器官——脑髓。”（《中国名老中医药专家学术经验集》）按：揆之现代脑之生理功用无不吻合。但脑不是孤立的，它与生髓之源在肾，供血之源在心是分不开的。

【凡按】

自然界的经水，有东、西、南、北四海为之调节。古人用取象比类的方法，藉以推论人体十二经脉中营卫气血的生成和运行，同样有四海作为汇聚之所。人体之四海是营卫气血与精神的源泉，而气、血、精神是维持生命活动的“至宝”，四海的生理作用无时不影响着五脏六腑、十二经脉的功能。所以《内经》告诉人们，在养生方面，宜慎重调摄四海，就能健壮，不致起病，否则易病易衰。在治疗方面，应掌握四海的循行和输注规律，达到“顺者得复”，避免“逆者必败”。也正如《素问·真邪离合论》说：“天地温和，则经水安静；天寒地冻，则经水凝泣；天暑地热，则经水沸溢；卒风暴起，则经水波涌而陇起。”这是告诉人们，风、寒、热、湿、燥、火六淫邪气侵袭人体经脉所引的后果，与其在自然界作用到江河时造成的影响是相近的。二者是可以类比的。

（二）精神气血津液

1. 源于一气

【原文】

黄帝曰：余闻人有精、气、津、液、血、脉余意以为一气耳，今乃辨为六名，余不知其所以然。岐伯曰：两神相搏①，合而成形，常先身生，是谓精。何谓气？岐伯曰：上焦开发，宣五谷味②，熏肤，充身泽毛，若雾露之溉，是谓气。何谓津？岐伯曰：腠理发泄，汗出溱溱③，是谓津。何谓液？岐伯曰：谷入气满，淖泽④注于骨，骨属⑤屈伸，泄泽⑥，补益脑髓，皮肤润泽，是谓液。何谓血？岐伯曰：中焦受气取汁，变化而赤，是谓血。何谓脉？岐伯曰：壅遏营气，令无所避⑦，是谓脉。(《灵枢·决气篇》)

【注释】

①两神相搏：两神，指男女两性。搏，媾合，交也。马莳："男女相媾之时，两神相合而生男女之形。"

②五谷味：五谷之精微。

③汗出溱溱：溱音珍，形容汗出很多。

④淖泽：淖音闹，淖，满而外溢。泽，濡润。

⑤骨属：骨骼关节之统称。

⑥泄泽：渗出而濡润。《灵枢略·六气论》："泄"作"以"，可从。

⑦壅遏营气，令无所避：《潘氏续焰》："壅遏犹言拥迫，使入隧道，而无别道可避也。"

【名家论述】

章次公："气之一字，凡百学术皆所关涉。以其最著者言之如理学家以气言哲理，技击家以气言拳理。而我医家以气言医理'物质属之血，机能属之气'，可谓言简意赅"。

徐灵胎："'命门为元气之根，真火之宅'。元气者视之不见，求之不得，附于气血之内，宰夫气血之先。'故诊病决死生者，不视病之轻重，而视元气的存亡'。可谓'源于一气'的知本之言"

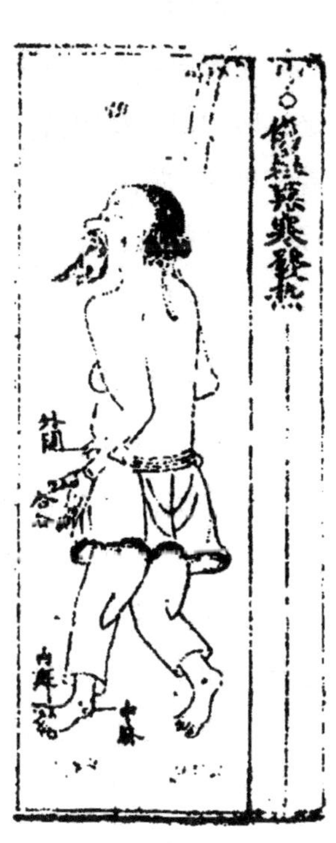

明代何柬《针灸捷径》针灸方图中的伤寒恶寒发热取穴图

【凡按】

人体中的六气是指精、气、津、液、血、脉六种物质。它们的生成、功能和相互联系如下：精：说明“两神相搏”便会孕育成新的形体，构成新形体之前，这种先天的物质，就是精。气：说明“上焦开发”，把水谷精微之气宣散到全身，以温煦皮肤，充养身体，润泽开发，这种现象如雾露灌溉草木一样的功能，就是气。津：质地较清稀的一种体液，说明腠理发散，宣泄所出的汗，就是津。这里是“溱溱”是形容汗出多的样子。液：质地较稠浓的一种体液，说明水谷入胃，化生的精微之气充满全身，液稠滑腻部分，渗注到骨，使骨髓关节屈伸滑利，注于脑，补益脑髓，并能使皮肤润泽的，就是液。血：“中焦受气取汁，变化而赤，是谓血。”说明中焦接受水谷，取其精微变化而为赤色的液体，就是血。血液的生成输布，涉及五脏六府。近人研究，通过一滴血，可从中获取整个生命的信息。脉：“壅遏营气，令无所避，是谓脉。”说明脉有约束营气使它按照一定的轨道运行，不能外溢的功能，这就是脉。此与“散作万化春，凝为一气碧”互发。

【原文】

黄帝曰：六气者，有余不足，气之多少，脑髓之虚实，血脉之清浊，何以知之？岐伯曰：精脱者，耳聋；气脱者，目不明；津脱者，腠理开，汗大泄；液脱者，骨属[①]屈伸不利，色夭，脑髓消，胫酸，耳数鸣；血脱者，色白，夭然不泽，其脉空虚，此其候也。（《灵枢·决气篇》）

【注释】

①属：《甲乙经》卷一第十二作“痹”，疑误。

【名家论述】

孙曾祺：“六气不足的病变特点：耳为肾窍，肾藏精，阴精脱失，会发生耳聋；五脏六腑的精华皆上注于目，气到则精随，阳气脱失，会眼睛看不清东西；津由卫气不固，会毛孔开张而大量出汗；液体脱失，会使骨髓、关节失养而不能屈伸自如，面色无华，脑髓不充而脑力不足，腿发酸，耳鸣耳响；血液脱失，就会面色与皮肤苍白，枯槁不润，脉管空虚。这都是六气虚脱所出现的主要症候。”（《内经答难》）

【凡按】

肾主五液，精气调和，则肾脏强盛，而气、血、精神、津、液，则固而不脱，若劳伤气血，损害了肾脏，则表现各种脱失之症，在肾之本脏则精脱者耳聋是也。

【原文】

故生之来谓之精，两精相搏谓之神，随神往来者谓之魂[①]，并精而出入者谓之魄[②]，所以任物者谓之心，心有所忆谓之意[③]，意之所存谓之志[④]，因志而存变谓之思[⑤]，因思而远慕谓之虑[⑥]，因虑而处物谓之智[⑦]。(《灵枢·本神篇》)

【注释】

①魂：张景岳："魂为梦寐恍惚，变幻游行之类"。往往显现于病理情况，如梦游、呓语、幻觉等。

②魄：人有初生之时就具备的本能的感觉和动作，如耳之听，目之视，及躯干肢体的动作。魄是随着精（形）而存亡，精足则体健魄全，魄全则感觉灵敏，动作准确。

③意：是心中产生的忆念活动，心有所向而未定，是对事物表象的认识活动。

④志：张景岳："意已决而卓有所立者"，即决心实施的思维活动。

⑤思：是实行志愿进行的反复酝酿的思维活动。

⑥虑：是在思的基础上由近及远的推想思维活动。

⑦智：即智慧。在意志思虑的基础上，择善成熟地处理事物。

【名家论述】

赵棣华："除'生之来谓之精'外，神是人体生命活动现象的总称。包括神、魂、魄、意、志、思、虑、智等精神意识活动。先天之精，是神的物质基础。神，在生命之初就形成了，当胚胎形成之际，神亦随之产生，所以经文指出：'故生之来谓之精，两精相搏谓之神。'父母的体格、性情、声音、相貌等，通过精、卵遗传给后代，精卵虽小，却寓藏着整个生命最基本的信息。故此，神指广义之神，即生命活动，非指狭义之神——精神意识，神还赖后天滋养，所以《灵枢·平人绝谷篇》说：'故神者，水谷之精气也。'水谷之精气充足，五脏和调，神的生机才能旺盛。神是一切生命活动的集中表现，神充则体强，神衰则身弱，神存则生，神去则死。魂、魄、意、志、思、虑，皆与'神明'之心、'元神之府'之脑有关，都是精神活动的一部分。而这些又是思维形式由感性到理性的发展过程，是从后天获得，即'物'作用于心、脑而形成的由低级到高级的认识程序。"

【凡按】

本条主要讲的是情志变化的特征。其中"生之来谓之精"，此即人的先天之本。近人胡源民说："人的生老病死都与肾精有关，俗话说'人死如灯灭'，灯中无油——"肾精"耗散，岂有生命之光。"（《认识肝病》）然而有生以来，肾藏精、主骨、生髓，而脑为髓海，人的意、志、思、虑，近代研究都出之于大脑，而肾即其根本也。经文又指出："所以任物者谓之心"。心肾是交相为用的，脑髓根本在肾，此言其"体"；脑的活动在"任物之心"，心供给脑所需的血液与氧气，此言其"用"也。这是《内经》言情志而不离五脏的道理所在。

【原文】

阴气[①]盛则梦涉大水而恐惧，阳气盛则梦大火而燔焫[②]，阴阳俱盛则梦相杀。上盛则梦飞，下盛则梦堕，甚饥则梦取，甚饱则梦予。（《灵枢·淫邪发梦篇》）

【注释】

①气：《素问·脉要精微论》、《甲乙》、《千金》均无此字。

②焫：《素问·脉要精微论》、《千金》均作灼。

【名家论述】

张灿玾："'梦景'的问题，在科学不发达的古代，大多是从离开形体永远不灭的精神——'灵魂'去解释的，并附会以人事吉凶，所以长期以来，占梦不仅成为唯心主义的帮凶，而且成为封建统治的工具。但是《内经》对于'梦景'的解释，却没有求助于鬼神的观念。《素问》并提出了'道无鬼神'和'拘于鬼神者不可以言至德'。所谓'随神往来者，谓之魂，并精出入者，谓之魄'。它和那种虽然寓于人体但可以离开人体而永远不灭的灵魂观念是绝然不同的，因而是符合实际情况的。"

【原文】

诸脉者，皆属于目[①]；诸髓者，皆属于脑[②]；诸筋者，皆属于节[③]；诸血者，皆属于心[④]；诸气者，皆属于肺[⑤]；此四肢八谿[⑥]之朝夕[⑦]也。故人卧血归于肝[⑧]，肝受血而能视[⑨]，足受血而能步，掌受血而能握，指受血而能摄[⑩]。（《素问·五脏生成篇》）

【注释】

①皆属于目：高士宗："五藏在内，气行周身，诸脉者，周身血脉循行之脉道也。五藏精华，上注于目，故诸脉皆属于目。"

②皆属于脑：《灵枢·海论》曰："脑为髓之海"，故诸髓皆属于脑。

③皆属于节：节，指骨节。王冰："筋气之坚结者，皆络于骨节之间也。"

④皆属于心：《素问·痿论》曰："心主身之血脉。"故诸血者皆属于心。

⑤皆属于肺：《灵枢·本神篇》曰："肺藏气"与此同义。

⑥四肢八鞣：张景岳："八鞣者，手有肘与腋，足有胯与膝也。此四肢之关节，故称为鞣。"

⑦朝夕：即潮汐，通假字。言人身气血往来，如海潮之消长，早曰潮，晚曰汐。

⑧血归于肝：王冰"肝藏血，心行之，人动是血运于诸经，人静则血归于肝藏，何者？肝主血海故也。"

⑨肝受血而能视：王冰："言其用也，目为肝之官，故肝受血而能视。"张景岳"肝开窍于目，肝得血则神聚于目，故能视。"下文言足、掌、指，故李东垣《脾胃论》"肝"作"目"于义为顺。

⑩"摄"以指取物也。《说文》："摄，引持也。"吴崑注："人之所以能步，能握、能摄者，虽系于筋，若无血以养筋，则痿弱无力，足不能步，掌不能握，指不能摄矣。"

【名家论述】

程士德："本段讨论了脉、髓、筋的生理以及气血的调节、运行，提出了全身一切组织必须依赖气血的供养与调节，才能发挥其功能，所说的目之能视，足之能步，手之能握，指之能摄，仅不过举例而已。"

赵棣华："经文指出：关于'诸脉者，皆属于目；诸髓者，皆属于脑；诸血者，皆属于心；诸气者，皆属于肺……'等，在生理学上，确有它一定的道理。特别是心主循环发动血液；肝主藏血，昼少夜多，与现代医学观察基本相同。又手足受血而能握步等。由于能量的供给，则活动有力，当可理解；惟肝受血而能视，则学理非浅，民间亦知眼病食肝，而可治疗，其中必有微妙之处，又如心病食猪心，亦属有效的脏器疗法。"

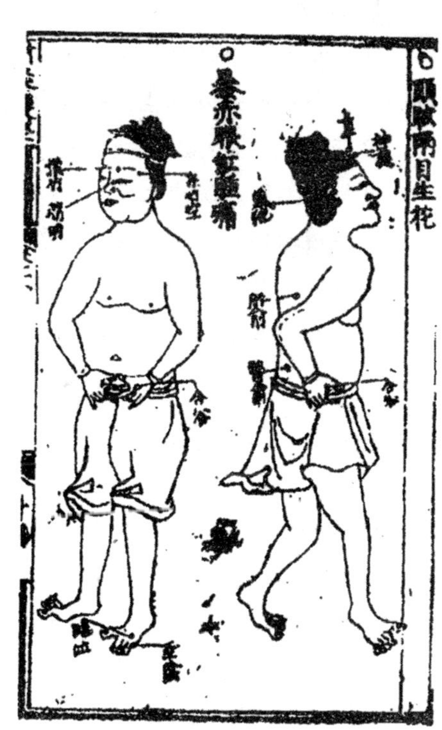

明代何柬《针灸捷径》针灸方图中的两目生花及暴赤眼红肿取穴图

【凡按】

本段讨论了脉、髓、筋的生理以及气血的调节、运行，提出了全身一切组织必须依赖气血的供养与调节，才能发挥其功能作用，所说的目之能视，足之能步，手之能握，指之能摄，不过是举例而已。

2. 血气精神

【原文】

人之血气精神者，所以奉生而周于性命①者也。经脉者，所以行血气而营②阴阳，濡筋骨，利关节者也。卫气者，所以温分肉，充皮肤，肥腠理，司开合者也。志意者，所以御③精神，收魂魄，适寒温，和喜怒者也。是故血和则经脉流行，营覆阴阳④，筋骨劲强，关节清利矣。卫气和则分肉解利⑤，皮肤调柔，腠理致密矣。志意和则精神专直⑥，魂魄不散，悔怒不起，五藏不受邪矣。寒温和则六腑化谷，风痹不作，经脉通利，肢节得安矣。此人之常平也。(《灵枢·本藏篇》)

【注释】

①奉生而周于性命：奉，养也。周，周全。张景岳："人身以血气为本，精神为用，合是四者以奉生，而性命周全矣。"

②营：张景岳："营，运也。"

③御：驾驭，统率之意。

④营覆阴阳：血脉流动，往复营运于身体内外。阴阳，指内外。

⑤解利：舒畅通利之意。

⑥精神专直：思维敏达，精神集中而无妄念。

【名家论述】

郭霭春："此论脏腑、经脉、意志、魂魄的功能，而病变的发生，主要在于脏腑。"

刘长林："气血在机体内循行，有特殊的通路，即经络。《灵枢·本藏篇》说：'经脉者，所以行血气而营阴阳'要把握气血运行活动的规律，就必须研究经络。人有精神意识，所以《内经》坚决反对把病人当作消极被动之物，而要求医生充分发挥病人的能动性，注意精神因素的作用。"按：此节血气精神并提，是有其内在联系的。

【凡按】

经首言人体的血气精神，是养生而合乎性命的物质。人的脉，是通行血气，运转内外，濡润筋骨，滑利关节的；人的卫气，是温养肌肉，充实皮肤，肥盛腠理，管理皮肤腠理开合的；人的意志，是驾驭精神，收集魂魄，适应寒温的变化，调和情绪的。所以血脉和，就会经脉流行，营养达到身体内外，则筋骨劲强，关节也感觉滑利；卫气和，就会使肌肉感到滑利，皮肤柔和，腠理也能致密，志意和顺，就会使精神专一魂魄不致散漫，忿怒也不妄起，因而五脏协和，不受邪气的侵袭。如能适应寒热气候的变化，就会使运化水谷的功能正常，风痹之类的病不致发生，四肢关节的活动，也就正常了。这些都是身体协调的正常情况。总的来说，血气、精神，经脉、卫气、意志等，虽源于五脏、六腑之精气，但又起着保护脏腑的作用，调畅气血精神，和其意志，适其寒温，是维持脏腑功能的重要保证。

【原文】

五劳[①]所伤：久视伤血，久卧伤气，久坐伤肉，久立伤骨，久行伤筋，是谓五劳所伤。(《素问·宣明五气篇》)

【注释】

①劳：《说文》："劳，剧也。"张志聪："劳，太过也。"

【名家论述】

姚止庵："目得血而能视，视久则目力竭而血伤。气随动而运，卧久则气懈怠而不行。包藏脏腑，拥护筋骨，而丰满于一身者，肉也。肉也者，外静而内动，气血流焉。脾胃应焉。若久坐，则气血凝滞而肉疾矣。骨者身之干也，挺直不仆，惟骨是赖。若立之太久，不无痿弱之患矣。维系肢节能屈伸俯仰者，筋也。以动为用，以静为养，可以行而不可以久。若久行，则不无阻弛之患矣。"

【凡按】

五者之用，缺一不可。用之太过，则劳伤矣。《素问·经脉别论篇》曰："四时阴阳生病，起于过用。此之谓也。"

3. 食饮输布

【原文】

食气入胃，散精于肝，淫气于筋[①]。食气入胃，浊气[②]归心，淫精于脉[③]。脉气流经，经气归于肺，肺朝百脉，输精于皮毛。毛脉合精[④]，行气于府[⑤]。府精神明，留于四脏[⑥]，气归于权衡[⑦]，权衡以平，气口成寸，以决死生。(《素问·经脉别论》)

【注释】

①淫气于筋：马莳："谷入于胃，运化于脾，而精微之气，散之于肝，则浸淫滋养于筋矣，以肝主筋也。"

②浊气：张景岳：“言食气之厚者也。”

③淫精于脉：王冰：“谷气归心，淫溢精微于脉。”

③毛脉合精：肺主皮毛，心主血脉；脉藏气，心藏血。毛脉合精，即气血相合。

⑤行气于府：张志聪认为府指六腑：“六腑为阳，故先受气。”王冰则认为府指膻中：“府，谓气之所聚处也，是谓气海，在两乳间，名曰膻中也。”亦有以府为血脉者。

⑥府精神明，留于四脏：日医森立之曰：“府者胃府，受前文府字，精者肺精，亦受前文精字而结于此也”；“留”通流，马莳：“流于心肝脾肾之四脏”。

⑦气归于权衡：脏腑之气内外相应而得到平衡协调。权，称锤。衡，称杆——即相对平衡之意。

【名家论述】

榭浴凡：“‘食气人胃，散精于肝，淫气于筋’三句，论述‘将军之官’另有重任，可补《灵兰秘典》之不足……玩此三句，其义有三：一为肝脏非但藏血，更藏食物精微，以备生化之用，‘淫气于筋’即其例也。二为肝脏能佐心以主血脉，即《全息医学论》：‘通过血液，进行物质流通’之理。三为肝之营养直接来源于脾，所谓‘木植于土’也。识此三义，则临证治疗肝病，当知肝血宜养，肝气宜调，肝之营养不可缺也。‘气口成寸，以决死生’两句，其旨甚微，其微有四：一者，总结上文之言也；二者，突出心肺之用也；三者，强调阴阳之平也；四者，隐传切脉之秘也。秦越人发明切脉‘独取寸口’，厥功甚伟！虽属师承有自，然观其著《难经·一难》云：‘寸口者，脉之大会，手太阴之动脉也……寸口者，五脏六腑之所终始，故取法于寸口也。’实属探得《内经》切脉之秘也。”

【凡按】

食气入胃，运化于脾，散之于肝，归之于心。《全息医学论》云：“通过血液进行物质流通。其阴阳平衡与否，常于‘气口’切得之”。

【原文】

饮入于胃，游溢[1]精气，上输于脾。脾气散精，上归于肺，通调水道，下输膀胱[2]。水精四布，五经并行[3]，合于四时五脏阴阳，揆度以为常也[4]。（《素问·经脉别论》）

【注释】

①游溢：张景岳：“游，浮游也；溢。涌溢也。”

②通调水道，下输膀胱：吴崑："肺虽为清虚之脏，而有治节之司，主行营卫，通阴阳，故能通调水道，下输膀胱。"

③水津四布，五经并行：张志聪："水精四布者，气化则水行，故四布于皮毛；五经并行者，通灌于五脏之经脉也。"

④揆度以为常也：张志聪："揆度，度数也。总结上文而言经脉之道，合于四时五行之次序，阴阳出入度数，以为经脉之经常。"

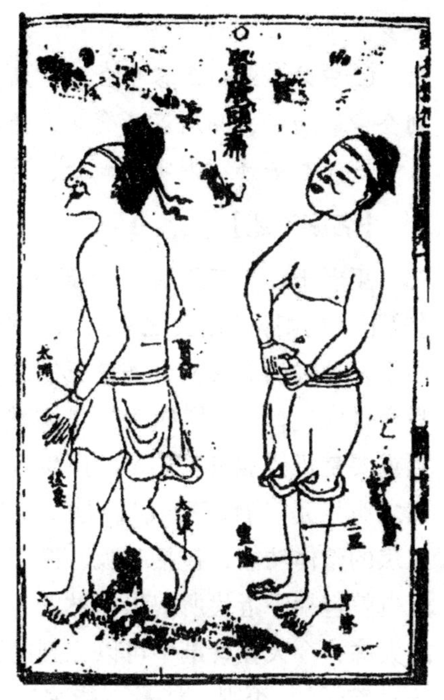
明代何柬《针灸捷径》针灸方图中的肾厥头痛取穴图

【名家论述】

周学海："尝谓读书，须知其笔法之断续、起伏、伸缩、单复，今于此节备之矣。'饮入于胃'一句，当作一大断；'游溢精气'四句直下，再作一大断；'通调水道'二句，是双承肺、胃，非单承肺也。水道本自胃取道三焦，以下膀胱，非上入肺而后下也。然必借肺气以通调之，故'通调'二字近承肺，'水道'二字远承胃也。水精者，水之精也，是遥承肺与水道，非承膀胱也。肺受脾之精而布之矣，其精之吸取未尽者，复于取道三焦时，沿途抛洒也，故不竟曰精，而仍曰水精也。五经者，五脏之经也。水精由五脏之经行于周身。是一时并行，而无或先后者也。《痹论》曰：'水谷之精气，和调于五脏，洒陈于六腑，乃能入于脉也。'其是之谓乎？如是，则本节凡四断，俱有天梯石栈相钩连之妙矣。"

【凡按】

人体水液的新陈代谢，是循环不息的。"饮入于胃……脾气散精，上归于肺"是"代"的过程，"通调水道，下输膀胱"是"谢"的过程。"水精四布，五经并行"是"去粗取精"的营运过程。但有一点必须注意，在水液的代谢过程中，肾的气化作用也是极其重要的。

【原文】

上焦如雾[①]，中焦如沤[②]，下焦如渎[③]。(《灵枢·营卫生会篇》)

【注释】

①上焦如雾：形容上焦心肺宣发敷布水谷精气的功能，如同雾露弥漫灌溉

全身。

②中焦如沤：形容中焦脾胃腐熟水谷，吸收精微，进而将营养物质上输转送到全身的功能，如同沤渍食物，使之变化。

③下焦如渎：形容下焦肾、膀胱排泄水液和糟粕的功能，如同沟渠。

【名家论述】

巫君玉："三焦有三个部分，历代医家对此无异议。'焦'，有热的含义，《礼记·内则》'濡炙之举焦'，《释文》，'焦字又作燋'，说明'焦''燋'是通用字，这种热的含义，才是三焦的正义。三焦的功能方面：'上焦如雾'是司呼吸交换大气，'中焦如沤'是腐熟水谷为气血之原，'下焦如雾'是排泄二便；更重要是机体能量、热量的产生（卫气出于下焦）。《难经·八难》推论说：'三焦之原'是'肾间动气'，是'生气之原'，是'五脏六腑之本，十二经之根'；三焦的整体功能，包括呼吸、循环、消化、造血、泌尿等系统和能量的产生，当然也就包括了近代所提出的淋巴、油膜、水液平衡等作用在内。三焦是五脏六腑之大廓，今天在解剖中可以见到的胸膜、腹膜等无不是三焦的实质。即虞抟所指的'腔子'。否则，能量不能聚用，使中焦不能'腐熟水谷'，上焦不能'输布津液'，且下焦也失掉了'气化'的基础。"按：此诚综核名实，融会古今的精辟见解，最后提到三焦的内在联系与程门雪先辈之见若合符节。可谓智者所见略同也。

【凡按】

《难经·三十一难》曰："三焦者，水谷之道路，气之所终始也"，《难经·六十六难》曰："三焦者，原（元）气之别使也，主通行三（焦之）气，经历于五脏六腑，原者三焦之尊号"，与《难经·八难》曰："谓肾间动气，……三焦之原"。以经证经，可以互参。

【原文】

黄帝问于岐伯曰：水谷入于口，输于肠胃，其液别为五，天寒衣薄则为溺与气[①]，天热衣厚则为汗，悲哀气并[②]则为泣，中热胃缓则为唾[③]。邪气内逆，则气为之闭塞不行，不行则为水胀，余知其然也，不知其何由生，愿闻其道。岐伯曰：水谷皆入于口，其味有五，各注其海[④]，津液各走其道。故三（《甲乙》、《太素》作"上"）焦出气，以温肌肉，充皮肤，为其津；其留而不行者为液。天暑衣厚则腠理开，故汗出；寒留于分肉之间，聚沫[⑤]则为痛。天寒则腠理闭，气涩不行，水下流膀胱，则为溺与气。（《灵枢·五癃津液别篇》）

【注释】

①溺与气：弱，音义同尿。张景岳："腠理闭密则气不外泄，故气化为水。

水必就下，故留于膀胱。然水即气也。水聚则气生，气化则水注，故为溺与气。”

②并：偏聚之意。

③中热胃缓则为唾：缓，松弛，可理解为功能障碍。中焦脾胃有热而功能障碍，唾液分泌就增多。

④各注其海：指五味分别注入四海。杨上善：“五味走于五脏四海，肝心二脏主血，故酸苦二味走于血海，脾主水谷之气，故甘味走于水谷之海。肺主于气，故辛走于膻中气海。肾主脑髓，故咸走髓海。”

⑤聚沫：津液受寒凝聚。

【名家论述】

马莳：“人之所以有津与液者，正与水谷皆入于口，其昧有五，各上注其气于气海之中，积为宗气津液，各走其道。故三焦者，上焦为宗气之所出，中焦为营气之所出，下焦为卫气之所出。共出其气，以温外之肌肉，充外之皮肤者为津。其在内之流（留）而不行者为液也。人之所以有汗者，正与天暑衣厚，则人之腠理开，故汗出，若有寒气留于分肉之间，则沫聚而为痛也。人之所以有溺与气者，正以天寒则腠理闭，内之气与湿俱不行，其水下留（流）于膀胱。则前为溺而后为气耳。”（《灵枢注证发微》）

【凡按】

人体是一个自我调节的开放系统，天暑衣厚腠理开则汗多尿少，天寒衣薄腠理闭则汗少尿多。《灵枢·本藏篇》说：“肾合三焦、膀胱，三焦、膀胱者，腠理毫毛其应”。这里提到的肾和三焦、膀胱的关系，的确是外合皮毛，内通三焦、膀胱的泌尿系统，所谓腠理毫毛其应，是指汗腺的排泄功能。这节经文把肾的伎巧与三焦的水道，膀胱的津液连贯在一起讨论，而且指出通过“气化”的作用；这个“气化”是全身的气化而不是膀胱局部的“气化”，应该看作是肾的泌尿功能。引《经》证《经》意义更加明了，则知“肾合三焦、膀胱”之说，无论是生理上或病理上，的确是今之泌尿系统，在病理上如“气为之闭塞不行，不行则为水胀”，正如华佗《中藏经》所说：“肾气盛则水归于海（按：海为膀胱的代词），肾气虚则水散于皮”。与此互发。

4. 营卫生会

【原文】

人受气于谷，谷入于胃，以传与肺，五脏六腑，皆以受气，其清者为营，浊者为卫[①]，营行脉中，卫行脉外，营周不休，五十而复大会[②]。阴阳相贯[③]，如环无端。卫气行于阴二十五度，行于阳亦二十五度，分为昼夜，故气至阳而起，至阴而止[④]。（《灵枢·营卫生会篇》）

【注释】

①清者为营，浊者为卫：唐宗海："清浊以刚柔言，阴气柔和为清，阳气刚悍为浊。"

②五十而复大会：五十，营卫在一昼夜各在人身运行五十周次。大会，指营气和卫气的会合。营行脉中，卫行脉外，一昼夜各行五十周次后便会合一次。

③阴阳相贯：张景岳："其十经脉之次，一阴一阳，一表一里，迭行相贯，终而复始。"

④气至阳而起，至阴而止：张志聪："气至阳则卧起而目张，至阴则休止而目闭。"裘沛然："营与卫皆由水谷精气所化生，只是性质与功能不同。营为'水谷之精气'，循行脉中，化生血液，营养全身；卫乃'水谷之悍气'，行于脉外，固护肌表，温养脏腑、肌肉、皮毛，调节腠理的开合。虽然二者性质功能有别，但必须相互协调，才能维持正常的活动。营卫不和，则病症迭出。当然，为了保证营卫和正常活动，维护脾胃功能是不容忽视的"。

【名家论述】

吴翰香："就是在《内经》的成书时代里，已经肯定了营血是在闭锁的管道里循环不已，而且根据桡动脉的搏动和呼吸之间的关系，来推测其循环一周所需的时间。

如正常人每分钟有十八次呼吸运动来计算，则《内经》所谓'二百七十息，气行十六丈二尺，气行交通于中，一周于身'，所需时间，相当于现代时间的十五分钟（即 $270 \div 18 = 15$）。古代用的时间——滴漏，以一昼夜分为一百刻。而现代时间一昼夜共二十四小时，每小时为六十分钟，共一千四百四十分钟。若以十五分钟为'气行交通于中，一周于身'的话，那么在一昼夜中，应该是气行九十六营于身，而不是'气行五十营于身'（即 $1440 \div 15 = 96$）。遗憾的是：经脉的长度是假说，因此也就不可能得出比较正确的'气行一周于身'的循环时间来"。（《内经基础理论的读书随笔》）

【凡按】

后世医家的临床证明，用《内经》气血循环的理论指导诊断和治疗，特别是把握针刺的时机，具有一定的实践价值。现在看来，《内经》的这一理论反映了人体功能与地球自转的某些关系。

但古代"营周不休，五十而复大会"的观点，与今日的血循环系统概念还有很大的差距，据近人研究，清晨饮水一杯，水在胃内作短暂的停留，除少量的被吸收外，80%以上在小肠内被吸收入血。在血液川流不息的运行中，新饮进的水经过21秒钟就能达到身体的每一个角落（循环半周）以补充体液，再经过21

秒钟就能回流促进全身的吐故纳新（循环一周）向心与离心的循环运行共需时42秒钟。可供参考。

【原文】

帝曰：荣卫之气，亦令人痹乎？岐伯曰：荣者，水谷之精气也，和调[①]于五脏，洒陈[②]于六腑，乃能入于脉也。故循脉上下，贯五脏，络六腑也。卫者，水谷之悍气[③]也，其气慓疾[④]滑利，不能入于脉也，故循皮肤之中，分肉之间，熏于肓膜[⑤]，散于胸腹，逆其气则病，从其气则愈，不与风寒湿气合，故不为痹。（《素问·痹论》）

【注释】

①和调：即调和。

②洒陈：即布散。洒，散也。陈，布也。

③悍气：张景岳："卫气者，阳气也，阳气之至，浮盛而疾，故曰悍气。"

④慓疾：急疾之意。慓，急也。

⑤肓膜：张景岳："凡腹腔内里之间，上下空隙之处，皆谓之肓……膜，膜筋膜也。"

【名家论述】

姚止庵："水谷之精气为营，营行脉内，贯通脏腑，无处不到。水谷之悍气为卫，卫行脉外，屏藩脏腑，捍御诸邪。邪欲中人，必乘卫气之虚而入，入则由络抵经，由腑入脏。"

【凡按】

《内经》虽云"不与风寒湿气合，故不为痹。"然张景岳注："凡病寒者，不必尽由于外寒，但阳气不足，阴气有余，则寒从中生，与病相益，故为寒证。"如此，则不与风寒湿气合亦可为痹症矣。

【原文】

黄帝问于伯高曰：……今厥气客于五脏六腑，则卫气独卫其外，行于阳，不得入于阴。行于阳则阳气盛，阳气盛则阳蹻陷[①]，不得入于阴，阴虚，故目不瞑。

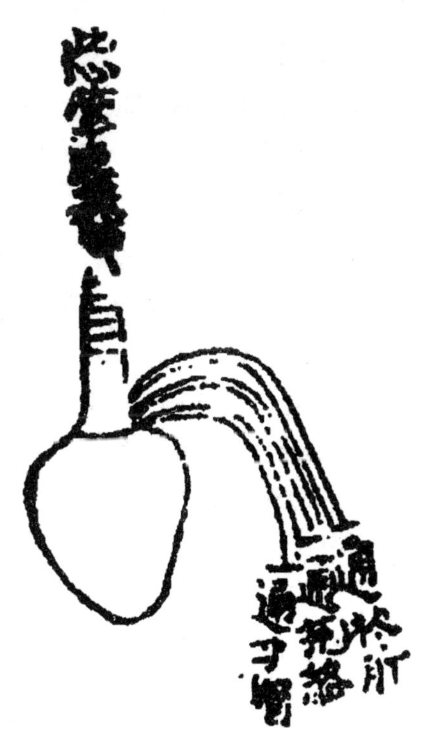

明代吴嘉言《针灸原枢》脏腑图中的心脏形象图

黄帝曰：善。治之奈何？伯高曰：补其不足，泻其有余，调其虚实，以通其道[②]而去其邪，饮以半夏汤一剂，阴阳已通，其卧立至。（《灵枢·邪客篇》）

【注释】

①阳焫陷：《黄帝内经太素》、《甲乙经》均作阳焫满，可从。

②以通其道：沟通阴阳经交会的道路。

【名家论述】

张志聪："此篇论卫气于形身之外内，……卫气者，慓悍滑疾，独行于脉外，昼行于阳，夜行于阴，以司昼夜之开合，行于阳则目张而起，行于阴则目瞑而卧。如厥逆之气，客于五脏六腑，则卫气独行于外，行于阳不得入于阴，故目不瞑。愚按卫气不得入于阴则目不瞑之论，多有重见，然各有意存，学者宜体析明白。"（《灵枢集注》）

【凡按】

本节"目不瞑"证的病机，主要是阳盛于外，阴虚于内，而阳不能入于阴。半夏秫米汤功能交通阴阳，为治疗此病的有效验方。李时珍说："秫，治阳盛阴虚，夜不得眠，半夏汤中用之，取其益阴气利大肠也，大肠利则阳不盛矣。"

【原文】

脑、髓、骨、脉、胆、女子胞，此六者，地气之所生也，皆藏于阴而象于地，故藏而不泻，名之曰奇恒之府[①]。（《素问·五脏别论》）

【注释】

①奇恒之府：张景岳："奇，异也，恒，常也。"张志聪："六者与传化之府不同。"森立之："脑、髓、骨并为肾之所主，然其用也各异，故揭出于此。"

【名家论述】

李时珍："脑为元神之府，思想之原，髓为脑之本，精液之源，骨为髓之府，乃支架爪牙之根，脉为血之府，系营运周身之管道，胆为中精之府，主决断，助消化，女子胞为孕育之府。乃经、产之所出。此六者，其为用也各不同，而与其他脏腑自别，故名曰奇恒之府。"

【凡按】

脑有壳，髓有骨，所以亦称"奇恒"之府。